# HOMENS, MASCULINIDADES E SAÚDE MENTAL

Editora Appris Ltda.
1.ª Edição - Copyright© 2023 do autor
Direitos de Edição Reservados à Editora Appris Ltda.

Nenhuma parte desta obra poderá ser utilizada indevidamente, sem estar de acordo com a Lei nº 9.610/98. Se incorreções forem encontradas, serão de exclusiva responsabilidade de seus organizadores. Foi realizado o Depósito Legal na Fundação Biblioteca Nacional, de acordo com as Leis nᵒˢ 10.994, de 14/12/2004, e 12.192, de 14/01/2010.

Catalogação na Fonte
Elaborado por: Josefina A. S. Guedes
Bibliotecária CRB 9/870

| | |
|---|---|
| A345h 2023 | Albuquerque, Fernando Pessoa de<br>Homens, masculinidades e saúde mental / Fernando Pessoa de Albuquerque. – 1. ed. – Curitiba : Appris, 2023.<br>294 p. ; 23 cm. – (Saúde mental).<br><br>Inclui referências.<br>ISBN 978-65-250-4929-8<br><br>1. Masculinidade. 2. Homens. 3. Saúde mental. I. Título. II. Série.<br><br>CDD – 305.31 |

Livro de acordo com a normalização técnica da ABNT

**Appris** *editora*

Editora e Livraria Appris Ltda.
Av. Manoel Ribas, 2265 – Mercês
Curitiba/PR – CEP: 80810-002
Tel. (41) 3156 - 4731
www.editoraappris.com.br

Printed in Brazil
Impresso no Brasil

Fernando Pessoa de Albuquerque

# HOMENS, MASCULINIDADES E SAÚDE MENTAL

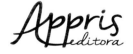

# FICHA TÉCNICA

|  |  |
|---|---|
| EDITORIAL | Augusto Coelho |
|  | Sara C. de Andrade Coelho |
| COMITÊ EDITORIAL | Marli Caetano |
|  | Andréa Barbosa Gouveia - UFPR |
|  | Edmeire C. Pereira - UFPR |
|  | Iraneide da Silva - UFC |
|  | Jacques de Lima Ferreira - UP |
| SUPERVISOR DA PRODUÇÃO | Renata Cristina Lopes Miccelli |
| PRODUÇÃO EDITORIAL | Nicolas da Silva Alves |
| REVISÃO | Cristiana Leal |
| DIAGRAMAÇÃO | Andrezza Libel |
| CAPA | Sheila Alves |

## COMITÊ CIENTÍFICO DA COLEÇÃO SAÚDE MENTAL

|  |  |
|---|---|
| DIREÇÃO CIENTÍFICA | Roberta Ecleide Kelly (NEPE) |
| CONSULTORES | Alessandra Moreno Maestrelli (Território Lacaniano Riopretense) |
|  | Ana Luiza Gonçalves dos Santos (UNIRIO) |
|  | Antônio Cesar Frasseto (UNESP, São José do Rio Preto) |
|  | Felipe Lessa (LASAMEC - FSP/USP) |
|  | Gustavo Henrique Dionísio (UNESP, Assis - SP) |
|  | Heloísa Marcon (APPOA, RS) |
|  | Leandro de Lajonquière (USP, SP/ Université Paris Ouest, FR) |
|  | Marcelo Amorim Checchia (IIEPAE) |
|  | Maria Luiza Andreozzi (PUC-SP) |
|  | Michele Kamers (Hospital Santa Catarina, Blumenau) |
|  | Norida Teotônio de Castro (Unifenas, Minas Gerais) |
|  | Márcio Fernandes (Unicentro-PR-Brasil) |
|  | Maria Aparecida Baccega (ESPM-SP-Brasil) |
|  | Fauston Negreiros (UFPI) |

*Às trabalhadoras e trabalhadores do SUS, a maior conquista social brasileira, que buscam promover autonomia e bem-viver por meio do ato de cuidar.*

*O grande homem é, pois, aquele que reconhece quando
e em que é pequeno. O homem pequeno é aquele que não
reconhece a sua pequenez e teme reconhecê-la.*

*(Wilhelm Reich)*

# PREFÁCIO

**Homens e Saúde Mental numa perspectiva de gênero em tempos de retomada democrática**

Em tempos de ressurgimento político da extrema-direita e de seu projeto autoritário de poder, de propostas de aumento do armamento da população, de questionamentos sobre a importância da perspectiva de gênero como um dos marcadores das relações sociais (JUNQUEIRA, 2022), bem como das repercussões sociossanitárias da pandemia de covid-19 na saúde mental (SOUZA, 2021), a publicação do livro *Homens, masculinidades e saúde mental*, de Fernando Pessoa de Albuquerque, é mais que oportuno. É necessário!

O livro, que descreve um estudo junto a homens usuários de Centros de Atenção Psicossocial do Distrito Federal, busca compreender as relações entre esses indivíduos e o sofrimento mental numa perspectiva das construções sociais de gênero e do exercício das masculinidades, num contexto de serviços de saúde voltados para os cuidados em saúde mental. De escrita e leitura fluentes, com uma estrutura organizada que responde aos propósitos desejados pelo autor, o estudo toma como referências pesquisas e teorias que vão desde o campo da Psicologia até a Saúde Coletiva, passando pela Antropologia e pela Sociologia. Desse modo, mesmo com uma redação acessível a diferentes leitores, sua análise não é simplista. Ao contrário, busca aprofundar reflexões críticas e teóricas sobre o objeto em estudo sem, no entanto, perder a sensibilidade para descrever os depoimentos dos homens estudados.

Para o alcance dessa percepção, tanto mais apurada quanto empática, o autor direciona seu olhar às questões simbólicas e subjetivas desses homens, considerando o modo como eles veem o mundo e como se veem nele, seus sentimentos e suas compreensões sobre o cuidado. Para chegar aos seus objetivos, optou por técnicas investigativas que permitissem maior aproximação com os homens e suas vivências, a saber: observação participante de diferentes momentos e atividades ofertadas nos serviços das Redes de Atenção Psicossocial (RAPS) e entrevistas semiestruturadas com usuários dos serviços.

Pode-se dizer que duas questões centrais norteiam e entrelaçam todo o processo de discussão apresentado no livro: a Reforma Psiquiátrica Brasileira e seus desdobramentos nas Políticas e Práticas de Cuidado à Saúde

Mental, bem como os referenciais de Gênero e das Masculinidades e suas repercussões nas expressões concretas de cuidado/sofrimento/cuidado da saúde mental de homens brasileiros adultos.

A Reforma Psiquiátrica Brasileira é uma referência importante para estudiosos do campo da Saúde Mental que valorizam aspectos relacionados à autonomia e os direitos humanos das pessoas portadoras de algum tipo de problema de saúde mental. Sem desconsiderar essas questões, sua importância vai muito além dessa perspectiva.

A luta pela Reforma Psiquiátrica Brasileira, que tomou corpo nos anos 1970 e 1980 do século passado, faz parte de um movimento maior que passa pelo processo de redemocratização do Brasil e se articula com o movimento de Reforma Sanitária, que culminou na constituição do Sistema Único de Saúde (SUS). Um dos seus focos refere-se à importância da proposta de transformação de um modelo de atenção centrado na hospitalização e no isolamento das pessoas consideradas loucas ou desviantes socialmente para uma organização da atenção aos portadores de transtornos mentais em serviços de bases comunitárias voltados para o cuidado psicossocial.

As políticas e práticas decorrentes do Movimento da Reforma Psiquiátrica provocaram mudanças significativas na forma como as pessoas em sofrimento mental passaram a ser cuidadas. Surgiram novos serviços, novos modelos de atenção e novas estratégias de cuidado para além do tratamento medicamentoso e hospitalar. Essas mudanças representaram uma ampliação do acesso da população aos cuidados em saúde mental, que pode estar articulada com o princípio de "Saúde como Direito de Todos", tal como escrito na Constituição brasileira.

Não obstante, como é apontado no livro, muito ainda precisa se avançar para uma atenção em saúde mental mais resolutiva. A falta de maior articulação da Rede de Atenção Psicossocial e de uma maior interação com a rede de atenção primária nos cuidados às pessoas em sofrimento mental dificulta ações de promoção em saúde e o cuidado para problemas de saúde mental mais frequentes, como são os casos dos denominados transtornos mentais comuns, como ansiedade e depressão. Para o caso da saúde mental masculina, objeto central deste estudo, a questão da promoção de práticas saudáveis voltada para o psiquismo é importante, visto serem os homens as principais vítimas de suicídio em todo o mundo e a relação dessa violência autoinfligida com transtornos, como a depressão. Todavia, podemos apontar a importância da existência de novos recursos para o cuidado das pessoas com necessidades de saúde em decorrência do uso prejudicial de álcool e/ou outras drogas (os Caps AD), problema bem mais prevalente entre a população masculina.

O livro toma a Reforma Psiquiátrica e a política e práticas em saúde mental, principalmente, como base que estrutura os modelos de atenção que prestam assistência à população. A partir dessa base estrutural, o autor implementa sua análise e a discussão da relação dos homens e suas práticas e vivências quando estão em acompanhamento para suas necessidades de saúde mental. Essa questão aparece em diferentes momentos do livro. Vale ressaltar, no entanto, o entrelaçamento da perspectiva do desafio da Rede de Atenção Psicossocial com a questão das masculinidades e o sofrimento mental, apresentado no capítulo cinco.

Além dessa passagem da prioridade no modelo de atenção de uma prática hospitalocêntrica para uma ação mais ambulatorial, merece destaque um novo modo de considerar, e lidar com, as pessoas portadoras de algum tipo de transtorno mental. No contexto da Política Nacional de Saúde Mental, fruto da consolidação do movimento de Reforma Psiquiátrica, as pessoas passam a ser reconhecidas em suas subjetividades, adquirindo o estatuto de sujeito em sua autonomia e seus direitos. Com isso, deixam de ser denominados doentes mentais e/ou loucos e passam a ser consideradas simplesmente usuárias de um determinado serviço de saúde mental.

Esse modo de abordar os sujeitos/usuários e valorizar o contexto da Reforma Psiquiátrica, bastante enfatizado pelo autor por todo o livro, merece ser destacado por, pelo menos, duas questões importantes quando se quer discutir o cuidado às pessoas em sofrimento mental com enfoque em gênero. Por um lado, trata-se de se afastar de um enfoque ainda bastante hegemônico na psiquiatria, de teor biomédico e tendo como base os perfis psicopatológicos e os sinais e sintomas psíquicos, sem considerar os aspectos socioculturais presentes no sofrimento mental. Essa característica, ainda bastante presente no modo de lidar com as necessidades do campo da saúde mental, é responsável pela centralidade do uso de psicofármacos nos tratamentos realizados, reproduzida por uma intensa medicalização do cuidado em saúde mental, mais perceptível entre as mulheres, trazendo, com isso, um viés de gênero que merece ser problematizado.

Por outro lado, a proposta de mudança da denominação das pessoas em acompanhamento nos serviços de saúde mental de paciente para usuário remete a uma percepção um pouco diferente acerca dessas pessoas. A categoria paciente está relacionada à ideia da pessoa com paciência, sereno e conformado, sugerindo uma postura mais passiva e colocando-a numa posição hierarquicamente inferior ao profissional. Já o termo usuário incorpora uma dimensão mais ampla, no sentido de compreender a saúde como direito humano e social, regulado pelas relações de cidadania (SAITO *et al.*, 2013). Além disso, amplia a compreensão de sujeito, reconhecendo sua singularidade e a complexidade em sua subjetividade.

Esse novo olhar para o sujeito portador de sofrimento mental abre espaço para agregar também a dimensão de gênero nos modos de perceber as experiências que homens e mulheres têm quando estão em sofrimento mental. Embora a discussão de tal perspectiva não esteja no escopo da abordagem do livro de Fernando Pessoa, essa questão sobressai quando ele apresenta a discussão sobre saúde mental e masculinidades e os pressupostos da Reforma Psiquiátrica, principalmente quando afirma que "[...] os padrões de gênero são um dos marcadores socioculturais que modulam [...] processos subjetivos de modos de sentir e expressar as emoções" ou quando aponta que "[...] a reforma psiquiátrica se propõe a expandir práticas de cuidado ao sofrimento mental, adequadas às necessidades de saúde [...], com objetivo principal de ampliar a autonomia e o protagonismo" de usuários e familiares.

Essa possibilidade de renomear as pessoas em acompanhamento nas RAPS e considerá-las em suas autonomias pode possibilitar maior inclusão dos homens (e das mulheres), levando em conta seus modos de vida generificados na percepção de suas necessidades de saúde e nos modos que buscam por esses cuidados. Nota-se isso na investigação descrita aqui no livro em ações de cuidado que são valorizadas pela população masculina, como atividades de prática de futebol e "grupo de homens" para o acolhimento nos serviços de saúde mental.

Portanto, gênero, que é categoria relevante quando se pretende estudar a relação de homens e mulheres com práticas de saúde, pode ser vislumbrado, ainda que indiretamente, nas proposições existentes na política de Saúde Mental construída a partir do movimento de Reforma Psiquiátrica, tal como é discutida aqui por Fernando Pessoa. No entanto, em um estudo sobre a relação de pessoas do sexo masculino com a saúde mental, os padrões exercidos das masculinidades tornam-se imperativos primordiais.

O livro tem um olhar bastante atencioso e cuidadoso para os homens em acompanhamento nos serviços de atenção psicossocial investigados. Entre os sujeitos investigados, observam-se marcadas diferenças sobre o modo de se sentir homem entre os que estavam em acompanhamento no CAPS III e entre os que estavam sendo cuidados no Caps AD. No primeiro serviço, os homens reclamam da impossibilidade/dificuldade de alcançar o modelo hegemônico de masculinidade. No outro, a frustração se deve à compreensão de que esse modelo ideal de ser homem foi perdido. Em ambos os casos, no entanto, tais percepções apontam que os valores e atributos relacionados aos referenciais de gênero e de ideal de masculinidade podem ser tensionados nas vivências de algum tipo de sofrimento, em especial aqueles relacionados com os processos de subjetividade. Porém, o livro indica que o tensionamento parece se mostrar de modo diferente a depender do tipo de sofrimento mental.

De todo modo, um dado importante apontado pelo livro é que o alcance e a manutenção dos padrões hegemônicos de masculinidade, típico do modo de ser homem nas sociedades ocidentais, são sempre buscados, mas que, na presença de transtornos ou sofrimentos que afetam suas subjetividades, essa busca torna-se mais difícil, sofrida e, muitas vezes, interditada. Ou seja, para além dos sofrimentos trazidos pelos problemas de saúde mental em tratamento, há a necessidade de enfrentar todas as dificuldades para se estabelecer como homens adultos, tal como a sociedade lhes impõe.

Deve-se destacar que a relação problemática entre o cumprimento dos ideais de masculinidade e o comprometimento com as práticas de cuidar da saúde não é prerrogativa da saúde mental. Estudos mostram que essa dificuldade entre os modos idealizados de ser homem e as práticas de cuidar da saúde está presente em diferentes áreas do campo da saúde (FIGUEIREDO, 2008). No entanto, parece que, quando se trata de problemas da saúde psíquica, essa dificuldade parece se intensificar. Por se tratar de área relacionada às subjetividades e às emoções, as repercussões negativas que o modo de ser homem traz para o cuidado de uma maneira geral se somam à própria dificuldade de vivenciar e buscar o ideal de masculinidade hegemônica quando associado a um transtorno mental. Ou seja, o sofrimento de homens que precisam de cuidados para sua saúde mental é de dupla ordem: o problema que motiva a busca pelo cuidado e a frustração por não se sentir vivendo sua identidade masculina segundo os padrões esperados.

Por tudo isso, o estudo aponta que os homens investigados se sentem fracassados, fragilizados e envergonhados de sua situação enquanto sujeitos concretos do sexo masculino. Essas características marcantes apresentadas, principalmente, no quarto capítulo, têm consequências direta no modo como eles experimentam o sofrimento mental e a vivência sofrida da masculinidade ideal frustrada, se sentindo marginalizados.

O sentimento de marginalidade, ou a masculinidade marginalizada, repercute diretamente no modo como lidam com o cuidado em saúde. A obra nos mostra que, para negar as fraquezas e os sofrimentos e tentar controlar suas emoções, eles evitam verbalizar o que os aflige, pois se sentem envergonhados pelo sofrimento vivenciado. Somado a isso, enfrentam o estigma de serem identificados como portadores de doença mental, o que os faz se sentirem mais excluídos e marginalizados. O estigma é um tema bastante reconhecido no campo da Saúde Mental, tornando a vivência da doença mental um tema complexo e sensível (SCHRAIBER *et al.* 2009), tanto para a abordagem quanto para a intervenção. No caso dos homens aqui estudados, a estigmatização do problema mental interfere diretamente no modo como eles se sentem homens. A isso, se somam outros fenômenos sociais complexos e sensíveis relacionados ao sofrimento mental, como casos de violência e uso prejudicial de álcool e outras drogas.

Além disso, não podemos desconsiderar o contexto de vida dos homens investigados. As dificuldades enfrentadas pela maioria deles, no que tange às suas inserções sociais (pobres, pretos, sem trabalho, com baixa escolaridade e vivenciando diferentes conflitos socioafetivos), potencializam o sentimento de marginalidade e contribuem para que assumam riscos que fragilizam ainda mais suas saúdes. Essa situação é bem destacada em diferentes momentos, como no capítulo seis, quando são abordadas a questão do uso prejudicial de álcool e sua relação com a saúde mental e as masculinidades.

Percebe-se, assim, uma conjunção de diferentes marcadores sociais que contribuem negativamente para o processo de vivência do sofrimento mental e o modo de ser homem. Isso faz com eles se sintam mais desvalorizados, mais fragilizados e mais excluídos enquanto sujeitos sociais e homens em exercícios de suas masculinidades. Para enriquecer a reflexão teórica acerca das relações entre Masculinidades e Saúde Mental, o autor se utiliza do conceito de interseccionalidade e da ideia de estigma interseccional. Embora seja uma perspectiva ainda recente nos estudos em Saúde Coletiva, a interseccionalidade, ao articular teoricamente os conceitos de gênero, classe social, etnicidade/raça, geração, parece um aporte conceitual bastante adequado para analisar a sobreposição de marcadores sociais discriminatórios e estigmatizantes que interferem diretamente na determinação social do sofrimento mental numa dimensão generificada.

Em síntese, o livro aponta para uma diversidade de situações vividas concretamente por homens em sofrimento mental acompanhados nos serviços de atenção psicossocial. Ademais, analisa com profundidade teórica tais situações vividas, demonstrando, ao mesmo tempo, a complexidade e a necessidade de se problematizar a relação entre os exercícios das masculinidades e as vivências das pessoas que vivem algum tipo de transtorno mental.

Por sua vez, considerando as políticas públicas de saúde, discutir a relação entre Saúde Mental e Gênero e Masculinidades demanda um novo olhar na implementação de diferentes políticas de saúde que se propõem a definir diretrizes e ações de cuidado para os homens (mas também para as mulheres) em sofrimento mental. Ou seja, a Política de Atenção à Saúde Mental, a Política Nacional de Atenção Integral à Saúde do Homem e a Política Nacional para Atenção Integral a usuários de álcool e outras drogas precisam considerar que políticas de saúde devem evoluir na medida que são produtos de uma dinâmica social complexa (PINELL, 2011), com implicações diretas nos modos de vida, de adoecimento e de cuidado das pessoas e da sociedade.

Por último, mas não menos importante, o livro nos convida para a reflexão da importância em se discutir a relação entre masculinidade e homens em sofrimento mental em tempos de recrudescimento de discurso fascistas e de ideologia de gênero. A ideia de masculinismo e sua narrativa misógina e de supremacia masculina, no Brasil, também incorpora, em seus discursos de ódio e de violência, homens considerados inferiores ou dissidentes (AMATO; FUCHS, 2022). Como ficariam, nesse caso, as práticas de cuidado de saúde e de inclusão social de homens considerados fracassados, desvalorizados, fragilizados e vulneráveis, tal como se sentem os homens pobres e pretos em sofrimento mental? O livro de Fernando Pessoa de Albuquerque, além da contribuição teórico-prática para o cuidado em saúde mental, nos abre a porta para esses enfrentamentos democráticos.

São Paulo, 24 de maio de 2023

**Dr. Wagner dos Santos Figueiredo**

*Médico sanitarista, doutor em Medicina Preventiva, professor adjunto do Departamento de Medicina e do Programa de Pós-Graduação em Gestão da Clínica da Universidade Federal de São Carlos (UFSCar). Pesquisador do campo de Gênero, Masculinidades e Saúde.*

# REFERÊNCIAS

AMATO, Bruna; FUCHS, Jéssica Janine Bernhardt. Discursos de ódio de gênero e subjetivação: articulações entre masculinismo e extrema-direita. *In*: ALMEIDA, Flávio Aparecido. **Violência e Gênero**: análises, perspectivas e desafios. Guarujá: Científica Digital, 2022.

FIGUEIREDO, Wagner dos Santos. **Masculinidades e cuidado**: diversidade e necessidades de saúde dos homens na atenção primária. 2008. Tese (Doutorado em Ciências) – Universidade de São Paulo, São Paulo, 2008.

JUNQUEIRA, Rogério Diniz. **A invenção da "ideologia de gênero"**: um projeto reacionário de poder. Brasília: Letras Livres, 2022.

PINELL, Patrice. **Análise Sociológica das Políticas de Saúde**. Tradução de Irene Ernest Dias e Vera Ribeiro. Rio de Janeiro: Editora Fiocruz, 2010.

SAITO, Danielle Yuri Takauti; ZOBOLI, Elma Lourdes Campos Pavone; SCHVEITZER, Mariana Cabral; Maeda, Sayuri Tanaka. Usuário, Cliente ou Paciente? Qual o termo mais utilizado pelos estudantes de enfermagem? **Texto Contexto Enferm.**, Florianópolis, v. 22, n. 1, p. 175-186, 2013.

SCHRAIBER, Lilia Blima; D'OLIVEIRA, Ana Flávia; PIRES Lucas; COUTO, Márcia Thereza. Violência e saúde: contribuições teóricas, metodológicas e éticas de estudos da violência contra a mulher. **Cadernos de Saúde Pública**, Rio de Janeiro, v. 25, Suppl. 2, p. s205-s216, 2009.

SOUSA, Anderson Reis; ALVES, Gilson Vieira; QUEIROZ, Aline Macêdo; FLORÊNCIO, Raíssa Milena Silva; MOREIRA, Wanderson Carneiro; NÓBREGA, Maria do Perpétuo Socorro de Souza; TEIXEIRA, Elizabeth; REZENDE, Murilo Fernandes. Saúde mental de homens na pandemia da COVID-19: há mobilização das masculinidades? **Rev Bras Enferm.**, [*s. l.*], v. 74, Suppl 1, 2021.

# APRESENTAÇÃO

Para apresentar este livro, considero necessário esclarecer, primeiramente, o lugar de onde falo e para quem trabalho, conforme aprendi com Michel Foucault, ainda durante minha graduação em Psicologia na Unesp de Assis-SP.

Sou um homem branco, de classe média, heterossexual, de Guarulhos-SP, carregando em meu corpo muitas marcas de privilégios de gênero, raça, classe e origem. Esses signos me posicionam de modo privilegiado na micropolítica das posições sociais que ocupo. Contudo, em minha narrativa de vida, fui tocado por desejos, dúvidas e angústias que não se encaixavam nas cadeiras confortáveis das posições hegemônicas, talvez por ser filho de nordestino, com histórias familiares de discriminação decorrentes da origem, talvez por ter nascido com lábio leporino, com um defeito na face, como se falava nos anos 1980, década em que nasci, talvez por sempre estar acima do peso, o que também me afastava dos padrões ideais do que deve ser um homem, talvez por desde muito cedo expressar um jeito de ser homem mais sensível, muitos vezes tido como "frágil" e/ou "fraco", sensibilidade essa que aprendi a expressar e valorizar.

Compreendo que esses deslocamentos, experimentados desde muito cedo, foram produzindo sensações de ser diferentes, vistas como estranhas ou de menos-valor, criando em mim um interesse pelo desviante, pelo que está à margem ou que é subjugado; um desejo de dar voz, visibilidade e legitimidade a emoções e formas de compreender o mundo daqueles que não contam a História, daqueles que estão à margem. Por mais que me beneficiasse dos privilégios das posições de gênero, raça e classe, orientei minha narrativa de vida para as margens, buscando fomentar protagonismo a subjetividades silenciadas pelas formas hegemônicas de ser, sentir e agir. Compreendo que o sistema capitalista, com sua "promessa" ilusória de dar prestígio e poder àqueles que se esforçam e lutam por seus sonhos, edifica suas montanhas de riqueza, poder e sucesso sob sangue e vozes silenciadas de pretos, indígenas e pobres que nunca puderam ser reconhecidos com dignidade e como cidadãos de direito, tendo seus corpos e subjetividades exploradas a serviço do lucro e da dominação.

Esses desvios para as margens das relações de poder abriram-me os olhos e despertaram minha vontade de ouvir e entrar em contato afetivo e cognitivo com as subjetividades não-hegemônicas, interessado em saber sobre seus modos de compreender os mundos. Partiu daí meu interesse, logo depois de formado, de entender como catadores de materiais recicláveis que trabalhavam em lixão lidavam com suas emoções e com sua saúde mental. Um tempo depois, mudei-me de cidade; passei a viver na capital do país e direcionei meu trabalho para a escuta das subjetividades daqueles que estavam para além das margens da sociedade ocidental, visto que, entre 2013 e 2021, desenvolvi ações de promoção da saúde mental de povos indígenas no Ministério da Saúde, procurando encontrar formas de ouvir e criar espaços de visibilidade e valorização dessas culturas e de saberes tradicionais diversos e milenares, silenciadas pelos processos colonizatórios. Nessa experiência, aprendi com os indígenas a relevância da expressão da subjetividade e das formas nativas de entender o mundo e a vida, compreendendo que o foco deve ser a promoção do bem-viver e de uma maneira sustentável de vida. Além disso, esses povos originários sempre nos ensinam que os sofrimentos são problemas coletivos e afetam toda a comunidade e que o indivíduo e a mente são uma invenção da cultura ocidental.

Esclareço aqui também que minha defesa do acesso ao cuidado em saúde universal, integral e equânime tem raízes em minha história pessoal quando, nos anos 1980, minha mãe criou uma associação para arrecadar recursos para que crianças com lábio leporino, como eu, e/ou fenda palatina pudessem se deslocar e fazer o tratamento no Hospital de Reabilitação de Anomalias Craniofaciais da USP, mais conhecido como Centrinho de Bauru. A indignação de minha mãe diante da negligência do Estado aos "anormais", como diria Foucault, plantou sementes e esclarece meu apreço pela garantia de acesso a cuidado integral em saúde, com ênfase sobre a saúde mental.

Na graduação em Psicologia, o contato com os escritos de Wilhelm Reich levou-me a investigar a fundo as bases sociais, econômicas e culturais das experiências de sofrimento psíquico, especialmente relacionados a discriminações e opressões sociais.

Atuando como estudioso do campo da Saúde Coletiva desde 2007, duas indagações se mantiveram acesas em minha trajetória: como produzir cuidado em saúde mental, acolhendo as diferentes subjetividades e formas de entender o mundo? Como as questões de gênero e raça afetam a expressão emocional e a saúde mental? Com essas perguntas em mente, trilhei caminhos diversos na clínica, na gestão e na academia com o objetivo de desenvolver estratégias de cuidado em saúde mental a diversas populações em situação de vulnerabilidade.

As questões de gênero sempre me despertaram maior curiosidade e interesse, afinal, perguntava-me como os sujeitos do sexo masculino poderiam expressar seus sofrimentos e emoções, se esse comportamento os deslegitimava como homens? Como o silenciamento das emoções influenciava as relações de homens consigo mesmos, com mulheres e outros homens?

No aprimoramento em Saúde Coletiva, em 2007, pesquisei como os homens com dificuldades sexuais, usuários de serviços Atenção Primária à Saúde, lidavam com esses problemas, com sua masculinidade, como expressavam suas queixas e que respostas tinham dos serviços.

Posteriormente, em 2012, apresentei minha dissertação sobre o impacto das situações de violência sobre a saúde mental dos homens, buscando desnaturalizar a violência como elemento fundante da masculinidade e demonstrando seus efeitos negativos sobre as condições de saúde mental da população masculina.

Como as dificuldades de expressão emocional masculinas sempre permearam minha narrativa, especialmente entre os homens que me educaram, essa questão se manteve em evidência, levando-me a produzir a pesquisa que possibilitou a elaboração deste livro.

Dando continuidade às investigações sobre gênero e saúde mental e vivendo em Brasília desde 2013, fui percebendo que os homens do Planalto Central também experienciavam intensos sofrimentos por discriminações de raça e classe, assumindo comportamentos danosos à saúde para afirmar sua masculinidade, com intuito de obter prestígio social nas relações.

Essas condições me levaram a investigar, a partir da perspectiva de gênero e de um olhar antropológico — visto que a periferia de Brasília-DF ainda me era estranha e alheia à minha leitura de mundo —, as relações que homens com transtornos mentais e/ou decorrentes de abuso de substâncias psicoativas estabeleciam com suas masculinidades, seus sofrimentos e com os serviços de atenção psicossocial que frequentavam, analisando os cuidados em saúde mental ofertados a homens periféricos no Planalto Central, com base em observações participantes da rotina de dois Centros de Atenção Psicossocial (Caps) de Samambaia-DF, entre 2017 e 2019, e em 16 entrevistas semiestruturadas com homens usuários regulares desses serviços. Em agosto de 2021, após a finalização de minha tese de doutoramento, passei a compor a equipe da Coordenação de Saúde do Homem do Ministério da Saúde, com o objetivo de colaborar na implementação da Política de Atenção Integral à Saúde do Homem (PNAISH).

Minha produção acadêmica nos estudos sobre gênero, homens e masculinidades, desde 2006, sempre foi permeada e enriquecida pela vivência como psicoterapeuta. A clínica individual e em grupo ampliou minha capacidade de escuta, de acolhimento e de compreensão sobre como os modos de subjetivação de gênero, classe e raça/etnia produziam formas de sentir, pensar e viver. Minha formação em psicoterapia corporal de base reichiana permitiu que eu compreendesse um pouco mais sobre como as sociedades produzem os corpos necessários para sua reprodução, bem como sobre como cada corpo carrega em si uma potência criativa para produção de novos movimentos e sentidos. Atualmente, a clínica é meu principal ofício por meio do qual busco, junto a meus analisandos, cocriar formas de sentir e agir emancipatórias e dialógicas.

O primeiro capítulo deste livro introduz a temática da perspectiva gênero, com ênfase nos estudos sobre homens e suas relações com o campo da saúde, sobretudo a saúde mental, abordando a construção social da masculinidade e suas relações com as condições de saúde mental da população masculina.

O segundo capítulo se propõe a apresentar os objetivos da investigação realizada e detalhar a metodologia empregada para produção dos dados analisados, descrevendo as técnicas utilizadas na coleta de dados e características do campo de estudo, com ênfase na estrutura e no funcionamento da Rede de Atenção Psicossocial (RAPS) da região de saúde pesquisada.

O terceiro capítulo inicia a apresentação dos resultados da pesquisa, contextualizando o campo de estudo e descrevendo os aspectos sociodemográficos da região onde os dois serviços de saúde mental estão inseridos, além de caracterizar as condições socioeconômicas e de saúde dos usuários de Caps que foram entrevistados, incluindo-se pequenos excertos sobre narrativas de vida desses sujeitos, com vistas a possibilitar a compreensão sobre os lugares de fala que cada sujeito entrevistado ocupa.

O quarto capítulo, central para compreensão dos achados da pesquisa realizada, analisa e interpreta as interrelações entre processos de subjetivação masculinos e condições de saúde mental, elucidando as interações dos processos de subjetivação da masculinidade hegemônica sobre o sofrimento mental de homens em condição de vulnerabilidade social, considerando a interseccionalidade dos aspectos relacionados a gênero, raça e classe sobre a saúde mental da população masculina.

O quinto capítulo aprofunda a compreensão sobre as relações entre homens, masculinidades, uso de serviços de saúde mental e que respostas/ações a RAPS desenvolve especificamente para essa população, abordando a invisibilidade das questões de gênero no modelo de atenção psicossocial e as possibilidades de problematização dos padrões hegemônicos de masculinidade no cotidiano dos serviços da RAPS, com ênfase em estratégias que promovem maior adesão dos homens a cuidados em saúde mental e visibilidade dos padrões de construção de performances de gênero promotores de sofrimento mental em homens e, consequentemente, nas mulheres.

O sexto capítulo analisa as relações entre uso de álcool, masculinidades e seus impactos sobre a saúde mental masculina, partindo da interpretação sobre os sentidos psicossociais e culturais atribuídos ao uso de álcool e de bebidas alcoólicas, com ênfase nas funções subjetivas dos modos de beber na construção social das masculinidades.

O sétimo e último capítulo, sobre os achados da pesquisa, propõe discutir as relações entre os comportamentos violentos associados ao uso de álcool e o exercício da masculinidade, bem como aborda as consequências dessa relação sobre a saúde mental de homens e de seus familiares, com ênfase na violência contra parceira íntima associada ao uso de álcool e suas interações com aspectos simbólicos da masculinidade. Destaca-se, nesse capítulo, a importância do acesso a serviços de atenção psicossocial como fator de prevenção à violência contra parceira íntima.

Nas considerações finais, além de se apresentar uma síntese sobre os achados relativos ao estudo da saúde mental masculina, são elaboradas recomendações para o desenvolvimento de políticas públicas para a promoção de saúde mental da população masculina, com ênfase no aprimoramento das possibilidades de atuação da RAPS no acolhimento do sofrimento mental de homens, na problematização dos padrões de masculinidade, danosos à saúde de homens e de mulheres e na promoção da equidade de gênero.

É importante ressaltar que os conteúdos investigados neste estudo têm forte ressonância na letra da música *Faroeste Caboclo*, cantada pela banda brasiliense Legião Urbana, a qual narra a trajetória de João de Santo Cristo, que, assim como a maior parte dos entrevistados desta pesquisa, migra do Nordeste para o Planalto Central em busca de melhores condições de vida. O personagem da música em sua narrativa "não entendia como a vida funcionava, Discriminação por causa da sua classe e sua cor" e afirma um pouco antes de sua morte: "Jeremias, eu sou homem, coisa que você não é". As histórias ouvidas e analisadas nesta etnografia do cuidado em saúde mental ofertado a homens em Caps da periferia do DF, assim como em *Faroeste Caboclo*, demonstraram-se como formas de expressão de masculinidades marginalizadas, talhadas por opressões de raça e classe, por violências materiais e simbólicas e por exigências de uma masculinidade hegemônica alheia à própria realidade vivida por esses homens. Essas condições de vida e exigências de performance de gênero produzem prejuízos à saúde mental, e à saúde como um todo, de homens e seus familiares, com forte relação com a estigmatização do sofrimento mental, o uso abusivo de álcool e a violência como maneira de resolução de conflitos relacionais.

Por isso, este trabalho se presta a dar voz a homens que, apesar dos privilégios do patriarcado, estão à margem de uma sociedade que expolia os trabalhadores, sejam pobres, pretos ou indígenas, explorando seus corpos, silenciando suas subjetividades e alienando-os do direito à dignidade, à cidadania, à autonomia e ao sentido de vida.

> *E João não conseguiu o que queria*
> *Quando veio pra Brasília, com o diabo ter*
> *Ele queria era falar pro presidente*
> *Pra ajudar toda essa gente que só faz*
>
> *Sofrer*
> *(Faroeste Caboclo – Legião Urbana)*

# LISTA DE SIGLAS

| | |
|---|---|
| APS | Atenção Primária à Saúde |
| Caps | Centro de Atenção Psicossocial |
| Caps AD | Centro de Atenção Psicossocial – Álcool e Drogas |
| CEP | Comitê de Ética em Pesquisa |
| Codeplan | Companhia de Planejamento do Distrito Federal |
| CT | Comunidade Terapêutica |
| DALY | Disability Adjusted Life Years |
| ESF | Equipe de Saúde da Família |
| Fepecs | Fundação de Ensino e Pesquisa em Ciências da Saúde do Distrito Federal |
| HP | Hospital Psiquiátrico |
| HPAP | Hospital de Pronto Atendimento Psiquiátrico |
| NAPS | Núcleo de Atenção Psicossocial |
| NASF | Núcleo de Apoio à Saúde da Família |
| OMS | Organização Mundial de Saúde |
| OPAS | Organização Pan-Americana de Saúde |
| PNAISH | Política Nacional de Atenção Integral à Saúde do Homem |
| RAPS | Rede de Atenção Psicossocial |
| RPB | Reforma Psiquiátrica Brasileira |
| SUS | Sistema Único de Saúde |
| TCLE | Termo de Consentimento Livre Esclarecido |
| UA | Unidade de Acolhimento – Saúde Mental |
| UBS | Unidade Básica de Saúde |
| UPA | Unidade de Pronto-Atendimento |
| USP | Universidade de São Paulo |
| VPI | Violência por Parceiro Íntimo |

# SUMÁRIO

**CAPÍTULO 1**
**INTRODUÇÃO** . . . . . . . . . . . . . . . . . . . . . . . . . . . . . . . . . . . . . . . . . . . . . . . . . . . . . . 27
1.1 GÊNERO E SAÚDE: A CONSTRUÇÃO SOCIAL DAS
MASCULINIDADES E SEUS IMPACTOS NA SAÚDE . . . . . . . . . . . . . . . . . . . . . .27
1.2 SAÚDE MENTAL E MASCULINIDADES: HOMENS
E SEUS MODOS DE SENTIR E SOFRER. . . . . . . . . . . . . . . . . . . . . . . . . . . . . . . . .41
1.3 REFORMA PSIQUIÁTRICA E REDE DE ATENÇÃO PSICOSSOCIAL . . . . . . . .49

**CAPÍTULO 2**
**OBJETIVOS E PERCUSOS METODOLÓGICOS** . . . . . . . . . . . . . . . . . . . . . . . . . 59
2.1 O TRABALHO DE CAMPO . . . . . . . . . . . . . . . . . . . . . . . . . . . . . . . . . . . . . . . . .62
2.2 ANÁLISE DOS DADOS. . . . . . . . . . . . . . . . . . . . . . . . . . . . . . . . . . . . . . . . . . . . .64

**CAPÍTULO 3**
**OS SERVIÇOS DA REDE DE ATENÇÃO PSICOSSOCIAL**
**E SEUS USUÁRIOS**. . . . . . . . . . . . . . . . . . . . . . . . . . . . . . . . . . . . . . . . . . . . . . . . . . 67
3.1 OS SERVIÇOS PESQUISADOS. . . . . . . . . . . . . . . . . . . . . . . . . . . . . . . . . . . . . . .67
3.2 OS HOMENS PARTICIPANTES DA PESQUISA . . . . . . . . . . . . . . . . . . . . . . . . .71
3.3 PERFIL DOS ENTREVISTADOS . . . . . . . . . . . . . . . . . . . . . . . . . . . . . . . . . . . . .81
3.4 COMPARAÇÃO ENTRE A CLIENTELA DOS SERVIÇOS E ASPECTOS DO
CUIDADO A PESSOAS COM TRANSTORNOS MENTAIS . . . . . . . . . . . . . . . . . . .86

**CAPÍTULO 4**
**FISSURAS E POSSIBILIDADES DE VIVÊNCIA DA MASCULINIDADE**
**NA EXPERIÊNCIA DO SOFRIMENTO MENTAL** . . . . . . . . . . . . . . . . . . . . . . . . 91
4.1 CONCEPÇÕES DE MASCULINIDADE E A VIVÊNCIA
DO SOFRIMENTO MENTAL. . . . . . . . . . . . . . . . . . . . . . . . . . . . . . . . . . . . . . . . . .91
4.2 A CASA DOS HOMENS . . . . . . . . . . . . . . . . . . . . . . . . . . . . . . . . . . . . . . . . . . . .101
4.3 O SILENCIAMENTO E A PSICODINÂMICA DAS EMOÇÕES
NOS PROCESSOS DE SUBJETIVAÇÃO MASCULINOS . . . . . . . . . . . . . . . . . . . .103
4.4 BUSCA DE AJUDA E APOIO PSICOSSOCIAL E BARREIRAS
DA MASCULINIDADE HEGEMÔNICA. . . . . . . . . . . . . . . . . . . . . . . . . . . . . . . . . .109
4.5 ESTIGMA DA "DOENÇA MENTAL" E DISCRIMINAÇÕES . . . . . . . . . . . . . . .115

4.6 MASCULINIDADES, SAÚDE MENTAL E INTERSECCIONALIDADES.....120

4.7 MASCULINIDADES NEGRAS E SOFRIMENTO MENTAL.................127

4.8 CLASSE SOCIAL, CONDIÇÕES DE TRABALHO
E SAÚDE MENTAL MASCULINA...............................................133

## CAPÍTULO 5
### MASCULINIDADES, SOFRIMENTO MENTAL E DESAFIOS DO CUIDADO NA REDE DE ATENÇÃO PSICOSSOCIAL....................145

5.1 ACESSO E MODOS DE UTILIZAÇÃO DOS SERVIÇOS DA RAPS POR
USUÁRIOS DO SEXO MASCULINO............................................146

5.2 AÇÕES DE SAÚDE MENTAL VOLTADAS À POPULAÇÃO MASCULINA
E AS POSSIBILIDADES DE REABILITAÇÃO PSICOSSOCIAL.................168

5.2.1 Espaços masculinos e a prática do futebol...............................170

5.2.2 Grupos de homens nos caps e problematização da
masculinidade hegemônica.....................................................176

5.3 PERSPECTIVA DE GÊNERO E MODELO DE ATENÇÃO PSICOSSOCIAL...183

## CAPÍTULO 6
### USO DE ÁLCOOL, SAÚDE MENTAL E MASCULINIDADES............187

6.1 SENTIDOS ATRIBUÍDOS AO USO DE ÁLCOOL E AOS
MODOS DE BEBER............................................................191

6.2 SOCIABILIDADE MASCULINA E PROCESSOS DE ALCOOLIZAÇÃO.....198

6.3 SITUAÇÕES DESENCADEADORAS E CONSEQUÊNCIAS
DO USO ABUSIVO DE ÁLCOOL................................................202

6.4 ESTIGMATIZAÇÃO DO USO PREJUDICIAL DE SUBSTÂNCIAS
PSICOATIVAS.................................................................213

6.5 RELAÇÕES FAMILIARES, INIQUIDADES DE GÊNERO E USO
ABUSIVO DE ÁLCOOL.........................................................218

## CAPÍTULO 7
### COMPORTAMENTOS VIOLENTOS NA RELAÇÃO: SAÚDE MENTAL E MASCULINIDADES.................................229

7.1 VIOLÊNCIA CONTRA PARCEIRA ÍNTIMA E USO DE ÁLCOOL..........231

7.2 VIOLÊNCIA, SÍMBOLOS FÁLICOS E EXERCÍCIO DA MASCULINIDADE...240

### CONSIDERAÇÕES FINAIS.................................................249

### REFERÊNCIAS.............................................................261

# CAPÍTULO 1

# INTRODUÇÃO

## 1.1 GÊNERO E SAÚDE: A CONSTRUÇÃO SOCIAL DAS MASCULINIDADES E SEUS IMPACTOS NA SAÚDE

Nesta pesquisa, pretende-se abordar os estudos sobre Homens, Masculinidades e Saúde, que seguem o referencial de gênero como categoria de análise, para obter maiores conhecimentos sobre os homens com demandas relacionadas à saúde mental e sobre como os serviços de saúde têm lidado com queixas referentes ao sofrimento mental masculino.

Para isso, primeiramente, discorreremos sobre a produção acadêmica que aborda essa temática. Esses estudos compreendem que os processos de adoecimento têm um caráter social, e, envolvida nesse processo, a perspectiva de gênero influencia a maneira com a qual cada sujeito relaciona-se com os processos de saúde-doença e como vive seu corpo no mundo (BUTLER, 2003).

A citada perspectiva de gênero remete à organização social das relações entre os sexos, construída historicamente, definida como "[…] a criação inteiramente social de ideias sobre os papéis adequados aos homens e às mulheres" (SCOTT, 1995, p. 73). O gênero informa atributos e comportamentos que homens e mulheres devem atualizar em seus modos de perceber e usar seus corpos. É também uma forma primeira de significar relações de poder, a partir da qual podemos compreender as desigualdades nas relações entre homens e mulheres. Assim, o caráter relacional é outro fundamento importante da categoria de gênero, segundo o qual, "[…] não se pode compreender qualquer um dos sexos por meio de um estudo inteiramente separado" (SCOTT, 1995, p. 72), o que evidencia que transformações no campo do feminino afetam diretamente o masculino, e vice-versa, produzindo novos sentidos em ambos e novas reorganizações das relações de poder. Entende-se poder como algo que circula, funciona em cadeia; não se localiza ali ou aqui, é exercido em rede, em múltiplas direções, de modo que, em vez de nos referirmos ao poder, mais precisamente, podemos falar em micropoderes (FOUCAULT, 1979).

O conceito de gênero contrapõe-se ao determinismo biológico sobre as diferenças sexuais, enfatizando que a ideia de sexo é também uma construção social. Para Butler (2003), gênero pode ser compreendido como uma forma cultural de configurar o corpo, sendo razoável supor que os termos para designar gênero não são definitivos, estão sempre em processo de construção e desconstrução. Com isso, pode-se afirmar que as representações sociais sobre o masculino e o feminino são sócio-históricas e estão em constante transformação e atualização; não são noções estáticas ou totais. Butler compreende gênero como uma performance, a qual, via repetição estilizada dos atos, se cristaliza, causando uma ideia de substancialização. Com isso, tornar-se mulher ou tornar-se homem é ser levado a "[...] obrigar o corpo a conformar-se com uma ideia histórica" (BUTLER, 1990, p. 300).

Connell (1997) reitera esse pensamento, afirmando que gênero é uma prática social que se refere aos corpos, mas não se reduz a eles, pois opera nas construções sociais das diferenças biológicas. Produzindo os corpos de homens e mulheres, as performances identitárias de gênero operam e moldar as "[...] tensões musculares, posturas, habilidades físicas, formas de nos movimentar, e assim por diante" (CONNELL; MESSERSCHMIDT, 2013, p. 189).

Márcia Thereza Couto (2016) ressalta a importância da materialidade corporal na construção de gênero por ser por meio do corpo que fazemos "[...] contato sensorial e cognitivo com o mundo" (COUTO, 2016, p. 37) e por ser nessa interação que se produzem os discursos sobre o vivido. Pode-se afirmar também que toda sociedade produz e molda os corpos necessários para sua reprodução material e simbólica de sua ideologia dominante (REICH, 1988).

Nessas circunstâncias, "[...] o gênero é algo tão presente que parece natural, mas envolve, na realidade, um enorme esforço social (inclusive em normatizações) para orientar o comportamento das pessoas em determinado sentido" (RABELO, 2010, p. 171). Parte-se, ainda, do entendimento de que masculinidades e feminilidades são metáforas que pressupõem relações de poder (ALMEIDA, 2018a) e operam como pedagogias que orientam valores e práticas sociais de homens e mulheres (LOURO, 2018).

Desse modo, é possível afirmar que os estudos de gênero partem de uma perspectiva comum de desconstrução das concepções naturalizadas e essencialistas sobre o que é ser homem ou ser mulher (COUTO, 2016; RUBIN, 1993). Essa perspectiva de desnaturalização das diferenças sexuais foi iniciada por estudos antropológicos do início do século XX, com destaque para as obras *A vida sexual dos selvagens*, de Bronislaw Malinowiski, de 1929, e *Sexo e Temperamento*, de Margareth Mead, de 1935, que demonstraram como os arranjos de gênero europeus não eram universais e que as relações entre homens e mulheres poderiam se estruturar de maneiras distintas dos padrões hegemônicos ocidentais.

Contudo, é apenas nos anos 1950 que as categorias "homem" e "mulher", antes tidas como absolutas e inquestionáveis, começam a ser problematizadas, com o ingresso de mulheres feministas nos ambientes acadêmicos, criando-se as possibilidades materiais para a elaboração de uma teoria de gênero (COUTO, 2016), que ganha força e densidade a partir da publicação do livro *O Segundo Sexo* (1981), de Simone de Beauvoir, em 1949. Essa obra representa um marco teórico importante da chamada segunda onda do feminismo, que amplia o debate sobre as relações desiguais entre homens e mulheres em diversas dimensões sociais, como sexualidade, família, mercado de trabalho, direitos reprodutivos, desigualdades legais, além de problematizar as relações familiares e domésticas, como direito ao divórcio, e elaborar um denso referencial teórico sobre a origem sócio-histórica da condição feminina, com destaque para as iniquidades de poder entre homens e mulheres na esfera pública e doméstica.

Os estudos sobre gênero se fortalecem nesse período, advindo do movimento feminista, e nos anos 1960/1970, visava à desconstrução do feminino e da ideia de essência feminina, assim como dos lugares sociais desprivilegiados que eram destinados à mulher (NICHOLSON, 2000). Os estudos de gênero foram muito importantes, e ainda são, para as construções teóricas da luta feminista, devendo-se ressaltar que o conceito de gênero tem origem nos *Women's Studies* (FIGUEIREDO, 2008; SCOTT, 1995).

Resgatando-se o histórico dos estudos das relações de gênero, observa-se que, a partir dos anos 1970, o conceito de gênero começa a ser mais utilizado devido a uma motivação estratégica dos movimentos feministas anglo-saxões de conferir um caráter mais acadêmico e menos militante aos estudos sobre mulheres (LOURO, 1995).

Para Heilborn e Carrara (1998), as lutas feministas e a emergência do movimento gay produziram deslocamentos na identidade masculina, os quais permitiram que também se tornassem objeto de estudo científico, afastando-se da representação universal da espécie humana e dos privilégios advindos dessa posição. Além disso, esses autores apontam que as masculinidades tornaram-se objetos de investigação a partir do momento que os estudos de gênero passaram a pesquisar os sistemas e hierarquias de gênero para além do estudo sobre a condição feminina (HEILBORN; CARRARA, 1998).

No presente estudo, entende-se gênero como categoria útil de análise (SCOTT, 1995), que nos possibilita compreender a influência dos padrões culturais nas diferentes formas com que homens e mulheres cuidam de sua saúde, de seus corpos e de si mesmos. Por isso, nesta pesquisa, estão em foco estudos que apontam a categoria de gênero "[.] como um fator de grande importância na caracterização dos padrões de morbimortalidade masculina" (FIGUEIREDO, 2005, p. 107).

Foi apenas a partir dos anos 1980 que houve a expansão do enfoque de gênero nos estudos sobre homens e saúde, por meio dos campos da epidemiologia e da sociologia. Os primeiros estudos sobre homens e saúde são norte-americanos, da década de 1970, e abordam o tema a partir de teorias de papéis-sexuais, partindo de um modelo biomédico e focado no indivíduo. Nos anos 1990, esses estudos passaram a levar em conta as relações de poder e as iniquidades existentes entre os gêneros, além de relacionar essa categoria com outras interfaces, como: "raça/cor, etnia, orientação sexual, classe, geração, religião etc." (SCHRAIBER; GOMES; COUTO, 2005, p. 9). Nessa mesma década, na América Latina, houve um crescimento do número de programas de saúde que visavam abordar a saúde sexual dos homens, que deixaram de representar problema para essa temática e passaram a fazer parte da solução, assim como afirmam Schraiber *et al.* (2005), ganhando espaço nos estudos sobre as relações de gênero, que anteriormente se referiam apenas às mulheres.

Não está se afirmando que anteriormente os homens não eram estudados, mas que o que define essa "[…] nova fase dos estudos sobre o masculino é exatamente o uso da perspectiva de gênero como referência" (FIGUEIREDO, 2008, p. 40). Assim, os estudos sobre homens (*men's studies*) passam a investigar seus objetos de estudo considerando as construções sociais das masculinidades, e não mais a partir de uma perspectiva individual ou essencialista, ampliando o arcabouço conceitual da categoria gênero (FIGUEIREDO, 2008).

A partir da década de 1990, expandiram-se os estudos sobre as diversas concepções de masculinidade, com críticas extensivas à ideia de papéis sexuais masculinos e elaboração de modelos teóricos que investigavam as masculinidades a partir de um arranjo de múltiplas relações de poder (CONNELL; MESSERSCHMIDT, 2013, p. 243). Esses modelos teóricos mantêm-se atuais, sendo bastante úteis para a presente pesquisa.

Nesse cenário, os estudos sobre masculinidades e saúde buscam compreender:

> [...] as formas de se trabalhar os coletivos dos homens diante da promoção e prevenção e as questões relacionadas ao modo pelo qual esses sujeitos vivenciam seus adoecimentos e cuidados de si e de outros (SCHRAIBER; GOMES; COUTO, 2005, p. 8).

As três principais temáticas do campo de estudos das Masculinidades dentro do campo da Saúde são: 1) saúde sexual e reprodutiva, que considera a questão da violência doméstica "[...] obstáculo para a consecução da saúde tanto sexual quanto reprodutiva [...] e vem sendo associada a comprometimentos e agravos à saúde" (SCHRAIBER; GOMES; COUTO, 2005, p. 11); 2) violência e gênero, que ressalta "[...] a vida privada e a esfera do doméstico como lócus problemático também para os homens" e 3) morbimortalidade em homens, que estuda "[...] doenças associadas à atividade do trabalho e certas causas de morte de maior ocorrência no sexo masculino". Além disso, esses estudos buscam promover "[...] um entrelaçamento entre saúde, cidadania e direitos humanos" (SCHRAIBER; GOMES; COUTO, 2005, p. 8).

Exemplos dessas temáticas são os estudos sobre Aids e paternidade, os quais estão associados à saúde sexual e saúde reprodutiva, respectivamente. Os estudos sobre Aids passaram a utilizar a perspectiva de gênero para compreender os aspectos relacionais da conjugalidade-afetividade na transmissão do HIV, a partir do momento que houve um crescimento da transmissão da doença por via heterossexual.

Enquanto isso, nas décadas de 1960 e 1970, com a diminuição da desigualdade de gênero no mercado de trabalho, funções e papéis preestabelecidos também passaram a ser questionados dentro do ambiente doméstico, o que provocou a problematização de funções, como a paternidade. Nesse momento sócio-histórico, o papel tradicional de provedor foi colocado em xeque, abrindo-se uma série de novas possibilidades para o exercício da masculinidade e da paternidade no âmbito doméstico. Deve-se reconhecer que a reconfiguração das relações de poder entre homens e mulheres, na segunda metade do século XX, interfere nas concepções do que é ser homem e no exercício da masculinidade, visto que a masculinidade é uma configuração de práticas em torno da posição dos homens na estrutura das relações de gênero (CONNELL, 1995), que envolvem as relações entre homens e mulheres e de cada gênero entre si. Além disso, essa configuração de práticas interfere na experiência corporal, na constituição da subjetividade e na cultura (CONNELL, 1997; RABELO, 2010).

Os importantes constructos teóricos sobre gênero e masculinidades elaborados por Raewyn Connell são herdeiros de abordagens sociológicas com foco nas relações de poder, "[...] fortemente referidas aos aspectos do exercício prático e das construções simbólicas das masculinidades na ordem de gênero" (COUTO, 2016, p. 23), visto que a produção das masculinidades é relacional e se faz na interação social e política entre homens e mulheres.

O sociólogo português Miguel Vale de Almeida salienta que não se pode restringir uma questão de identidade pessoal e sociocultural a características físicas do corpo, declarando que "ser homem" nunca se reduz às características sexuais, mas

> [...] a um conjunto de atributos morais de comportamento, socialmente sancionados e constantemente reavaliados, negociados, relembrados. Em suma, em constante processo de construção (ALMEIDA, 1995, p. 127).

Por isso, a principal autora dos "Men's Studies", Raewyn Connell, compreende que não há uma única masculinidade, fixa, essencial ou universal, visto que essas concepções são fruto de práticas discursivas construídas a partir das posições dos homens nas relações de gênero e, por isso, são sempre múltiplas, diversas e relacionais. Por essa razão, Connell sempre se refere a essas construções sociais no plural, Masculinidades, posto que cada cultura, região ou grupo social ou étnico têm prerrogativas de conduta e de sentimentos apropriados aos homens, coagindo e moldando meninos e rapazes a agir e sentir de determinadas formas (CONNELL, 1997; RABELO, 2010) em um processo em que se "tornam homens".

Rabelo (2010) aponta que, apesar da existência de um registro cultural de gênero, o conceito de masculinidade ainda é recente e polissêmico, porém é consenso que se trata de uma forma de identidade social e pessoal que regula os relacionamentos com os outros, por meio dos processos de socialização, na família, na rua, na escola, no trabalho e na vida conjugal (CONNELL; MESSERSCHMIDT, 2013; GUASCH, 2006).

Miguel Vale de Almeida compreende que a noção de masculinidade é um fenômeno social que configura práticas e discursos, que se coproduzem, constituindo um campo de disputa de valores morais, "[...] em que a distância entre o que se diz e o que se faz é grande" (ALMEIDA, 2018a, p. 3), visto que se deve considerar a complexa relação entre homens concretos e o exercício das masculinidades.

Para compreender melhor a relação entre a realidade particular dos homens e as representações sociais das masculinidades, autoras como Connell (1997) enriquecem esses estudos por meio de conceitos como o de Masculinidade Hegemônica. Nascido no campo dos estudos sociais, trata do referente simbólico socialmente construído do ser homem e dá conteúdo ao imaginário social da identidade de masculino.

Sobre o conceito de Masculinidade Hegemônica, Connell (1997) afirma que essa tal masculinidade é a idealização de um estereótipo de Homem que não é encontrado em um único sujeito. Dessa forma, "[...] a masculinidade não é algo dado, mas algo que constantemente se procura conquistar" (GOMES, 2003, p. 827). Na construção desse conceito, Connell (2013) aponta uma distinção importante entre a Masculinidade Hegemônica e outras formas de expressão masculinas, demonstrando que há "[...] uma divisão entre o padrão de masculinidade hegemônica e as masculinidades marginalizadas" (COUTO; SCHRAIBER, 2005, p. 690). Deve-se considerar que essa masculinidade se mantém hegemônica por meio da opressão das "[...] feminilidades subordinadas e das masculinidades marginalizadas" (COUTO; SCHRAIBER, 2005, p. 690).

Para fundamentar melhor esse conceito, lançamos mão da ideia de hegemonia do filósofo marxista Antônio Gramsci (2002), o qual a define como a preponderância que certa classe ou grupo social exerce sobre outros, algo que se daria pela construção de consensos legitimando determinada relação de hierarquia. Na dissertação de mestrado de André Pacheco (2018), a concepção de hegemonia para Gramsci é utilizada para se compreender melhor as relações de dominação e opressão de homens mais próximos dos padrões sociais de masculinidade estabelecidos sobre as mulheres e outros homens às margens desses padrões ideais, visto que essa subordinação se mantém por meio de cumplicidade e alianças entre esses grupos hierar-quicamente colocados.

Para Gramsci (2002), a hegemonia seria a capacidade de um deter-minado grupo ou classe de exercer poder sobre o conjunto da sociedade, legitimamente, sem enfrentar resistência ou questionamento. É claro que essa hegemonia é provisória e depende das relações de forças sociais, visto que um grupo ou classe subalternizada pode encontrar formas de resistência e reversão dessas correlações de forças. Dessa forma, assim como Stuart Hall (2003), expande-se a ideia de hegemonia, marcada inicialmente pela questão de classe, para a compreensão de outras dimensões das relações de poder.

É possível dizer que esse padrão de masculinidade, elucidado por Connell (1997), é um exemplo de uma narrativa alicerçada em discursos dominantes, que validam e legitimam uma forma hegemônica de ser homem em detrimento de outras de menor-valia, subalternizadas e excluídas dos referenciais dominantes da identidade masculina. Para Passos, Puccinelli e Rosa (2019), a masculinidade hegemônica é uma narrativa eurocêntrica, construída a partir de princípios iluministas que objetivam construir o ideal de homem e de humanidade com base na experiência ocidental, branca, cis, heterossexual e burguesa, sendo uma "história única", história em que apenas essa interpretação do que é ser homem é válida.

Nesse entendimento, compreende-se que os discursos hegemônicos sobre o que deve ser um homem reforçam atributos, como: dominação, força, competição, controle, segurança, proteção, determinação e excluem aqueles que não os possuem. Por isso, "[...] a masculinidade hegemônica pertence a uma ideologia que privilegia alguns e desfavorece quem não cumpre as categorias de hegemonia" (RODRIGUEZ, 2019, p. 280).

Para a historiadora Maria Izilda Matos, esse discurso busca também excluir variações nos comportamentos masculinos "[...] que não se encaixam nos seus preceitos, variando em diferentes momentos históricos numa trama discursiva normativa sobre mulheres e homens, não se constituindo num referencial fixo" (MATOS, 2001, p. 50).

Por isso, as representações da masculinidade hegemônica se transformam quando mulheres e masculinidades subordinadas questionam e problematizam certos padrões sobre o que é ou deveria "ser homem", fazendo com que a representação social de uma masculinidade hegemônica seja dependente do processo histórico e sociocultural (CONNELL; MESSERSCHMIDT, 2013). Além disso, para a mesma autora, diferentes masculinidades seriam produzidas no mesmo contexto social, e as relações entre elas incluem dominação, marginalização e cumplicidade (CONNELL, 1995).

Ao revisitar o conceito de Masculinidade Hegemônica, em 2013, Connell e Messerschmidt explicam que, para se considerar um certo padrão de práticas masculinas hegemônico, deve haver sobreposição e indefinição entre as masculinidades hegemônicas e aquelas cúmplices, para que essa hegemonia continue efetiva (CONNELL; MESSERSCHMIDT, 2013).

Por isso, é possível afirmar que discursos hegemônicos sobre padrões de masculinidade expressam a subjetividade de homens, brancos, cis, héteros, pertencentes a classe sociais burguesas, que pouco refletem sobre suas posições na hierarquia das relações de poder, justamente, devido ao processo de naturalização de sua posição de dominância como norma social (PASSOS; PUCCINELLI; ROSA, 2019).

Essas masculinidades cúmplices podem ser exercidas por homens que, mesmo não se enquadrando plenamente nas características práticas instituídas que correspondem e que criaram o estereótipo dominante no discurso da masculinidade (que é a do núcleo duro do poder masculino), desejam a manutenção da hegemonia, pois se beneficiam de boa parte das iniquidades de gênero construídas pelo patriarcado, dos seus dividendos patriarcais, especialmente relacionados à subordinação das mulheres (CONNELL, 1995) e às vantagens em termos materiais, de honra, prestígio, direito a mandar e direito às melhores posições sociais (RABELO, 2010).

Assim, Connell e Messerschmidt (2013) entendem a masculinidade hegemônica como um discurso normativo e reconhecem que esse modelo adequa-se plenamente apenas a um número muito pequeno de homens, servindo mais como referência normativa de um ideal a ser seguido para homens cujas masculinidades articulares e concretas constituem o conjunto das situações masculinas subordinadas e marginalizadas.

Em um de seus primeiros escritos, Connell (1987) aponta que uma determinada forma hegemônica de masculinidade se relaciona com outras masculinidades subalternizadas, o que pode ser interpretado como uma hierarquia das relações de gênero, em particular entre as masculinidades, caracterizadas pela autora em três posições:

1. Masculinidades cúmplices – como já explicitado, exercida por homens aceitam e defendem a estrutura hierárquica das relações de gênero;

2. Masculinidades subordinadas – exemplificadas pelo exercício de masculinidades gays, que mantêm uma relação de subordinação e opressão com os homens heterossexuais;

3. Masculinidades marginalizadas – exercidas por homens negros e/ou indígenas, excluídos e/ou inferiorizados pela raça/cor ou por outro estigma social.

Embora não sejam fixos e não representem uma essência masculina, e sim uma construção social, os discursos hegemônicos sobre a masculinidade, nomeados por Kimmel (1994) de ideologia masculina hegemônica, podem ser sintetizados a partir de alguns enunciados vigentes, como:

> 1)"Não seja mariquinha!": o indivíduo em hipótese alguma pode fazer algo que mesmo remotamente sugira feminilidade. A masculinidade é a implacável repulsa ao que é feminino. 2) "Esteja sempre por cima": a masculinidade é julgada por meio do poder, sucesso, riqueza e posição social. 3) "Seja durão": a masculinidade depende da preservação da calma e firmeza em momentos de crise, e de se conter as emoções quando necessário. Para provar que é homem, nunca se deve demonstrar emoção alguma. 4) "Menino não chora". 5) "Não amoleça para ninguém": seja atrevido e agressivo. Vá com tudo. Arrisque-se" (KIMMEL, 1994 apud BENTO, 2015, p. 162 ).

Nessa linha de pensamento, os homens procuram constantemente aderir e reproduzir características do modelo hegemônico vigente de homem, que é heterossexual, branco, abastado, viril, agressivo, competitivo e traba-lhador, têm uma sensação de invulnerabilidade, controlam a sexualidade feminina, exercem a própria sexualidade de maneira incontrolada e com um número vasto de parceiras e, ainda conforme Romeu Gomes (2003), repulsam a homossexualidade e temem a impotência.

Connell nos lembra, ainda, que "[...] as masculinidades hegemônicas podem ser construídas de forma que não correspondam verdadeiramente à vida de nenhum homem real" (CONNELL; MESSERSCHMIDT, 2013), ou seja, uma abstração de atributos sociais concretos, particulares e diversos entre si, mas que nenhum homem consegue tê-los em seu conjunto completo.

De outro lado, cabe advertir que Connell admite que a ideia de Mas-culinidade Hegemônica, por fundar-se no enquadramento heteronormativo de gênero, pode vir a ser compreendida e utilizada, como por vezes o é, enquanto uma abordagem essencializadora das diferenças macho-fêmea, reproduzindo uma lógica binária, tanto em relação à dicotomia dos sexos quanto à de atribuições e papéis de gênero. Devido a essa dicotomização, promoveria pouca visibilidade aos aspectos relacionais das transformações sociais nas relações de gênero, que o conceito pretendeu valorizar (CON-NELL; MESSERSCHMIDT, 2013).

Outra questão que se mostra importante no uso desse conceito é que a maioria dos estudos até o momento não aprofunda as discussões relativas às dimensões de classe, raça, geração e localidade, o que provoca uma escassez de conhecimentos sobre as intersecções dos padrões de masculinidade com esses outros marcadores sociais da diferença. Para Rabelo, "Não adianta reconhecer apenas que há múltiplas masculinidades, temos que examinar as relações entre elas, inclusive as de classe e raça" (2010, p. 174).

Considerando-se que nosso estudo investiga homens que sofrem processos diversos de marginalização e exclusão, o conceito de Masculinidade Hegemônica é relevante como constructo analítico, por conceber que há uma pluralidade de formas de expressão masculinas, que compõe uma complexa rede de relações de poder hierarquizada e segmentada, ao que agregamos uma aproximação contemplando a interseccionalidade com aqueles outros marcadores sociais da diferença.

Esse ideal de masculinidade é também edificado sobre a ideia de virilidade, que implica assumir uma postura ativa (BADINTER, 1992) e rígida, ligada à imagem fálica do pênis ereto, o qual não deve amolecer. Caso essa imagem não se sustente, a masculinidade do sujeito é colocada em questão.

Para Zanello, Fiuza e Costa (2015, p. 243), o ideal hegemônico de masculinidade em nossa cultura é marcado pela virilidade sexual e laborativa; os homens são demandados socialmente para serem eficazes e não falhar na vida sexual e no trabalho, o que se relaciona também com "ser provedor". A autora ainda afirma que os homens são capturados pelo dispositivo da eficácia, para o qual são orientados a provar sua virilidade constantemente, "[...] ficando o feminino relacionado à falta, falha, falência e vulnerabilidade" (ZANELLO; FIUZA; COSTA, 2015, p. 245).

Para questões da saúde, a masculinidade hegemônica é compreendida como geradora de "[...] comportamentos danosos à saúde, fazendo emergir fatores de risco importantes para o adoecimento" (SCHRAIBER; GOMES; COUTO, 2005, p. 12), aumentando a vulnerabilidade da saúde dos homens.

Para o desenvolvimento de políticas públicas de redução da sobremorbimortalidade masculina, em 2009, foi lançada pelo Ministério da Saúde, a Política Nacional de Atenção Integral à Saúde do Homem (PNAISH) que, apesar de subfinanciada, representou, à época, um avanço para as possibilidades de inclusão da população masculina nas políticas públicas de saúde (LEAL; FIGUEIREDO; NOGUEIRA-DA-SILVA, 2012).

A criação dessa política foi influenciada pelos estudos acadêmicos sobre homens e masculinidades e pela ação política e social de organizações não governamentais, algumas com posicionamentos pró-feministas. A PNAISH tem como principal objetivo promover ações de saúde que contribuam para a "[...] compreensão da realidade singular masculina nos seus diversos contextos socioculturais e político-econômicos" (BRASIL, 2009, p. 8), visando possibilitar o aumento da expectativa de vida e a redução dos níveis de morbidade e mortalidade (duas de cada três mortes registradas entre adultos) nessa população (BRASIL, 2009). Apesar das iniciativas para implementação da PNAISH, alguns estudos recentes apontam que ações voltadas para saúde masculina foram consideradas incipientes, especialmente no âmbito da Atenção Primária à Saúde (APS), requerendo prioridade na agenda de políticas públicas de saúde (CORRÊA; MOZER, 2016; SCUSSEL; MACHADO, 2017).

A referida política também se utiliza do conceito de Masculinidade Hegemônica para explicar as dificuldades de acesso aos serviços de saúde e da realização de práticas de autocuidado por parte dos homens, afirmando que:

> Ainda que o conceito de masculinidade venha sendo atualmente contestado e tenha perdido seu rigor original na dinâmica do processo cultural (Welzer-Lang, 2001), a concepção ainda prevalente de uma masculinidade hegemônica é o eixo estruturante pela não procura aos serviços de saúde (BRASIL, 2009, p. 15).

Para aprofundar conhecimentos sobre as relações entre Homens, Masculinidades e Saúde, será também abordada neste estudo a relação entre homens e trabalho, considerando-se o forte referencial identitário que o exercício laboral significa para a masculinidade, assim como a falta de trabalho impacta negativamente a identidade masculina e as condições de vida e de saúde dessa população. Para o pesquisador norte-americano Gary Barker, a relação entre masculinidade e trabalho é intensa e comum na maior parte do mundo, em que o homem adulto deveria exercer papéis de provedor, arrimo de família ou trabalhador:

> O silogismo, então, é: se masculinidade adulta é igual a trabalho, não ter trabalho significa não ser socialmente reconhecido como um homem adulto. Isto significa vergonha, estresse, depressão, falta de identidade social e, talvez para alguns – junto com vários outros fatores – participação em várias formas de violência armada (2010, p. 125)

Outro elemento que prejudica a saúde dos homens é a heterossexualidade compulsória, que, conforme Villela (1998), define-se pela necessidade de ter muitas parceiras e práticas sexuais, pelo reforço da objetificação sexual da mulher e da referência ao ato sexual como conquista do outro na afirmação da identidade. A necessidade de conquista do outro, assim como, "a ereção, a penetração e as proezas sexuais" (SCHRAIBER; GOMES; COUTO, 2005, p. 12), é considerada símbolo da relação de dominação entre os gêneros, que representa a virilidade e a autoafirmação masculina.

Segundo Schraiber, Gomes e Couto (2005), outra marca identitária da masculinidade hegemônica é a violência, muitas vezes compreendida como seu elemento fundante. Essa violência ocorre tanto entre homens, mais frequente nas ruas, no espaço público, quanto entre homens e mulheres, nas relações afetivo-conjugais, efetuando-se dentro de casa, no espaço privado.

Situações de violência e de risco à saúde que os homens se envolvem expressam uma "[...] necessidade masculina de recolocar elementos associados à honra, autoridade e poder na relação quando estes são questionados ou estão em crise" (COUTO; SCHRAIBER, 2005, p. 700). Esse constante processo de reafirmação da subjetividade masculina busca o reconhecimento e a inserção social.

Para Couto e Schraiber, "[...] diferentes estudos destacam que os homens sofrem mais pressões sociais para endossar as prescrições de gênero da sociedade" (2005, p. 702). Essa normatização das masculinidades engendra modos cronicamente rígidos de ser homem que, apesar de ocuparem uma posição de dominação nas relações de poder entre os gêneros, sofrem com as exigências sociais que os levam a "[...] correr riscos, com consequente menor preocupação com o cuidado de si" (COUTO; SCHRAIBER, 2005, p. 696).

Conforme Couto (2016), os homens se recusam a admitir a dor e/ou entrar em contato com o sofrimento, agem com fortes sentimentos de autoproteção e invulnerabilidade, com controle físico e emocional, o que dificulta a autopercepção dos processos psíquicos e corporais.

É importante lembrar que o novo contexto social e histórico desencadeado no pós-guerra e que caracterizará, a partir da segunda metade do século XX, novas questões para a saúde, tanto da perspectiva clínica individual como da relativa à saúde pública, valorizará o cuidado para melhor qualidade de vida, em função do significativo aumento da longevidade e o estabelecimento das doenças crônicas como padrão relevante dos adoecimentos. Práticas de prevenção ao adoecimento e de promoção da saúde passam a ser valor social significativo, com destaque aos hábitos de cuidar e cuidar-se, até esse momento histórico, atribuídos aos processos de subjetivação femininos, sendo uma marca identitária feminina. Se, de um lado, tais atributos sobrecarregaram as mulheres, em termos da composição de seus afazeres cotidianos, uma vez que nesse contexto elas também passaram a realizar trabalhos fora do âmbito doméstico, o distanciamento dessas práticas, em especial a de cuidar-se, gerou para os homens uma atitude, hoje vista como descaso conflituoso, de prevenção dos riscos de adoecer ou de promoção da saúde.

Tais atitudes e comportamentos, diante do novo contexto, perpassaram-se também de representações do masculino por oposição ao feminino, em uma misoginia que repudia qualquer possibilidade de feminilização (ZANELLO; FIUZA; COSTA, 2015), provocando comportamentos não saudáveis e agravos à saúde dos homens.

Dessa forma, partindo do entendimento de que a identidade masculina passa também a se constituir a partir do distanciamento, do repúdio e da negação das características do universo feminino (WELZER-LANG, 2001), é possível afirmar que a constituição atual da masculinidade se dá em um movimento reativo, sendo definida também pelo "não ser": não ser feminino, não ser homossexual, não ser dócil, não ser efeminado na aparência física ou nas maneiras, o que, na interpretação da socióloga Berenice Bento, a torna delicada e frágil.

Com isso, observa-se que a misoginia é um dos pilares na construção da masculinidade no mundo ocidental. Além disso, é importante destacar que a disponibilidade de cuidar por parte das mulheres constitui para os homens mais uma vantagem nas relações de gênero, visto que lucram com a sobrecarga feminina no exercício do cuidado, tanto na realização de tarefas domésticas quanto nos cuidados ao estarem enfermos, por exemplo.

Em relação às práticas de saúde masculinas, observa-se que, ao associarmos esses elementos que constituem as subjetividades masculinas a outros referenciais, como virilidade e trabalho, podemos compreender melhor, e até mesmo justificar, o maior índice de mortalidade entre os homens em todas as faixas etárias, "[...] além de uma sobremortalidade neste sexo para quase a totalidade das causas" (COUTO; SCHRAIBER, 2005, p. 692). Em outras palavras, esses processos "[...] de socialização e de afirmação da masculinidade representam desvantagens em termos de saúde" (SCHRAIBER; GOMES; COUTO, 2005, p. 14) e nos comprovam que as diferenças relacionadas às construções de gênero interferem nos padrões de morbimortalidade de homens e de mulheres. Portanto, conforme Couto e Schraiber (2005), "[...] o não cuidado de seu corpo e da saúde, é agregada à nova noção de que o exercício da masculinidade gera situações de risco para a saúde dos homens" (2005, p. 692), bem como para a de suas companheiras e de seus familiares.

É interessante ressaltar que os estudos sobre o exercício das masculinidades surgem posteriormente ao crescimento do movimento feminista, com a queima de sutiãs, a liberação sexual dos anos 1970 e a intensificação da entrada da mulher no mercado de trabalho, chegando, muitas vezes, a assumir funções tipicamente masculinas, o que provoca uma reflexão sobre a constituição das masculinidades nesse referido momento histórico, tanto que é possível dizer que "[...] é inegável que o feminismo veio abalar a ideia de uma masculinidade admitida como natural e, assim, abriu caminho para o seu questionamento histórico" (OLIVEIRA, 1998, p. 108).

Diante disso, pode-se supor que o padrão de masculinidade hegemônica passou a ser problematizado a partir do momento em que o homem foi deslocado do papel de ator principal da estrutura familiar para o de coadjuvante, considerando as inúmeras formas de composições e arranjos familiares que encontramos atualmente.

Com isso, é possível afirmar que a masculinidade hegemônica passa a ser questionada e pesquisada a partir da emancipação das feminilidades oprimidas e da expressão pública de masculinidades marginalizadas, como as homossexualidades. Esse fato reafirma a concepção de que o modelo hegemônico de masculinidade se edifica sobre o controle moral e sexual das mulheres e sobre o repúdio a outras formas de ser homem.

Porém, esse mesmo modelo tem causado prejuízos à saúde dos homens em geral. Para Zanello, Bukowitz e Coelho (2011, p. 240), "[...] os homens acabariam assim por serem oprimidos por sua própria opressão" e afetados negativamente por terem que dar conta de tudo e a qualquer custo. Pode-se afirmar que essa grande autoexigência para cumprimento de um ideal ilusório e inalcançável tem correlação com comprometimentos à própria saúde mental, como veremos no capítulo a seguir.

Berenice Bento complementa essa ideia afirmando que o fracasso, ou as dificuldades, no cumprimento das regras impostas pela masculinidade hegemônica e "[...] na ratificação do seu poder e da sua conquista constitui-se como fonte de perturbação" (2015, p. 94), afeta a vida psíquica dos homens de forma negativa e é fonte de conflitos internos e externos.

## 1.2 SAÚDE MENTAL E MASCULINIDADES: HOMENS E SEUS MODOS DE SENTIR E SOFRER

Abordando a temática da saúde mental e suas interações com as relações de gênero, neste estudo partimos do entendimento de que a experiência do adoecimento psíquico é gendrada (ZANELLO; FIUZA; COSTA, 2015); homens e mulheres adoecem mentalmente de modos distintos, assim como expressam seus sofrimentos de modos variados e acessam os serviços de saúde por vias diversas para buscar tratamento para seus transtornos mentais.

Vale salientar que, na presente pesquisa, o sofrimento psíquico é entendido como uma experiência subjetiva, produzida em dado contexto sociocultural e perpassada pelos significados de adoecimento e cura que cada sujeito lhe atribui (ANDRADE; MALUF, 2017). A subjetividade do sofrimento tem grande relação com o contexto social e histórico vivido, visto que os significados sociais e individuais conferidos à experiência do sofrer estão diretamente relacionados àquilo que cada sociedade e/ou época considera sofrimento. Para o psicanalista Christian Dunker,

> [...] todo sofrimento contém uma demanda de reconhecimento e responde a uma política de identificação. Cada época define politicamente quanto e qual sofrimento pode ser suportado e qual deve ser incluído na esfera do patológico (2015, s/p).

Por isso, para se compreender a dimensão subjetiva do sofrimento de um indivíduo, família ou sociedade, é necessário considerar a posição desse sujeito, assim como os modos de subjetivação com os quais se relaciona, compreendendo-se aqui a experiência emocional como um registro da cultura, em que as relações e os padrões de gênero são um dos marcadores socioculturais que modulam esses processos subjetivos de modos de sentir e expressar as emoções.

Na medida em que o sofrimento psíquico remete à esfera da cultura, também é produzido e reproduzido por ela, não sendo "[...] apenas como uma categoria nosográfica, um evento biológico ou um conjunto de sintomas" (ANDRADE; MALUF, 2017, p. 818), e sim expressão de condições psicossociais, culturais e históricas.

Essa abordagem se distancia de uma lógica tipicamente encontrada na psiquiatria clássica, por não se basear em perfis psicopatológicos, nos quais os sinais e sintomas psíquicos se traduzem em diagnósticos biomédicos, descontextualizados de aspectos sociais e históricos em que foram produzidos. No presente estudo, a expressão do sofrimento psíquico depende das relações intersubjetivas e das mediações simbólicas do ambiente sociocultural do sujeito (FERNANDES *et al.*, 2006).

Para Foucault (1988, 2003), é partir do fim do século XIX e início do século XX que o discurso psiquiátrico se implanta como regime de verdade, sendo utilizado para se entender e explicar os fenômenos cognitivos, emocionais e psíquicos, bem como passa a operar como forma de controle biopolítico sobre os comportamentos e corpos dos sujeitos, moldando também comportamentos e modos de sentir adequados a homens e mulheres.

O discurso psiquiátrico, que parte de uma lógica biologicista e naturalizante, é exercido como um saber-poder que define e classifica os comportamentos adequados e desviantes às normas sociais, instaurando-se como "racionalização biomédica da vida subjetiva" (MALUF, 2010). Essa medicalização das emoções, dos comportamentos e da vida como um todo se ampliou a partir da "[...] reorganização da psiquiatria biológica enquanto forma hegemônica de lidar com o sofrimento psíquico" (ALVES, T., 2017, p. 18). Nesse processo, emoções e sentimentos que outrora eram considerados parte inerente da vida psíquica dos sujeitos (tristeza, raiva, culpa etc.) passaram a ser objeto de intervenção psiquiátrica e medicamentosa.

Sobre isso, a pesquisadora Tahiana Alves (2017) propõe que, para se entender melhor os adoecimentos psíquicos a partir de uma perspectiva de gênero, é necessária a desconstrução de uma "[...] ideia, disseminada tradicionalmente por um paradigma psiquiátrico de raiz positivista, de que as diferenças entre homens e mulheres estão reduzidas às características físicas e biológicas" (p. 4), para que os estudos sobre saúde mental passem a "[...] considerar o peso que traços culturais e sociais que configuram a masculinidade e a feminilidade têm sobre o adoecimento psíquico" (p. 4).

Autoras como Valeska Zanello (2018; 2015), Tahiana Alves (2017) e Andrade e Maluf (2017) nos convidam a investigar como o próprio discurso psiquiátrico molda certas diferenças de gênero, reificando certos padrões e iniquidades, visto que "[...] trata como signo natural algo que é da ordem do simbólico e dos valores" (ZANELLO, 2014a, p. 53).

O discurso médico que descreve e classifica os sinais e sintomas, a partir dos manuais diagnósticos, não problematiza que a eleição e a caracterização dos sintomas já são perpassadas por um olhar gendrado sobre eles (sintomas) (ALVES, 2017). Assim, as referidas experiências de sofrimento psíquico são classificadas e enquadradas em diagnósticos biomédicos de Transtorno Mental ao adentrarem aos serviços especializados para esses agravos, nos quais é comum que os sujeitos que os vivenciam passem por processos de despersonalização, sendo tratados exclusivamente como esquizofrênicos, depressivos e/ou alcoolistas.

Em relação às diferenças de gênero nos modos de sofrer psiquicamente, encontra-se um volume maior de estudos sobre adoecimento mental de mulheres em geral, ou gestantes, do que os que abordam a saúde mental dos homens, talvez devido à maior procura das mulheres por esse tipo de assistência à saúde (MONTERO *et al.*, 2004). Não há relevante produção científica sobre as especificidades da saúde mental masculina, muito menos sobre o impacto de suas concepções de gênero e masculinidade sobre a saúde mental (ANDRADE; MALUF, 2017; ZANELLO, 2018).

Rabasquinho e Pereira (2007) afirmam que homens e mulheres adoecem mentalmente de maneiras diferenciadas. Ludermir e Lewis (2005), por sua vez, consideram que a maioria dos estudos aponta que homens apresentam quadros de ansiedade e depressão duas a três vezes menores do que as mulheres. No estudo de Lima, Soares e Mari (1999), foi identificado algum transtorno psiquiátrico menor em 26,5% das mulheres e em 17,9% dos homens entre 1.278 entrevistados com 15 anos ou mais. É possível dizer que as questões de gênero estão presentes nos dados epidemiológicos psiquiátricos os quais mostram, de maneira global, uma sobre representação feminina nas estatísticas e nos dispositivos de saúde mental (ALVES, T., 2017; MONTERO *et al.*, 2004).

Apesar de escassos, estudos nacionais e internacionais nos possibilitam elencar sintomas e transtornos mais comuns para mulheres, como ansiedade, depressão ou anorexia nervosa, e para homens, transtornos devido ao uso nocivo de substâncias psicoativas ou distúrbios antissociais (ALVES, T., 2017; LUDERMIR, 2008; MONTERO *et al.*, 2004; RABASQUINHO; PEREIRA, 2007).

Essas diferenças podem ser explicadas pelas desigualdades de gênero, as quais podem produzir piores condições para a promoção de saúde mental das mulheres, sob influência da desvalorização no mercado de trabalho e sobrecarga da dupla jornada, devido aos afazeres domésticos (LUDERMIR, 2008), entendendo-se aqui o gênero como determinante social de saúde.

Por isso, é importante aprofundarmos a compreensão sobre como os padrões dominantes de gênero interferem nas diferentes condições de saúde mental de homens e mulheres. Os padrões hegemônicos de gênero, enquanto referenciais dos comportamentos e atuação social de homens e mulheres, levam homens a silenciar sobre suas questões de saúde, a menos que sejam consideradas graves (FIGUEIREDO, 2008), e mulheres a falar sobre e se queixar de suas emoções, procurando auxílio nos serviços de saúde (LUDERMIR, 2008). "A sociedade apresenta uma maior tolerância para mulheres depressivas e homens alcoólicos do que o inverso" (RABASQUINHO; PEREIRA, 2007, p. 439).

É possível dizer que as mulheres tenham sofrido mais os efeitos da medicalização e que vários aspectos de suas experiências de vida tenham sido "anormalizados" e "psiquiatrizados", além de terem seus corpos mais controlados pelo discurso médico, especialmente sua sexualidade. Foram também mais incorporadas ao campo da saúde mental, tendo suas problemáticas debatidas, sendo alvo de mais estudos e de intervenções (ALVES, T., 2017), além de fazerem mais uso de psicotrópicos em comparação aos homens (ANDRADE; MALUF, 2017). Enquanto isso, os homens mantiveram-se relacionados a representações da masculinidade ligadas a um modelo de normalidade, saúde, maturidade e autonomia (BONINO, 2000), que nega os processos de adoecimento psíquico.

Considerando as interrelações entre relações de gênero e discurso psiquiátrico, Bonino (2000) afirma que as normas de comportamento adequado derivam de padrões masculinos, que ditam as narrativas hegemônicas e legitimam modos de sentir e agir. Dessa forma, os comportamentos e emoções relacionados à masculinidade hegemônica, se mantêm inquestionados e silenciados, sendo vistos como "normais" (BONINO, 2000), mesmo que muitas vezes causem danos aos próprios sujeitos ou a quem está a sua volta, como é o caso de comportamentos agressivos. O referido autor ainda declara que a "ilusão de normalidade" dos homens acaba contribuindo para mantê-los ausentes das estatísticas de transtornos mentais e dos serviços especializados em saúde mental.

Em relação ao discurso psiquiátrico, Zanello (2014a) e Alves, T. (2017) nos apontam que interfaces entre gênero e transtornos mentais podem ser identificadas, por exemplo, a partir da atribuição de diagnósticos psiquiátricos que incluam o sintoma "choro". Esse sintoma, que é repugnado pelos padrões hegemônicos de masculinidade, pode dificultar o diagnóstico de processos depressivos em homens. Para Tahiana Alves, "[...] a questão é que os homens também sentem tristeza embora não expressem sempre através do choro. Podem fazê-lo de outras formas, por exemplo, através de posturas agressivas" (2017, p. 12).

Em revisão bibliográfica sobre sofrimento psíquico e homens, Windmoller e Zanello (2016) afirmam que, dos 140 artigos analisados, "[...] apenas duas pesquisas realizaram entrevistas com os homens, o que aponta a invisibilidade de pesquisas qualitativas e um incipiente número de pesquisas que os escutem" (p. 437), destacando a escassez de pesquisas qualitativas sobre agravos à saúde mental da população masculina.

Alguns estudos apontam a dificuldade dos homens em expressar sentimentos e lidar com emoções, causando impacto negativo sobre a saúde mental (FIGUEIREDO, 2008; NASCIMENTO, 2001). Pode-se afirmar que a cultura patriarcal e machista estrutura uma relação complexa e comprometida no modo de os homens manejarem suas emoções. Também se pode dizer que há um silêncio masculino no trato com as emoções e com a própria subjetividade.

Compreende-se que o sentimento de invulnerabilidade e a defesa da virilidade interferem no modo como os homens lidam com suas emoções e sentimentos, por não poderem expressar/sentir sensações associadas ao feminino, que despertem sensações de medo, impotência ou desânimo.

> Na cultura ocidental, os homens são subjetivados em um ideal hegemônico de virilidade, no qual se deve suprimir a expressão afetiva de fragilidade, o que os leva a raramente chorar em público ou na frente de outra pessoa (WINDMÖLLER; ZANELLO, 2016, p. 438).

Com isso, expressar-se afetivamente é interpretado pelo patriarcado como próprio de "frescos" ou de "frouxos", características fortemente rejeitadas pelos modos de subjetivação masculinos. Afinal, ser fresco remete a uma característica tradicionalmente feminina, que deve ser afastada da masculinidade, já que o modo tradicional de subjetivação dos homens se sustenta na misoginia. Em relação à repulsa em ser frouxo, pode-se afirmar que na Masculinidade Hegemônica há uma dualidade entre força e fraqueza, que constitui a subjetividade masculina, criando uma oposição entre onipotência e fragilidade, em que enfraquecer, amolecer ou fragilizar-se é interpretado como derrota e humilhação (MORAES, 2012). Além disso, deve-se lembrar que deprimir é visto pelos homens como um sinal de fraqueza (FIGUEIREDO, 2008).

Com isso, o funcionamento psíquico masculino registra qualquer fragilidade como um grande risco ou ameaça. "Ser frouxo" também remete à impotência, à impossibilidade de ser viril, seja na sexualidade, seja em outros campos da vida. Para Zanello (2018), a masculinidade está edificada no dispositivo da eficácia, com destaque para a eficácia sexual e laboral, e a falha nesses campos pode levar o homem a um sentimento de fracasso e "[...] uma falência completa dos aspectos mais valorados na constituição masculina" (ZANELLO; FIUZA; COSTA, 2015, p. 240).

Independentemente da forma de expressão, a literatura sobre saúde mental mostra que os transtornos mentais, graves ou leves, estão presentes na vida cotidiana dos homens e que ainda pouco se conhece sobre seu impacto na qualidade de vida dessa população. Por isso, neste estudo, pretendeu-se investigar e apreender as representações sociais dos homens acerca do sofrimento mental e analisar seus efeitos sobre o exercício da masculinidade.

Alguns estudos apontam a íntima relação entre agravos à saúde mental masculina e uso de substâncias psicoativas (ACIERNO; RESNICK; KIL-PATRICK, 1997; COKER *et al.*, 2002; MAGDOL *et al.*, 1997; RHODES *et al.*, 2009). Em estudo populacional norte-americano, Kessler *et al.* (1997) identificaram a presença de transtornos mentais em mais da metade dos homens que faziam uso abusivo de álcool.

Laurenti, Jorge e Gotlieb (2005) estudaram especificamente a mortalidade ocasionada por transtornos mentais e comportamentais, apontando que essa é extremamente elevada em homens. Tais transtornos "[...] englobam aqueles devidos ao uso de álcool e de outras substâncias psicoativas, significativamente associadas ao homem" (LAURENTI; JORGE; GOTLIEB, 2005, p. 40). Essa informação se mantém relevante pelo fato de, em estudo sobre perfil da situação de saúde do homem no Brasil, realizado pela Fiocruz, ter sido identificado que 30% dos homens brasileiros de 18 a 54 anos fazem uso abusivo de álcool (MOURA, 2012, p. 80).

É importante observar também a associação entre os indicadores de mortalidade e os sexos, e entre estes e o uso abusivo de álcool. O estudo da Fiocruz anteriormente citado também demonstra a desigualdade nas causas de óbitos entre homens e mulheres; as maiores diferenças são encontradas nos óbitos por causas externas e transtornos mentais e comportamentais, tendo os homens entre 20 e 59 anos, respectivamente 3,3 e 2,6 vezes mais chance de morrer por essas causas em comparação às mulheres (MOURA, 2012, p. 25).

Esses dados reforçam o estudo de Laurenti (2005), o qual afirma que, tanto em relação à mortalidade quanto em relação à morbidade, o uso de álcool e o envolvimento em atos de violência são os maiores diferenciais entre os sexos, o que é explorado da perspectiva interpretativa de gênero por alguns estudos (COUTO *et al.*, 2005; FIGUEIREDO, 2005; SCHRAIBER; GOMES; COUTO, 2005).

Pode-se afirmar que o uso abusivo de álcool compõe os modos de sociabilidade masculina, faz parte dos processos educativos sobre como se torna homem e está relacionado à demonstração da virilidade (MATOS, 2000), por meio da resistência ao consumo de substâncias alcoólicas em grandes quantidades. Essa relação entre uso de álcool como símbolo de virilidade torna o uso abusivo de álcool um script de performances masculinas, utilizado para produzir e atualizar os padrões de gênero, especialmente na relação entre homens. Para Neves, "[...] no bar, templo consagrado à alcoolização controlada, a bebida estabelece entre os homens um jogo de trocas e vínculos sociais" (2004, p. 9).

Para Edna Granja (2015), a maior vulnerabilidade dos homens a problemas relacionados ao uso de álcool e outras drogas, assim como as dificuldades de acesso e/ou vinculação aos serviços especializados para tratamento de adicções, também precisa ser compreendida à luz das leituras sobre gênero e saúde.

O uso de substâncias psicoativas não só tem impacto negativo sobre a saúde mental dos homens (KESSLER *et al.*, 1997) como também tem forte associação com a alta prevalência de acidentes de trânsito e atos de violência (agressões e homicídios), tanto sofridos quanto perpetrados. Eles colocam as causas externas como segunda maior causa de morte entre os homens, além de terem correlação com o maior número de internações hospitalares (LAURENTI, 2005).

Com isso, percebe-se que há uma tríade de interações entre sofrimento mental, uso de substâncias psicoativas e mortes violentas, provocando fortes agravos à saúde da população masculina, principalmente no caso da violência, com mortes, lesões e sofrimento mental, por homicídios ou por acidentes de trânsito.

Esses agravos interrelacionados, uso de álcool, acidentes de trânsito e envolvimento em brigas de rua, também têm forte relação com os padrões de Masculinidade Hegemônica, que incentivam os homens a ser agressivos e impulsivos, no consumo de álcool, na direção de veículos e/ou nas brigas de rua, as quais muitas vezes incluem armas de fogo, outro símbolo identitário da masculinidade hegemônica.

Essas vulnerabilidades são agravadas devido às dificuldades de acesso aos serviços de saúde enfrentadas pelos homens. Estudos indicam que eles têm menor número de consultas médicas por ano em comparação às mulheres (, COBO; CRUZ; DICK, 2021) e fazem menos uso de serviços de cuidado longitudinal como os de APS (COUTO *et al.*, 2010).

Conforme Figueiredo (2008), corroborado por outros estudos (SCHRAIBER *et al.*, 2010), quando os homens apresentam aos serviços demandas nesse sentido muitas vezes não encontram respostas adequadas por parte dos profissionais, que os veem como pacientes difíceis.

Em relação ao acesso à atenção à saúde mental, há poucos estudos disponíveis sobre o acesso dos homens a serviços especializados em saúde mental, mesmo porque esse público demanda menos desses serviços, porém há relevantes agravos à saúde mental que necessitam ser mais bem acolhidos e abordados pela Rede de Atenção Psicossocial (RAPS). O estudo de Campos, Ramalho e Zanello (2017), feito em serviços de atenção psicossocial do DF, onde também foi realizada a presente pesquisa, demonstra a menor frequência de pacientes do sexo masculino nesse tipo de estabelecimento de saúde, com exceção dos Caps AD, nos quais são a maioria da clientela.

O estudo de Campos, Ramalho e Zanello (2017) corrobora os achados encontrados em estudos internacionais recentes os quais afirmam que uma das maiores vulnerabilidades da população masculina relacionada à saúde mental diz respeito à grande dificuldade que os homens têm em buscar ajuda/cuidados para seus sofrimentos psíquicos (KEOHANE; RICHARD-SON, 2018; ROBERTSON *et al.*, 2018a; SARTORIUS, 2010; WONG *et al.*, 2017), o que os leva a acessar os serviços apenas em condições de saúde física e/ou mental mais agravadas e com menos recursos pessoais, familiares e sociais para aderir ao tratamento (OLIVEIRA; AZEVEDO, 2014; RONZANI; FURTADO, 2010; TAKAHARA *et al.*, 2017).

## 1.3 REFORMA PSIQUIÁTRICA E REDE DE ATENÇÃO PSICOSSOCIAL

A Reforma Psiquiátrica Brasileira (RPB), contemporânea à Reforma Sanitária, compartilha dos princípios fundadores do Sistema Único de Saúde (SUS). Ambas se constituíram a partir de movimentos sociais que lutavam por direitos relacionados à saúde e pela garantia de cidadania, influenciando a elaboração da Constituição de 1988 e as políticas de saúde e de saúde mental nos últimos 40 anos (AMARANTE, 2013).

O processo de redemocratização do país e a regulamentação do SUS em 1990 fortaleceram as propostas da reforma psiquiátrica e da luta anti-manicomial, que propunham a substituição do modelo hospitalocêntrico e a problematização das internações como única forma de tratamento dos transtornos mentais (AMARANTE, 2013).

Anteriormente, o sistema de saúde brasileiro atuava sobre as diversas formas de sofrimentos, transtornos e uso de substâncias com um único tratamento: o isolamento. Nesse sentido, a Reforma propõe que a organização de rede de serviços deve ser feita com base no território, de maneira aberta e próxima da residência do usuário, eliminando-se as formas de tratamento de características asilares ou de confinamento. Atualmente, considera-se que os pacientes ainda submetidos a modos asilares de tratamento devem ser apoiados para construírem alternativas de vida fora das instituições e terem acesso a uma ampla rede de serviços, com incorporação decisiva dos serviços de Atenção Básica, configurando-se assim a ação de desinstitucionalização da atenção psicossocial.

As propostas da Reforma Psiquiátrica começaram a fazer parte das orientações da política pública de saúde, com fortalecimento da ideia de organização de uma rede de atenção psicossocial de base comunitária para garantir o cuidado ao sofrimento mental em liberdade. Na década de 1990, o Ministério da Saúde regulamentou os primeiros serviços comunitários, então chamados de Centros de Atenção Psicossocial (Caps) ou Núcleos de Atenção Psicossocial (Naps), atendendo às sugestões do movimento social da luta antimanicomial.

> A Reforma, processo histórico complexo, tem implicações amplas, seja para as concepções de tratamento em saúde mental, rede de atenção em saúde, políticas de saúde, direitos dos pacientes, seja para o estatuto jurídico do chamado "louco", e a visão social sobre o fenômeno do sofrimento mental ou, ainda, com relação às questões relativas ao consumo de drogas (UNIVERSIDADE FEDERAL DE SANTA CATARINA – UFSC, 2014, p. 91).

Pode-se afirmar que a reforma psiquiátrica promove uma transformação social do lugar da loucura na sociedade, ao problematizar o cuidado ofertado ao "louco" e aos sujeitos "desviantes" (como usuários de drogas), enfrentar o paradigma do manicômio como espaço social da loucura e afirmar que "trancar não é tratar", buscando a superação das concepções sociais que ainda sustentam o preconceito, o estigma e a negação da autonomia possível dos pacientes (UFSC, 2014).

A reforma psiquiátrica se propõe a expandir práticas de cuidado ao sofrimento mental, adequadas às necessidades de saúde dos pacientes, com objetivo principal de ampliar a autonomia e o protagonismo dos pacientes e de seus familiares (AMARANTE, 2013).

Assim, pode-se afirmar que a rede de cuidado ao sofrimento mental de que dispomos atualmente é uma conquista social e política da RPB, que, desde os anos 1970, luta pela transformação do modelo de assistência ao transtorno mental centrado no hospital psiquiátrico e busca constituir uma rede de cuidados extra-hospitalares, tendo como principal marco político a Lei Federal 10.216/2001, que redireciona a assistência em saúde mental, privilegiando o oferecimento de tratamento em serviços de base comunitária, e dispõe sobre a proteção e os direitos das pessoas com transtornos mentais (BRASIL, 2001).

A capilarizarão e a organização da política de atenção à saúde mental se operam por meio da criação da RAPS, instituída pela portaria n.º 3.088, de 23 de dezembro 2011, que se propõe a ser uma rede integrada que ofereça atendimento a pessoas em sofrimento e/ou com demandas decorrentes dos transtornos mentais e/ou do consumo prejudicial de álcool e outras drogas. Essa rede é composta por diferentes tipos de serviços, priorizando-se os de base comunitária que atuam numa perspectiva territorial. Considera-se rede de atenção à saúde "[...] uma rede de organizações que provê, ou faz arranjos para prover, serviços de saúde equitativos e integrais a uma população definida" (ORGANIZAÇÃO MUNDIAL DA SAÚDE – OMS, 2008, p. 45).

Conforme a referida portaria do Ministério da Saúde, esses serviços procuram oferecer cuidados o mais próximo possível dos espaços de convivência de seus usuários, dialogando com os diferentes aspectos do território, como os recursos comunitários disponíveis, os atores promotores da saúde, as diferentes políticas públicas que permeiam o cotidiano da população, entre outros. Esses serviços procuram se adequar às necessidades dos usuários, invertendo a lógica de que os usuários são quem devem se adequar aos serviços.

A RAPS:

> Tem como objetivos gerais a ampliação do acesso à atenção psicossocial da população em geral, a promoção de vínculos das pessoas com transtornos mentais e com necessidades decorrentes do uso de crack, álcool e outras drogas e suas famílias aos pontos de atenção e a garantia da articulação e integração dos pontos de atenção das redes de saúde no território qualificando o cuidado por meio do acolhimento, do acompanhamento contínuo e da atenção às urgências (BRASIL, 2011, s/p).

Além disso, essa rede busca garantir os direitos humanos, em especial a autonomia dos sujeitos, a partir de serviços que possam se adequar às necessidades de saúde da clientela de seu território (BRASIL, 2011).

Dessa forma, a perspectiva de cuidado proposta pela RPB, o modelo de atenção psicossocial, orienta que os pontos de atenção da RAPS devem se incluir no itinerário de cuidado dos sujeitos, por isso a RAPS dispõe de uma série de pontos de atenção que partem da Atenção Primária, passam pelos Caps como serviços estratégicos, e incluem internações de curta duração em leitos de hospitais gerais.

A RAPS pode ser caracterizada a partir dos seguintes pontos de atenção (BRASIL, 2013) presentes na Figura 1 a seguir.

Figura 1 – Dispositivos da Rede de Atenção Psicossocial

**Atenção Primária à Saúde**
- Unidade Básica de Saúde (UBS)
- Núclelo de Apoio à Saúde da Família (NASF)
- Centros de Convivência e Cultura
- Equipes de Consulório na rua

**Atenção Psicossocial Estratégica**
- Centros de Atenção Psicossocial: Caps I, Caps II, Caps III, Caps AD, Caps AD III e Capsi.

**Atenção de Urgência e Emergência**
- Samu 192
- Sala de Estabilização
- UPA 24 horas e portas hospitalares de atenção à urgência/pronto-socorro, Unidades Básicas de Saúde.

**Atenção Residencial de Caráter Transitório**
- Unidade de Acolhimento
- Serviço de Atenção em Regime Residencial

**Atenção Hospitalar**
- Enfermaria especializada em Hospital Geral
- Serviço hospitalar de referência para atenção às pessoas com sofrimento ou transtorno mental e com necessidades decorrentes do uso de *crack*, álcool e outras drogas

**Estratégias de Desinstitucionalização**
- Serviços Residenciais Terapêuticos
- Programa de Volta para Casa

**Estratégias de Reabilitação Psicossocial**
- Iniciativas de Geração de Trabalho e Renda
- Empreendimentos Solidários e Cooperativas Sociais

Fonte: Brasil (2013)

O modelo de atenção psicossocial se propõe a gerar cuidados que produzam e reforcem subjetividades mais autônomas, além de incluí--las socialmente, por meio de serviços que articulem a singularidade de cada usuário à diversidade de possibilidades de intervenções terapêuticas (YASUI, 2010).

Silvio Yasui (2010), um dos principais pensadores da RPB, afirma que o modelo psiquiátrico tradicional tem como objeto central de seu domínio e de sua intervenção a doença mental, enquanto o modelo de atenção psicossocial acolhe a experiência do sofrimento psíquico, concebendo o ato terapêutico como ato político de reinserção social e de promoção de dignidade, autonomia, direitos e cidadania (AMARANTE, 2013; SARACENO; PITTA, 1999). Pode-se afirmar também que esse modelo se caracteriza por um conjunto de práticas, com fundamentos teóricos e ético políticos, que caminham na direção da superação paradigmática da psiquiatria asilar (COSTA-ROSA, 2013).

Dessa maneira, a ênfase do modelo de Atenção Psicossocial não está na cura, e sim no processo de invenção e de reprodução social dos sujeitos (ROTELLI; LEONARDIS; MAURI, 2001). Elucidando o conceito e as práticas inerentes a ele, Yasui desenvolveu um diagrama (Figura 2) para explicar o modelo de atenção psicossocial em contraponto ao modelo psiquiátrico, a saber:

Figura 2 – Dimensões dos modelos de cuidado Psiquiátrico e de Atenção Psicossocial

| Dimensões | Modelo Psiquiátrico | Modelo de Atenção Psicossocial |
|---|---|---|
| Objeto | Doença Mental | Complexo existência-sofrimento |
| Pressuposto teórico-conceitual | Campo das Neurociências | Campo Transdisciplinar |
| Estratégias de Intervenção | Isolamento e predominantemente biológica | Predominância da diversidade e da invenção |
| Agente do Cuidado | Médico | Coletivos |
| Lugar do Cuidado | Hospitalização | Rede e Intersetorialidade |
| Prática Social | Exclusão | Inclusão/solidariedade |

Fonte: Yasui (2010)

É por meio das práticas terapêuticas desenvolvidas no âmbito dos Caps, pós década de 1990, que se constitui o paradigma técnico-assistencial da Atenção Psicossocial. Por isso, o Caps é considerado o principal instrumento de implementação da política nacional de saúde mental, sendo um dispositivo estratégico de produção de cuidado em liberdade e substitutivo ao Hospital Psiquiátrico (YASUI, 2010).

A portaria n.º 336/2002 do Ministério da Saúde, que define as modalidades de Caps, preconiza que esses serviços "[...] deverão constituir-se em serviço ambulatorial de atenção diária que funcione segundo a lógica do território" (BRASIL, 2002, s/p). Apesar de essa portaria ter sido revogada em 2017, o site oficial do Ministério da Saúde ainda mantém as modalidades de Caps e critérios de habilitação definidos por ela, como se pode observar a seguir.

Modalidades dos Caps (BRASIL, 2020, s/p):

- Caps I – Atendimento a todas as faixas etárias, para transtornos mentais graves e persistentes, inclusive pelo uso de substâncias psicoativas, atende cidades e ou regiões com pelo menos 15 mil habitantes;

- Caps II – Atendimento a todas as faixas etárias, para transtornos mentais graves e persistentes, inclusive pelo uso de substâncias psicoativas, atende cidades e ou regiões com pelo menos 70 mil habitantes;

- Caps I – Atendimento a crianças e adolescentes, para transtornos mentais graves e persistentes, inclusive pelo uso de substâncias psicoativas, atende cidades e ou regiões com pelo menos 70 mil habitantes;

- Caps AD Álcool e Drogas – Atendimento a todas faixas etárias, especializado em transtornos pelo uso de álcool e outras drogas, atende cidades e ou regiões com pelo menos 70 mil habitantes;

- Caps III – Atendimento com até 5 vagas de acolhimento noturno e observação; todas faixas etárias; transtornos mentais graves e persistentes, inclusive pelo uso de substâncias psicoativas, atende cidades e/ou regiões com pelo menos 150 mil habitantes;

- Caps AD III Álcool e Drogas – Atendimento com 8 a 12 vagas de acolhimento noturno e observação; funcionamento 24h; todas faixas etárias; transtornos pelo uso de álcool e outras drogas, atende cidades e ou regiões com pelo menos 150 mil habitantes.

Observa-se que, apesar das várias mudanças políticas ocorridas desde a promulgação da lei que institui a Política Nacional de Saúde Mental, a racionalidade de cuidado proposta para os Caps desenvolverem não foi alterada, pelo menos em relação à dimensão legislativa e administrativa, mantendo-se como a grande aposta simbólica e quantitativa do Movimento de Reforma Psiquiátrica Nacional (ONOCKO-CAMPOS; FURTADO, 2006; SOUSA; JORGE, 2018). Ainda hoje se pode caracterizar os Caps conforme Onocko-Campos e Furtado os definiam em 2006:

> Os CAPS configuram-se como serviços comunitários ambulatoriais e regionalizados nos quais os pacientes deverão receber consultas médicas, atendimentos terapêuticos individuais e/ou grupais, podendo participar de ateliês abertos, de atividades lúdicas e recreativas promovidas pelos profissionais do serviço, de maneira mais ou menos intensiva e articuladas em torno de um projeto terapêutico individualizado, voltado para o tratamento e reabilitação psicossocial, devendo também haver iniciativas extensivas aos familiares e às questões de ordem social presentes no cotidiano dos usuários (p. 1.055).

Pode-se afirmar que, apesar das limitações orçamentárias para manutenção e ampliação da rede (SOUSA; JORGE, 2018), os Caps se mantêm desenvolvendo cuidado em liberdade e promovendo estratégias criativas e não medicalizantes ao acolherem o sofrimento psíquico de população que vivenciam diversas vulnerabilidades (BERNARDI; KANAN, 2015; FERREIRA *et al.*, 2016).

Após mais de 20 anos da promulgação da Lei 10.216/2001, é necessário assegurar a produção crítica da RPB para que esse movimento se mantenha como campo de práxis instituintes no acolhimento do sofrimento psíquico e na produção de formas de cuidado condizentes com seus paradigmas ético políticos.

Apesar de um princípio da reforma psiquiátrica ser colocar a "doença entre parênteses", para poder acolher e cuidar da singularidade de cada sujeito (AMARANTE, 2013), observa-se que na RAPS há um centramento das ações sobre os transtornos mentais, reduzindo-os à esfera biomédica, negligenciando a vida social dos sujeitos e, consequentemente, as questões relacionadas a gênero e outras dimensões de desigualdades sociais, tais como raça, classe e geração (GRANJA, 2015). Um exemplo disso se dá na política de atenção integral ao uso de álcool e outras drogas de 2004, na qual não há menção a ações especificas à população masculina nem discussão sobre as relações entre álcool e processos de socialização masculina (MORAES, 2012), apesar de esse agravo ser muito mais prevalente na população do sexo masculino.

Estudos de autoras feministas, como os de Laís Barbosa *et al.* (2014), Valeska Zanello (2014b) e Melissa Pereira e Rachel Passos (2017), demonstram a invisibilidade das questões de gênero na produção de cuidado no âmbito dos serviços de atenção psicossocial, que não abordam temáticas relativas às performances e expectativas relacionadas ao exercício das masculinidades e das feminilidades, assim como não possuem fluxos ou protocolos específicos para identificação de queixas diretamente relacionadas a relações de gênero, como situações de violência doméstica contra mulher. Observa-se que, nas propostas de construção conjunta de um projeto terapêutico individual para cada paciente dos Caps (YASUI, 2010), não há referência à inclusão dos aspectos de gênero na dimensão existencial dos sujeitos e de como os modos de subjetivação hegemônicos das feminilidades e masculinidades interferem no sofrimento psíquico vivenciado e relatados pelos usuários desses serviços.

A mesma situação ocorre em relação aos Caps AD, que possuem uma clientela majoritariamente masculina. Nos estudos sobre os cuidados ofertados aos sujeitos com problemas decorrentes do uso de álcool e outras drogas que frequentam esses serviços, não se observa uma abordagem das interações entre uso de substâncias psicoativas e exercício da masculinidade, não havendo discussões sobre as relações entre uso abusivo de álcool ou drogas ilícitas com as exigências e expectativas socioculturais acerca de como um homem deve agir e expressar suas emoções.

É importante compreendermos que a estigmatização do "doente mental", do alcoolista e do usuário de drogas, relegados historicamente à exclusão e ao isolamento:

> Impõe desafios à Rede de Atenção Psicossocial em Saúde Mental-RAPS no que tange à visibilidade, à problematização de temáticas relacionadas e à superação das barreiras individuais e coletivas, sociais e institucionais, no sentido do acesso e da promoção da saúde de homens em sofrimento psíquico (ARAÚJO *et al.*, 2018, p. 28).

Com isso, observa-se a necessidade de se ampliar a discussão sobre a perspectiva de gênero no âmbito da RAPS e da reforma psiquiátrica, com enfoque sobre a abordagem das masculinidades e suas vivências no cotidiano dos serviços de atenção psicossocial.

Assim, este livro é também um convite à reflexão sobre as diferenças de gênero no cuidado em saúde mental, com um enfoque em como se dá a oferta de cuidados ao sofrimento mental masculino. Esses serviços acolhem e respondem às especificidades masculinas? Há perspectiva de gênero no cuidado em saúde mental?

# CAPÍTULO 2

## OBJETIVOS E PERCUSOS METODOLÓGICOS

O objetivo maior desta investigação foi o de analisar as relações entre homens, masculinidades e sofrimento mental no contexto da RAPS. Para isso, buscou-se: (1) identificar questões relacionadas aos padrões de gênero na vivência do sofrimento mental por homens do Distrito Federal; (2) conhecer as interações entre sofrimento mental e exercício das masculinidades em homens usuários de serviços de saúde mental; (3) observar as demandas relacionadas à saúde mental de homens usuários de serviços da RAPS e (4) observar, analisar e discutir a identificação de necessidades de saúde e as respostas ofertadas pelos serviços ao sofrimento mental masculino.

Para atingir esses objetivos, nos debruçarmos sobre o sofrimento mental vivenciado por homens e sobre o cuidado ofertado pela RAPS a esses usuários, partindo de um olhar apurado sobre questões simbólicas e subjetivas, que têm relação com o modo como esses homens compreendem o mundo, seus sentimentos e as possibilidades de cuidado que anteveem, reconhecendo também as condições objetivas ofertadas pela rede de serviços para acesso e consumo da assistência produzida.

Por isso, optamos por desenvolver a investigação a partir de uma abordagem metodológica qualitativa, uma vez que pesquisamos os signifi-cados atribuídos pelos homens à vivência de sofrimentos mentais e ao uso de serviços de atenção psicossocial.

Assim, nosso público-alvo foram homens com transtornos mentais de diversas naturezas que faziam uso de serviços da RAPS do Distrito Federal, entendendo que esses indivíduos eram representativos da cultura a que pertenciam e aderiam ao imaginário social construído, mesmo com representações particulares dessa cultura (THIOLLENT, 1982). É claro que esses homens passavam por uma experiência peculiar, a vivência do transtorno mental, o que demandou uma análise desse fenômeno diante das possibilidades de exercício de suas masculinidades.

Esta pesquisa foi iniciada a partir de um levantamento bibliográfico a respeito da temática de Homens, Masculinidades e Saúde Mental com ênfase no modo de utilização dos serviços da RAPS por esses usuários.

A partir da análise desse levantamento, foi possível selecionar as técnicas para a coleta de dados, considerando-se relevante a aplicação do método de observação participante e de condução de entrevistas semiestruturadas com profissionais de saúde e usuários homens atendidos nos serviços da RAPS.

A observação participante foi realizada nas atividades cotidianas desses serviços, acompanhando-se uma semana típica da rotina de cada ponto de atenção, bem como ações assistenciais de tratamento dos sofrimentos e adoecimentos, de prevenção e de promoção da saúde, considerando os espaços, as relações e os diálogos (DA MATTA, 1978) dos usuários homens entre eles, com os/as trabalhadores(as) da saúde e com as demais usuárias. As observações das práticas de saúde foram desenvolvidas conforme os parâmetros de ética em pesquisa.

Essas observações produziram um diário de campo detalhado e afeito às experiências de interação entre deste autor com os profissionais, os serviços de saúde e seus usuários. Desse ponto de vista, produziu-se uma etnografia das práticas de cuidado no âmbito dos Caps, com enfoque especial sobre o modo como os usuários homens interagiam naquele espaço e no contexto de práticas de saúde, desenvolvida entre julho de 2017 e junho de 2019. No diário de campo, assumi a postura de quem está construindo sentidos a partir das várias falas e ações, no sentido dado por Geertz (1989), que ultrapassam "[...] os limites do discurso oferecido ao investigador e considera as práticas sociais, os contextos, os fluxos de comportamento e as relações travadas, incluindo aquelas entre o pesquisador e seus interlocutores" (NASCIMENTO, 2016, p. 58).

As observações nos serviços de saúde da RAPS serviram também para identificar possíveis candidatos às entrevistas, fossem eles usuários ou trabalhadores da saúde. No grupo dos trabalhadores da saúde, foram entrevistados funcionários dos Caps, sendo eles enfermeiros, psicólogos, assistentes sociais e terapeutas ocupacionais. No grupo de usuários dos serviços, foram realizadas entrevistas com pacientes contatados nas atividades assistenciais dos próprios estabelecimentos.

A fim de apoiar a condução das entrevistas, foi utilizado um roteiro com questões-chave, mantendo o respeito pelo fluxo de ideias dos informantes, porém com ênfase na percepção dos usuários e dos profissionais sobre as relações entre os serviços e ações assistenciais da rede de cuidados e o sofrimento mental masculino, disponível no território. A elaboração dos roteiros de observação participante, de entrevista semiestruturada com profissional de saúde e com usuário do serviço de saúde foi embasada na referida revisão bibliográfica realizada, nos objetivos da investigação e na interlocução com as questões levantadas em pesquisas sobre a temática, como a produção de Zanello *et al.* (2015; 2016; 2018), Schraiber *et al.* (2012) e Figueiredo *et al.* (2012).

O ponto de saturação para a realização das entrevistas foi a repetição subjetiva das questões temáticas, até que os sentidos atribuídos aos conteúdos pesquisados aparentaram exaurimento conforme refere Schraiber (1995) à propósito do conceito de "saturação" ou "exaustão", cunhado por Daniel Berteaux.

Com o intuito de analisar o cuidado ofertado aos homens na RAPS do Distrito Federal, planejou-se inicialmente pesquisar as ações de saúde mental ofertadas a esse público em duas regiões de saúde. Porém, a necessidade de aprofundar a coleta de dados e montar um quadro analítico mais consistente nos levou a limitar a pesquisa em apenas uma região de saúde, a Região Administrativa de Samambaia, que conta com uma rede de atenção psicossocial significativa, com uma diversidade de pontos de atenção interessantes para responder às questões dessa investigação. Essa Região Administrativa, localizada na Região de Saúde Sudoeste do DF, tem cobertura de estratégia saúde da família de 66,1% e conta com dois Caps 24h, um Caps III e um Caps AD III. ()

Inicialmente, pretendia-se analisar a RAPS como um todo, partindo de serviços de APS, porta prioritária da RAPS, para posteriormente acessar serviços mais especializados, como os Caps. Porém, devido à escassez e à invisibilidade dos homens no serviço de APS, juntamente à fragilidade de abordagem de questões de saúde mental e a ausência de interlocução entre Unidade Básica de Saúde (UBS) e Caps, sob orientação da Prof.ª Dr.ª Lilia Blima Schraiber, optamos por restringir a continuidade das observações e a realização de entrevistas nos Caps da região estudada. Devido à ausência de articulação entre os serviços da RAPS na região de Samambaia, consideramos mais propício que o estudo focasse a atenção à saúde mental de homens no âmbito dos Caps, visto que a articulação em rede de serviços não era uma realidade na região pesquisada.

Antes de descrever a trajetória percorrida no trabalho de campo, adianta-se que, ao fim desta investigação, os dados coletados advêm das observações participantes realizadas nas atividades de rotina de dois Caps de uma região administrativa do DF, onde também foram realizadas no total 26 entrevistas, 10 com profissionais de saúde e 16 com usuários de serviços de saúde mental, gravadas e transcritas.

## 2.1 O TRABALHO DE CAMPO

Para executar as referidas técnicas de coleta de dados apresentadas, primeiramente, visitei os serviços de saúde inicialmente elencados no projeto de pesquisa, sendo um Caps e um centro de saúde da região de saúde por onde se iniciou o estudo: Samambaia. A pesquisa foi apresentada às equipes de cada serviço, sendo solicitada anuência dos gestores. As cartas de anuência assinadas compuseram o processo enviado aos COMITÊS de Ética em Pesquisa (CEP) da Faculdade de Medicina da USP e da Fundação de Ensino e Pesquisa em Ciências da Saúde da Secretaria de Estado da Saúde do DF (FEPECS/SES/DF). O projeto de pesquisa, com os Termos de Consentimento Livre Esclarecidos (TCLE) para observação participante e entrevista com profissionais de saúde e usuários, foi aprovado pelo Comitê de Ética em Pesquisa da Faculdade de Medicina da USP (Parecer n.º 1.913.518) e pelo Comitê de Ética em Pesquisa da Fundação Ensino e Pesquisa em Ciências da Saúde da SES-DF (Parecer n.º 2.137.522).

Com os instrumentos formulados e a autorização dos comitês de ética em pesquisa, a partir de julho de 2017, o trabalho de campo foi iniciado pelo Centro de Saúde 3 (uma Unidade Básica de Saúde – UBS) de Samambaia, onde foram realizadas observações em atividades da rotina diária do serviço, totalizando 30 horas de investigação. Foram acompanhadas atividades coletivas de educação em saúde, reuniões de Equipe de Saúde da Família (ESF), visitas domiciliares, consultas de pré-natal e acompanhamento de crescimento e desenvolvimento, atendimento conjunto do NASF e ESF e reuniões intersetoriais com participação da equipe do NASF e outros serviços governamentais da rede de Samambaia. Havia a expectativa de que a APS fosse a principal porta de entrada para as queixas de saúde mental de usuários homens.

Durante as observações nesse serviço de APS, observei a escassez de ações assistenciais dedicadas aos homens, o foco das ações era dedicado majoritariamente ao tema materno-infantil. Assim como nos estudos sobre saúde do homem (FIGUEIREDO, 2005; GOMES et al., 2011), percebe-se uma grande invisibilidade da população masculina nesse serviço. Além disso, os homens não estavam presentes na maioria das atividades assistenciais observadas, em especial nas atividades coletivas e de educação em saúde. Com isso, as principais informações sobre o acesso e as demandas dos homens a esse serviço foram coletadas, principalmente, a partir das três entrevistas com profissionais de saúde do estabelecimento. Pode-se afirmar ainda que, nas mesmas atividades assistenciais, as questões relativas à saúde mental eram pouco abordadas pelos profissionais, mesmo em atividades programáticas, como consultas de pré-natal.

Apesar de o serviço ter sido selecionado pelo fato de a gerência do estabelecimento ter afirmado que havia atividades de matriciamento entre Centro de Saúde e Caps, ao se iniciar o campo, essas ações estavam suspensas e, conforme coletado nas observações, têm um histórico incipiente e irregular, havendo pouca interlocução entre o serviço de atenção primária e o de atenção psicossocial.

Com isso, os objetivos da observação participante foram pouco comtemplados, o que provocou uma primeira avaliação sobre o percurso do trabalho de campo, visto que as expectativas de se identificar queixas relativas à saúde mental advindas de paciente homens no âmbito de ações de APS não se confirmaram. Diante disso, optou-se por reduzir o tempo de campo no serviço de APS e iniciar a coleta de informações no Caps III da mesma região de saúde.

No Caps III de Samambaia-DF, foi realizada observação em todas as atividades de rotina do serviço, entre agosto de 2017 e setembro de 2018, incluindo: grupo de homens; terapia comunitária; grupo terapêutico; horta; grupo de família; oficina de boas-vindas; futebol; grupo memória; assembleia do Caps e reuniões de equipe (temáticas e de gestão), totalizando-se 60 horas de coleta de informações nas atividades assistenciais e de gestão do Caps III, divididos em 14 períodos. Além disso, foram realizadas seis entrevistas com profissionais e sete com usuários que faziam uso regular e frequente do serviço de atenção psicossocial. Todas ocorreram no próprio serviço de saúde, em ambientes reservados que estavam momentaneamente disponíveis, permitindo a gravação do áudio por aparelho eletrônico. Todos os entrevistados foram captados durante as observações das atividades de rotina, nas quais se priorizou atividades com maior número de pacientes homens, como o Grupo terapêutico de homens, no qual os usuários relatavam muitas questões relacionadas à gênero e ao exercício da masculinidade.

Durante as observações no Caps III, foi relatado por alguns profissionais que o Caps AD de Samambaia recebia muitos pacientes homens que buscavam o serviço problemas relacionados ao uso de álcool e outras drogas, em especial crack. Além disso, houve participação em reuniões com a gestão dos dois Caps para discutir um projeto de matriciamento em saúde mental que integrasse ações de ambos os serviços e facilitasse a interlocução com os serviços de atenção primária. A partir dessas reuniões, considerou-se interessante incluir um novo serviço da RAPS no escopo do projeto de pesquisa devido à maior presença masculina, entendendo-se que esses serviços faziam parte de uma mesma região de saúde e que a diversidade de portas de entrada colaboraria para a compreensão do acesso e modos de utilização da RAPS de Samambaia-DF pelos usuários homens. Dessa forma, foi feita uma primeira reformulação da coleta de dados, e o projeto foi apresentado à gestora do Caps AD, que autorizou a realização da pesquisa no serviço.

As observações no Caps AD ocorreram logo após a finalização do campo no Caps III. No serviço especializado em álcool e outras drogas, foram realizadas 105 horas de observação participante, também em atividades de rotina do serviço, divididas em 29 períodos, entre setembro de 2018 e junho de 2019, incluindo-se: grupo de boas-vindas, acolhimento individual, grupo de geração de renda com artesanato, grupo de jogos, grupo terapêutico, com ênfase sobre o grupo "papo de homem", futebol, reuniões de equipe, reuniões de educação permanente, discussões de caso e reunião de matriciamento com a atenção básica. Nesse estabelecimento foram entrevistados nove usuários e quatro profissionais de saúde. Assim como no serviço anterior, todas as entrevistas foram realizadas no próprio estabelecimento, e os entrevistados foram selecionados durante as observações, seguindo os critérios anteriormente citados. Ressalte-se que, na abordagem de usuário no ambiente do serviço, apresentava-se a proposta da entrevista, explicando que se tratava de uma pesquisa sobre o acesso dos homens a cuidados em saúde mental, e os objetivos eram mais bem esclarecidos com a apresentação do TCLE.

Foram respeitados os princípios éticos de sigilo e anonimato dos informantes e instituições pesquisadas, dada a delicadeza dos dados pretendidos, conforme preconizado em estudos com seres humanos, bem como de acordo com a Resolução n.º 196, de 10 de outubro de 1996, do Conselho Nacional de Saúde, sobre normas e diretrizes regulamentadoras de pesquisas envolvendo seres humanos e com os princípios contidos na Declaração de Helsinki.

## 2.2 ANÁLISE DOS DADOS

Os dados foram analisados a partir das particularidades de sua construção, de sua relação com o contexto no qual estavam inseridos e do ponto de vista do informante. Além disso, serviram para a discussão das construções acerca das relações entre homens e sofrimento mental e busca por atenção psicossocial, destacando-se a perspectiva de gênero na análise.

Considerou-se os princípios da pesquisa qualitativa aqui entendida como práticas interpretativas que contemplam os sentidos que os sujeitos atribuem aos fenômenos e ao conjunto de relações em que eles se inserem (DENZIN; LINCOLN, 2005; DESLANDES; GOMES, 2007), permitindo-nos ver esses indivíduos como sujeitos sociais. Nesse sentido, em termos da análise, sempre se buscou a interpretação que nos aproxima desse todo social, ainda que, nesse caso, com especificidades do agrupamento social selecionado empiricamente, indivíduos do sexo masculino, inseridos em determinado contexto social e pertencentes a determinado segmento socioeconômico e regional, em termos territoriais, e na condição de usuários de serviços de saúde mental.

Desenvolvendo-se essa análise de conteúdo a partir dos discursos dos entrevistados desta pesquisa, buscou-se identificar também o não dito, os silêncios, além de se observar os que podem e os que não podem falar, investigando que tipo de discurso homens usuários de serviços de saúde mental estão autorizados a produzir ou ainda que formas de silenciamento são exigidas. "Não existe um só, mas muitos silêncios e são parte integrante das estratégias que apoiam e atravessam os discursos" (FOUCAULT, 1988, p. 30).

A antropóloga Berenice Bento (2015) afirma que, nesse tipo de análise de conteúdo, os excertos de histórias de vida selecionados não são cópias ou transcrições diretas de uma dada realidade, e cortes que o autor delineia no objeto de seu estudo, ou melhor, recortes da realidade apreendida. "O próprio fato de destacar temas e conteúdos específicos imprime a marca de interventor" (VELHO, 1978).

Repetidas leituras do material transcrito foram realizadas, a fim de permitir uma apreensão do conteúdo do texto, a que se chama de impregnação (THIOLLENT, 1982). Cada entrevista foi analisada em sua totalidade. Nesta obra, concedeu-se maior ênfase à análise das entrevistas dos usuários, por meio das quais foi possível compreender os sentidos que os homens atribuem ao sofrimento mental e ao uso do serviço de atenção psicossocial, o que garantiu material rico para responder às perguntas da pesquisa. Dado que as entrevistas com profissionais de saúde dos serviços de saúde mental trazem elementos já estudados em pesquisas anteriores, optou-se por priorizar o diário de campo para uma melhor análise da relação dos homens com os serviços, caracterizando-se o acesso e o modo de utilização. É importante ressaltar que a perspectiva sobre o cuidado e a relação dos homens com os profissionais de saúde foi também retratada e investigada por meio das observações participantes, que foram incluídas na análise a partir de excertos do diário de campo.

O uso da entrevista se mostrou adequado por permitir a compreensão da dimensão da subjetividade das concepções de masculinidade, sofrimento mental e de acesso a cuidados em saúde mental.

O propósito dessa análise de conteúdo dos discursos, ou tipo semântico, foi classificar as informações em unidades textuais mediante a organização, codificação, categorização e inferência (COUTO *et al.*, 2010; MINAYO, 2008; SCHRAIBER, 1995).

Elaborou-se uma primeira categorização de temas de acordo com os eixos que nortearam o roteiro de entrevista, pautados em nosso referencial teórico. Outros conteúdos subjacentes surgiram a partir do material empírico, o que levou aos desdobramentos de temas em categorias internas mais delimitadas, porém não menos relevantes.

Nessa análise dos depoimentos dos usuários, optou-se por identificar núcleos de sentido, partindo de temas abordados pelo roteiro de entrevista. Posteriormente, problematizaram-se as ideias explicitas e implícitas no texto com excertos retirados do diário de campo das observações e com sentidos socioculturais mais amplos. Por fim, propôs-se uma síntese interpretativa, buscando-se articulação entre objetivos da pesquisa, base teórica adotada e dados empíricos.

Aqui, a pretensão é expor, de modo mais aprofundado, a diversidade dos dados empíricos encontrados, para que o discurso desses homens em situação de sofrimento mental ganhe visibilidade, bem como seja mais bem compreendido e analisado para ampliar as possibilidades de cuidados em saúde mental.

A seguir, são apresentados os quatro grandes eixos de discussão. Parte-se do eixo central da investigação, a questão da relação entre masculinidade e sofrimento mental e da relação dos homens com os serviços de saúde mental, e na sequência são abordados os temas emergentes que surgiram a partir da análise de conteúdo dos dados produzidos:

- *Fissuras e possibilidades de vivência da masculinidade na experiência do sofrimento mental;*

- *Masculinidades, sofrimento mental e desafios do cuidado na RAPS;*

- *Uso de álcool, saúde mental e masculinidades;*

- *Comportamentos Violentos na Relação: Saúde Mental e Masculinidades.*

# CAPÍTULO 3

## OS SERVIÇOS DA REDE DE ATENÇÃO PSICOSSOCIAL E SEUS USUÁRIOS

*Não entendia como a vida funcionava*
*Descriminação por causa da sua classe e sua cor*
*Ficou cansado de tentar achar resposta.*

*(Faroeste Caboclo – Legião Urbana)*

### 3.1 OS SERVIÇOS PESQUISADOS

#### Caps III – Samambaia

O Centro de Atenção Psicossocial – III de Samambaia, localizado na parte sul dessa região administrativa do DF, foi inaugurado em 2009, porém em outro prédio, bem menor e menos adequado. Desde 2014, passou a funcionar em uma instalação construída especificamente para um Caps. À época da pesquisa, o serviço era responsável por ofertar atenção à saúde mental às regiões de Samambaia sul e norte, Recanto das Emas e Ceilândia Sul, totalizando uma população de aproximadamente 300 mil habitantes, atendendo a pessoas com transtornos mentais severos e persistentes.

Para isso, contava com um grupo de 51 profissionais, composto de 34 técnicos de enfermagem, sete enfermeiros, dois psiquiatras, quatro psicólogos, duas terapeutas ocupacionais e duas assistentes sociais. Esse Caps não dispunha de oficineiros ou artesãos para realização de atividades terapêuticas.

A equipe atendia de 50 a 60 pacientes regulares, que frequentavam o Caps diariamente para atividades terapêuticas individuais e coletivas. O serviço era porta-aberta e disponibilizava apenas seis vagas para acolhimento por dia. Apesar de ser um serviço 24 horas, só ofertava acolhimento no início da manhã e no início da tarde. Além disso, havia uma triagem bastante criteriosa para inclusão como paciente regular do Caps.

A estrutura era bastante satisfatória, com um ambiente amplo com salas para atividade de grupo e um quintal com área a céu aberto; era localizado numa quadra com praça, quadras e equipamentos para exercícios físicos, o que facilitava a realização de atividades fora do estabelecimento. O prédio era térreo, bem arejado e, como já dito, foi construído especificamente para ser um Caps. Contava também com enfermaria para acolhimento integral, com sete leitos disponíveis.

O estabelecimento tinha três consultórios para atendimento individual, que, conforme o diário de campo, eram insuficientes para o número de consultas, e duas salas para atividades em grupo, bem equipadas com cadeiras novas e relativamente confortáveis.

A maior parte das atividades em grupo concentrava-se no horário diurno, apenas o grupo de homens e o grupo de familiares eram realizados no período noturno.

O funcionamento durante 24 horas acarretava uma dispersão dos profissionais em vários horários, comprometendo o trabalho em equipe e a possibilidade de reuniões para discussão de casos. Com as observações, foi possível perceber que as atividades em grupo estavam superlotadas e que havia dificuldade da equipe em acolher toda a demanda por atendimento, com destaque para o atendimento médico. Ressalta-se que havia aproximadamente 700 prontuários ativos nesse Caps. Os profissionais se dividiam por equipe de referência para atender em cinco microrregiões.

## Caps AD III– Samambaia

O Caps AD III é um serviço específico para o cuidado, atenção integral e continuada às pessoas com necessidades de saúde em decorrência do uso de álcool, crack e outras drogas, sendo porta-aberta com funcionamento 24h. Assim como o serviço anterior, era bem localizado e de fácil acesso para a região administrativa de Samambaia, além de estar ao lado de uma UPA e de uma Unidade de Acolhimento (UA) em Saúde Mental, a qual mantinha relação estreita com o Caps AD III, intercambiando usuários e profissionais de saúde. Esse Caps era responsável por toda região de Samambaia e Taguatinga Sul e Recanto das Emas, o que totalizava uma população adstrita de, aproximadamente, 500 mil habitantes. Apesar de a região administrativa contar com uma boa oferta de serviços de saúde mental, acolhia também a demanda de outras regiões, o que sobrecarregava os serviços.

Esse serviço foi inaugurado em 2013, estabelecendo-se em um prédio de três andares, com 16 leitos de acolhimento integral (internação de, no máximo, 15 dias), refeitório, consultórios e quatro salas para atividades em grupo. Apesar de ser amplo, o fato de ser um edifício compromete as possibilidades de áreas de convivência, sendo pouco adequado para um Caps e dificultando a permanência dos usuários nas áreas comuns do prédio.

O serviço não chegou a ceder informações sobre o número de profissionais que compunham a equipe, porém, pelas observações, foi possível constatar que os trabalhadores se dividiam em três miniequipes: Samambaia Sul; Samambaia Norte e Recanto das Emas-Taguatinga. Cada miniequipe contava com psicóloga, assistente social, enfermeiro e terapeuta ocupacional. Havia ainda dois psiquiatras que se dividiam entre as três equipes.

No caso do Caps AD III, apesar de também ser um serviço 24h, a rotina das miniequipes funcionava bem, mantendo reuniões regulares e semanais de discussão de caso e organização do processo de trabalho. Além disso, o serviço mantinha o acolhimento aberto 24h durante todos os dias da semana, realizado por qualquer profissional de saúde.

Durante as observações participantes, foi possível perceber que esse serviço concentrava grande parte de suas atividades em atendimentos individuais por demanda espontânea e agendados, tendo menos atividades de grupo em comparação ao Caps III. Ainda assim, contava com uma diversidade de oficinas terapêuticas, incluindo uma de geração de renda por meio de confecção de bijuterias.

Esse serviço possuía uma clientela majoritariamente masculina, cerca de 80% das pessoas atendidas, conforme informações retiradas da entrevista com o gerente do serviço, o qual destacou que, na população atendida, a maioria estava desempregada, e muitos passavam ou já tinham passado por situação de rua. O gerente ainda estimou que 600 pacientes eram acompanhados mensalmente, porém o Caps contava com 3 mil prontuários abertos.

Figura 3 – Localização dos serviços observados em Samambaia-DF

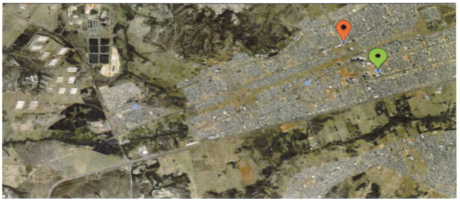

- CAPS III – Samambaia
- CAPS AD III – Samambaia

Fonte: Google Maps – maps.google.com. Acesso em: 22 set. 2020.

## Região Administrativa de Samambaia

Conforme informações da Codeplan, Samambaia possuía, no período da investigação, um total estimado de 68.565 domicílios urbanos. Para 2015, a população urbana de Samambaia estava estimada em 254.439 habitantes, localizada a 31 km da região central de Brasília-DF.

Em 1988, foram construídas 3.381 casas financiadas pelo Banco Nacional destinadas às famílias de baixa renda. Porém, no período de 1989 a 1992, a localidade foi ocupada por um grande contingente populacional oriundo de ocupações, cortiços e inquilinos de fundo de quintal, em consequência do grande fluxo migratório, à época:

- 61% da população é parda ou preta;
- Quase 50% da população tem entre 25 e 59 anos;
- 51% são do sexo feminino;

- Sobre o estado civil/forma de união da população de Samambaia, houve a prevalência dos solteiros, 41,40%, seguidos pelos casados, 32,04%;

- Do total da população residente na região, 58,62% declararam-se católicos, 18,68%, evangélicos tradicionais e 13,74%, evangélicos pentecostais;

- Conforme levantamento dos residentes na RA XII, 51,82% do contingente populacional é nascido no Distrito Federal, enquanto 48,18% são constituídos por imigrantes. Desse total, 62,93% são naturais do Nordeste; 17,43%, do Sudeste, 13,73%, do Centro-Oeste (menos DF); 4,98%, do Norte e 0,93%, do Sul. Em relação à origem por estados, Minas Gerais é o mais representativo, 14,31%, seguido pelo Estado de Goiás, 13,36%, Piauí e Bahia, 12,80% e Maranhão, 11,30%;

- Quanto ao nível de escolaridade, a população concentra-se na categoria dos que têm ensino fundamental incompleto, 35,50%, seguido pelo médio completo, 22,17%. Os que possuem nível superior completo são 6,67%. Analfabetos na Região representam 2,74%.

## 3.2 OS HOMENS PARTICIPANTES DA PESQUISA

Para contextualizar os depoimentos retirados de cada entrevista, optamos por relatar brevemente o histórico dos problemas de saúde mental vivenciados por cada entrevistado. As verdadeiras identidades foram mantidas sob sigilo, sendo substituídas por nomes relacionados a personagens das músicas de bandas de rock de Brasília, já que todos os entrevistados são homens que vivem as diversas realidades do Distrito Federal, também relatadas nas músicas de artistas, como Legião Urbana, Paralamas do Sucesso, entre outros.

Para facilitar a diferenciação entre os serviços, abordaremos o Caps AD III como Caps AD, com intuito de diferenciá-lo do CAPS III.

A seguir são apresentados breves relatos sobre os pacientes do Caps AD entrevistados na pesquisa.

### Vidal

Então com 30 anos, heterossexual, natural do Distrito Federal, auto-declarou-se pardo, ensino fundamental completo e, no momento da entrevista, estava solteiro e desempregado, com diagnóstico de uso prejudicial de álcool e outras drogas.

Vidal estava em tratamento no Caps AD havia dois anos e meio devido a uso prejudicial de álcool e cocaína. Foi levado pelo pai, o qual foi orientado por um deputado distrital a procurar o serviço. Vidal é o representante dos pacientes do Caps e quer montar uma associação de usuários. Contou que bebia e cheirava para aliviar a raiva que sentia de familiares paternos, que o acusavam de não ser filho legítimo, por ter a cor da pele mais escura em comparação à de seu pai. Relatou que os familiares faziam piadas racistas, afirmando que não eram parentes de "preto", diziam que a mãe dele devia ter traído o marido, para ter um filho "preto". O pai sempre ficou calado diante dessas chacotas. Vidal ainda disse que apenas aliviou a raiva que sentia depois que fez um exame de DNA que comprovou que era filho legítimo. Esse exame foi sugestão de uma profissional do Caps. Apesar disso, relatou que sempre se sentiu menos homem por causa de sua cor, sentindo-se muito humilhado. Chegou a ser acusado de ter assassinado um primo e contou que não sabia como estava vivo, por já ter arrumado muita confusão na rua. Porém, naquele momento estava se tratando, e o Caps estava o ajudando muito a reconstruir sua vida.

> Tenho namorada há um ano, tem hora que é meio desgastante. Porque tem hora que ela não entende de eu vir aqui no Caps, ela tem preconceito. Porque ela é de um padrão mais elevado que o meu. Ela foi criada na riqueza, eu não, fui criado na favela, Fala que é para eu parar de vir no Caps, porque ela tem vergonha, mas eu não paro de vir não.

## João (de Santo Cristo)

Então com 45 anos, heterossexual, natural de Goiás, vivia no Distrito Federal havia um ano. Autodeclarou-se branco, tinha ensino médio completo, era torneiro mecânico, mas naquele momento estava desempregado e tinha se separado havia um ano.

João morava com a irmã e fazia tratamento no Caps AD havia três meses. No momento da entrevista, estava no acolhimento integral, após uma recaída. Afirmou que começou a beber demais depois que perdeu o filho de 17 anos assassinado, devido a envolvimento com o tráfico de drogas. A família da esposa o culpava pela perda do garoto, por tê-lo "abandonado". Chorou muito ao falar do filho. Antes, fazia acompanhamento médico devido a um problema nos olhos. Ao perder o filho, a médica que o acompanhava o encaminhou ao Caps. Contou que não foi ao velório do filho, por não poder chorar, por causa da cirurgia que tinha feito no olho. Essa situação ampliou a culpa que tinha em relação à perda. Além disso, envergonhava-se por estar desempregado e não conseguir sustentar a família. Antes era torneiro mecânico e trabalhava com carteira assinada, porém perdeu o emprego por causa da bebida, depois que o filho faleceu. Contou que a família da esposa deixou de falar com ele após isso, acusando-o de negligência.

### Jeremias

Então com 38 anos, heterossexual, natural de Minas Gerais, vivia no Distrito Federal desde 2009. Autodeclarou-se pardo e tinha ensino fundamental incompleto. Era auxiliar de limpeza e, no momento da entrevista, estava desempregado; era casado.

Jeremias estava em acolhimento integral no Caps AD, afirmou ter ido ao serviço por conta própria, já que, em outros momentos, se internou em comunidades terapêuticas religiosas por insistência de familiares e sempre voltou a beber e usar drogas. Afirmou que a pessoa deveria ir se tratar por conta própria, porém foi a esposa quem lhe contou sobre a existência do Caps AD. Relatou que passou a ter problemas com bebida alcóolica havia dois anos, depois que teve seu terceiro filho. Não conseguia sustentar a casa e começou a ter desentendimentos com a companheira, "desfazendo" dela quando bebia. Chegou a brigar com o cunhado, que apartou uma briga do casal. Outra vez, em uma das brigas com a esposa, ateou fogo em si mesmo. Disse que a família dela o ameaçou se ele encostasse a mão nela. Jeremias sentia-se menos homem por não conseguir colocar comida na mesa e comprar fralda para os filhos. Além disso, contou que chegou a viver em situação de rua e fez uso de crack. Seus familiares não confiavam nele e não acreditavam em sua recuperação.

### Gonzaga

Então com 61 anos, heterossexual, natural do Ceará, vivia no Distrito Federal desde 1977. Autodeclarou-se moreno, tinha ensino fundamental incompleto, era jardineiro e estava de licença para tratamento de saúde (uso prejudicial de álcool e drogas) no período da entrevista. Estava numa união estável recente; havia se divorciado da primeira esposa dois anos antes.

Gonzaga tinha carteira assinada numa empresa pública responsável por serviço de urbanismo no DF. Estava em tratamento no Caps havia um ano e participava do grupo terapêutico "papo de homem", em que eram discutidos temas relativos aos modos de ser homem.

Relatou na entrevista que havia dado um carro bem conservado para a esposa e, posteriormente, descobriu que ela usava o veículo para sair com um amante. Contou que, quando descobriu, discutiram, e ela saiu de casa, acusando-o de tê-la agredido fisicamente. Ele se defendeu da acusação judicial, afirmando que nunca havia lhe encostado a mão. Após a denúncia, a ex-esposa saiu de casa e foi para o Ceará. Uma decisão judicial o proibia de se aproximar dela e dos filhos.

Gonzaga contou que depois da separação começou a fazer uso prejudicial de álcool e cocaína, que o deixava muito "doidão"; gastava todo o dinheiro em bebida e drogas. Revoltado e ainda indignado com a traição, comprou um revólver. Nesse período, já estava falando sozinho e passou a conversar com a arma, planejando tirar férias e ir ao Ceará para matar a ex-esposa e depois se suicidar. Afirmava que falava para o revólver: *"Você não pode falhar! A gente vai lá derrubá-la e você não pode fraquejar!"*

Ficava conversando com o revólver dentro de sua sala no trabalho, até que seu chefe percebeu que ele não estava bem e o encaminhou ao serviço social da empresa, que o orientou a procurar o Caps AD para tratamento e para deixar de pensar naquele tipo de "besteira". Gonzaga, que já havia marcado férias para ir ao Ceará, relatou que, se não fosse o Caps, teria feito uma grande "besteira" na vida dele e na da ex-esposa. "Não cheguei nesse ponto porque eu fui atrás de ajuda".

## Milton

Então com 58 anos, heterossexual, natural de Goiás, vivia no Distrito Federal desde 1990. Autodeclarou-se pardo, era analfabeto e trabalhava como agricultor e caseiro em um pequeno sítio na área rural de Samambaia, onde morava sozinho, desde a separação havia três anos. No casamento tinha muitas discussões quando a filha mais velha ia dormir na casa do namorado. *"Aquilo não era coisa de mulher direita, mas, quando minha filha decidiu sair de casa, minha esposa foi junto com ela, daí eu fiquei só"*. Afirmou que ele e a esposa não conseguiam mais conversar, nem se olhar, desde que perderam a filha mais nova, que faleceu aos 7 anos, em 2012, por problemas neurológicos decorrentes de complicações no parto. O casal se culpava muito por ela ter nascido com problemas, visto que se tratava de uma gravidez indesejada. A esposa queria ter abortado, e Milton a impediu. O falecimento da menina afetou a continuidade do casamento de 30 anos. Desde antes da separação, Milton saía para beber e voltava irritado para "tirar satisfação" com a filha mais velha e a esposa. Chegou a ser internado involuntariamente, a pedido do filho mais velho, em uma comunidade terapêutica para tratamento do uso de álcool. Revelou que, naquela comunidade terapêutica, lhe davam lavagem para comer e que saiu fugido do estabelecimento. Afirmou que não aconselha ninguém a fazer tratamento nesse tipo de instituição. Relatou também que o Caps o ajudou a se afastar da bebida e que levava sua vida sozinho, sem atrapalhar ninguém, porém ainda sentia muita falta da filha falecida.

### Almir

Então com 49 anos, heterossexual, natural de Minas Gerais, vivia no Distrito Federal desde 1988. Autodeclarou-se negro, tinha ensino fundamental incompleto, estava separado no momento da entrevista, era ajudante de pedreiro, porém estava sem nenhum trabalho.

Morador da UA, teve uma recaída depois que sua profissional de referência no Caps foi realocada para outro serviço de saúde. Afirmou que sem ela perdeu a confiança e voltou a beber e morar na rua. Naquele momento, não tinha vínculos próximos na cidade, sendo o Caps sua única referência, o qual considerava o único lugar que o acolhera.

Foi encaminhado ao Caps pela vara de família, após ser condenado por violência física contra parceira íntima. Em relação à violência doméstica, afirmou que batera apenas uma vez na esposa, quando estava alcoolizado, porém, em seu prontuário médico, havia vários registros de agressões físicas contra a ex-esposa. Almir considerava o álcool uma ameaça à própria vida, e atribuía à bebida a perda de seu casamento. Relatou que bebia para tomar coragem de falar/resolver problemas domésticos que tinha com a esposa, relacionados a limpeza, arrumação da casa e educação das filhas, enteadas dele. Reclamava que a esposa não colaborava com a limpeza da casa, deixando tudo uma "seboseira"; além disso, não concordava com o modo como ela educava as filhas. Almir afirmava que bebia para falar desses problemas, só que ficava agressivo.

### Jorge

Então com 50 anos, heterossexual, natural do Piauí, vivia no Distrito Federal desde 2005. Autodeclarou-se pardo, tinha ensino fundamental incompleto, estava solteiro, era pedreiro, com carteira assinada, e estava de licença para tratamento de saúde (uso prejudicial de álcool) no período da entrevista.

Morava na UA havia 11 dias. Disse que voltara a beber muito depois que teve seu barraco roubado. Entraram e levaram roupa e dinheiro, daí ficou revoltado e passou o feriadão da Páscoa na rua, bebendo e usando crack. A família é toda do Piauí, foi para Brasília havia 15 anos para acompanhar o pai em um tratamento médico; o pai faleceu, e ele acabou ficando. Afirmava que viver longe da família "desorganiza a gente" e que sentia muita falta da mãe e do irmão mais velho já falecido, mas dizia que não voltava para o Piauí, porque lá não tinha trabalho. Começou a ter problemas com bebida, justamente, depois que o irmão mais velho se suicidou. Estava afastado do serviço havia 30 dias. Disse que se sentia mais fraco, menos homem e triste longe da família. Relatou várias vezes que o cuidado ofertado do Caps o fez voltar a gostar da vida e de si mesmo. Aparentava ter passado por um quadro de depressivo com ausência de qualquer comportamento de autocuidado. Contou que o que mais queria era voltar a trabalhar e comprar um fogão para ter as coisas dele.

## Geraldo

Então com 32 anos, heterossexual, natural do Maranhão, vivia no Distrito Federal desde 2002. Autodeclarou-se pardo, tinha ensino fundamental incompleto, era ajudante de pedreiro/ pintor, estava solteiro e morava na rua; fazia muito uso de álcool.

Geraldo contou que saiu do Maranhão com 14 anos, "fugindo da miséria", pois não tinha comida o suficiente para 11 irmãos. Desde lá morava na rua, transitando por vários lugares. Chegou ao Caps alcoolizado durante a noite e foi acolhido por uma psicóloga, mas teve que aguardar quatro dias por uma vaga na enfermaria do acolhimento integral. Afirmou que, desde que havia saído do Maranhão, morava na rua e tomava cachaça para perder a vergonha de pedir dinheiro às pessoas, pois, sem o uso de álcool, ficava inibido e não pedia nada para ninguém. Afirmou que, como decidiu ser só na vida, seu "vício" não atrapalha ninguém, prejudicando apenas a própria saúde. É justamente pela saúde que justificou ter ido buscar ajuda no Caps, relatando que sentia muita dor no fígado e no estômago, por causa do excesso de cachaça. Durante a entrevista, relatou que fazia um mês do falecimento de sua mãe. *"Eu tô até hoje triste, mas nem parece, a gente tem que segurar né?"*. Geraldo não associava a busca por ajuda no Caps ao falecimento da mãe. Relatou ainda que não gostava de ficar parado e que era "bicho solto". Disse que não se internaria nessas clínicas porque não conseguiria ficar.

> *Ficar confinado 5 meses, 6 meses sem saída, vou nada. Não cometi nenhum crime. Mas é. Pra parar de beber eu não preciso disso aí, mas não ficar confinado. É só ter um pouco de vontade própria também e alguém incentivando, tomando os remédios, aí você consegue.*

Além disso, revelou que não tinha ninguém na vida, porque ninguém ligava para ninguém. "*O que os outros falam, eu nem ligo, – 'ah, que tem que melhorar pra voltar para a sociedade'. Eu não vou mudar para voltar para uma sociedade que não tá nem aí pra mim. Eu tenho que ligar é pra mim mesmo*".

### Zeca

Então com 43 anos, heterossexual, natural da Bahia, vivia no Distrito Federal desde 2014. Autodeclarou-se pardo, tinha ensino fundamental incompleto, era pedreiro, porém estava desempregado.

Zeca vivia em situação de rua havia três anos, desde que se separara da esposa, com quem tivera duas filhas. Atribuía a separação ao uso do álcool e do crack, que provocavam muitas brigas, com histórico de agressões físicas, principalmente relacionadas a ciúmes. Zeca afirmou que saiu de casa e passou a viajar de bicicleta por várias cidades, vivendo na rua, para não fazer algo ruim contra a esposa, visto que chegou a planejar matá-la por suspeitar de traição. Relatou que tinha viajado de bicicleta por países da América do Sul, como Paraguai e Peru, vivendo na rua e usando álcool para se encorajar a pedir comida e dinheiro. Contou que sempre fora um cara muito envergonhado e que nunca tinha coragem de falar o que queria, mas a cachaça lhe fazia ficar mais desinibido e valente. Revelou que era a primeira vez que buscava tratamento para a dependência química, que queria se recuperar para voltar a ver suas filhas, de quem sentia muita falta. Afirmou ainda que, apesar de ter planejado, não se suicidou por causa das filhas. Foi encaminhado ao Caps pela Assistente Social do Centro de Atendimento à população de rua do DF. Contou que a cachaça tinha acabado com sua vida, ao torná-lo uma pessoa violenta e nervosa. Chegou a ficar preso por seis meses devido a uma tentativa de homicídio numa briga com outro morador de rua. Disse que esse tempo de prisão tinha lhe deixado muito deprimido.

Agora, apresento os relatos dos pacientes entrevistados no Caps III.

## Johnny

Então com 35 anos, heterossexual, natural de Minas Gerais, vivia no Distrito Federal desde 1995. Autodeclarou-se negro, tinha ensino fundamental incompleto, era professor de jiu-jitsu, desempregado no momento da entrevista. No Caps, recebeu o diagnóstico de esquizofrenia. Era um homem alto e bastante forte

Relatou uma série de queixas, como dificuldade de dormir, crises de agressividade, automutilação e alucinações auditivas com ideação suicida, que se intensificaram desde sua separou havia três anos. Chegou a viver em situação de rua, mas no momento da entrevista morava com a mãe. Após uma série de internações no Hospital de Pronto Atendimento Psiquiátrico (HPAP), foi encaminhado ao Caps AD, mas disse que houve um erro, pois não fazia uso de drogas. No prontuário médico, havia menção a uso prejudicial de álcool.

Posteriormente foi encaminhado ao Caps III, onde fazia tratamento havia cinco meses. Desde que foi internado, interrompeu as aulas de jiu-jitsu que ministrava. Sua mãe dizia que ele estava tomando o mesmo caminho do pai, o do "alcoolismo". Johnny disse que não queria ser mau exemplo para seu filho, que tinha 4 anos, que queria ser diferente do modelo de pai ausente e agressivo que teve. Contou que já tinha se envolvido em muitas brigas na rua e dentro de casa, com a ex-mulher. Sua mãe ameaçava expulsá-lo de casa se ele continuasse agressivo com os irmãos.

## Pablo

Então com 47 anos, heterossexual, natural da Bahia, vivia no Distrito Federal desde 1996. Autodeclarou-se pardo, tinha nível superior, estava recém-separado e afastado do trabalho por ter tido um surto psicótico.

Pablo era segurança de um serviço de saúde e chegou ao Caps III, para acolhimento em leito integral, após internação no HPAP São Vicente de Paula decorrente de um surto psicótico que teve durante o horário de trabalho, em que deu tiros para cima, ao se reencontrar com um sindicalista por quem se sentia perseguido desde seu último emprego. Durante o período de internação no hospital psiquiátrico, sua esposa lhe informou que estava saindo de casa, dando continuidade à separação que já haviam decidido antes do surto. Pablo mostrou-se bastante agressivo em vários momentos durante os dias em que ficou em acolhimento no Caps III, chegando a discutir com uma das funcionárias. Ao ser abordado, pela primeira vez, para a entrevista chegou a recusar por estar nervoso. Relatou que tinha primos que haviam surtado e nunca mais voltaram ao "normal", mas acreditava que conseguiria sair dessa situação. Disse que isso acontecera com ele por causa de um sindicalista que o assediava moralmente, quando era chefe de uma equipe de segurança; nas alucinações, via essa pessoa o perseguindo. *"Eu não tive um surto, eu tive um susto psicótico, por ser tão de repente, não esperava ele atrás de mim de novo".*

## Eduardo

Então com 23 anos, heterossexual, natural do Distrito Federal, autodeclarou-se pardo, tinha ensino fundamental completo, estava desempregado e solteiro. Iniciou tratamento no Caps III havia três meses da data da entrevista; foi encaminhado pelo Instituto de Saúde Mental do DF (Serviço ambulatorial da RAPS), onde fazia uma série de atividades artísticas e de saúde mental, das quais sentia falta; se perguntava por que não o mantiveram lá. Era jovem e morava com os pais e com a irmã. Afirmou nunca ter namorado. Começou tratamento no Instituto de Saúde mental, por ter tido um surto com sintomas psicóticos, o que o levou a ser internado pelo hospital psiquiátrico do DF e, posteriormente, encaminhado ao CAPS III. Jogava futebol na vila olímpica de Samambaia e contou que queria trabalhar, mas a psiquiatra orientou que ele não deveria andar sozinho, por isso sua mãe ficava preocupada quando ele saía só. Parou os estudos quando teve o primeiro surto psicótico e tinha histórico de duas tentativas de suicídio. Relatou que inicialmente o levaram para a igreja (evangélica), que o ajudou a parar de ver "sangue nas paredes", mas, depois que tentou suicidar-se tomando medicações, o pai quis interná-lo no hospital psiquiátrico, o qual, posteriormente, o encaminhou ao Instituto de Saúde Mental. Reclamava que se sentia pior, desde a transferência para o CAPS, pois sentia muita falta dos profissionais e das atividades que fazia no Instituto de Saúde Mental. Apesar disso, participava das oficinas terapêuticas, em especial a de futebol, na qual se destacava como "bom de bola".

## Mauricio

Então com 22 anos, heterossexual, natural do Piauí, vivia no Distrito Federal desde 2013. Autodeclarou-se branco, tinha ensino médio completo, relatou estar solteiro e desempregado.

Esse jovem piauiense chegou a ficar em situação de rua, em sua cidade natal, no Piauí, até que o tio o levou para Brasília. Maurício relatou sintomas de esquizofrenia desde os 14 anos. A partir das primeiras crises, o tio o levou para tratamento no Hospital Universitário de Brasília e, posteriormente, foi encaminhado ao Caps. Morava com o tio e ajudava na loja de peças da família. Era bastante tímido e contou que tinha vergonha de conversar com outras pessoas, em especial com meninas. Disse que tinha vontade de namorar, mas a vergonha o impedia. No prontuário médico, havia registro de diagnóstico de esquizofrenia. Não sabia bem o motivo pelo qual fazia as atividades do Caps, mas afirmou que as medicações o ajudavam a parar de ouvir vozes ruins, que lhe falavam para fazer mal ao tio e depois se matar. Relatou também que tinha muita vergonha de ter essa doença e que parou os estudos por não conseguir resolver as tarefas da escola e por não querer encontrar ninguém, principalmente por ter medo de perguntarem o que ele tinha (diagnóstico).

### Luís

Então com 23 anos, heterossexual, proveniente de Minas Gerais, vivia no Distrito Federal desde 2002. Autodeclarou-se pardo, tinha ensino fundamental incompleto, estava desempregado e solteiro.

Tinha diagnóstico de autismo, desde os 6 anos de idade, e fazia tratamento em um serviço especializado em orientação médica e psicopedagógica; apresentava também sintomas psicóticos, conforme prontuário médico. Chegou ao Caps por encaminhamento do serviço de psicopedagogia. Mostrou-se muito tímido e disse ter vergonha de visitar os familiares, devido ao seu diagnóstico. Disse que tinha muita vergonha de conversar com os primos, por ser diferente deles, mas destacou que no Caps se sentia bem, por estar com garotos parecidos com ele.

### André

Então com 38 anos, heterossexual, natural do Distrito Federal, autodeclarou-se pardo, tinha ensino médio completo. Contou que estava solteiro e que, antes de ficar "mal da cabeça", era repositor de estoque, porém, quando adoeceu, foi demitido.

Relatou ter tido um surto psicótico havia um ano, durante o horário de trabalho. Não relatou o que o levara a ser internado no HPAP por um período, também não especificado. Não possuía diagnóstico fechado no prontuário. Acreditava, no momento da entrevista, que, se tomasse a medicação corretamente durante dois anos, estaria tratado e poderia voltar a exercer atividade laboral. Chegou ao Caps III encaminhado pelo HPAP. Apesar de ter as funções psíquicas sem alterações, não sabia explicar os sintomas de seu surto e não correlacionava nenhuma causa que tenha desencadeado o surto psicótico. Morava com a mãe, que o tem levado para a igreja (pentecostal) para ajudar no tratamento.

## Oscar

Então com 69 anos, heterossexual, natural da Bahia, vivia no Distrito Federal desde 1971. Autodeclarou-se pardo, tinha ensino fundamental incompleto, servidor público aposentado e casado no momento da entrevista.

Único entrevistado idoso no Caps III, foi selecionado após um depoimento no grupo de terapia comunitária, que trazia questões interessantes sobre as relações dos homens com o álcool e a interferência da substância no cotidiano das famílias. Oscar relatou sofrer de insônia, desde 2003, e que foi ao Caps por conta própria, depois de realizar tratamento no Hospital de Samambaia. Afirmava que se sentia bem mais acolhido no Caps. *"No Caps, a gente tem uma apadrinhagem"*.

Participava dos grupos e fazia acompanhamento psiquiátrico; atribuía a insônia à vida boêmia que tivera até os 50 anos de idade. Afirmou que fizera sua família sofrer porque bebia demais e causava muita briga, passando muitas noites fora de casa. Culpava-se por já ter agredido sua esposa, quando estava alcoolizado, e disse que sempre chamava os amigos que tinham problemas para fazer tratamento no Caps. Relatou também que tivera que mudar de bairro, depois que traficantes assassinaram seu filho, e que ficou muito revoltado; queria se vingar. Por isso, preferiu se afastar, *"até hoje eu continuo chato... chateado, como se estivesse apunhalado com um punhal no peito"*. Contou também que a insônia ficou mais forte desde que perdera o filho, sentia-se culpado por não o ter encaminhado para uma "vida direita".

## 3.3 PERFIL DOS ENTREVISTADOS

Para iniciar a análise dos dados coletados nas entrevistas e observações, optou-se por apresentar a caracterização dos entrevistados, descrevendo os perfis dos 16 usuários dos dois serviços de saúde mental pesquisados, sete no Caps III e nove no Caps AD.

Em relação à faixa etária, quatro tinham entre 20 e 30 anos; quatro, entre 31 e 40 anos; cinco, entre 41 e 50 anos e três tinham mais de 50 anos. No Caps III, especializado em transtornos mentais, os sete entrevistados tinham entre 22 e 69 anos, porém concentrava um maior número de pacientes jovens: três tinham entre 20 e 30 anos; dois, entre 31 e 40 anos; um, entre 41 e 50 anos; e um tinha mais de 60 anos. No Caps AD, entre os nove entrevistados, observou-se maior presença de homens de meia idade, visto que sete dos entrevistados tinham entre 30 e 50 anos e dois com mais de 50 anos.

Os relatos do diário de campo também apontaram para uma maior presença de homens jovens no CAPS III (em especial aqueles que desenvolveram transtornos psicóticos no período da adolescência) e de homens de meia-idade no Caps AD. Essa diferença pode ter relação com o fato de que transtornos psicóticos, como esquizofrenia, tipicamente se desenvolvem na adolescência e/ou no início da vida adulta, o que acaba trazendo homens mais jovens para os serviços especializados nesse tipo de transtorno. Já os problemas decorrentes do uso de álcool e outras drogas não têm essa característica, sendo até mesmo bem aceitos socialmente quando vivenciados por homens jovens.

Ao serem questionados sobre o quesito raça/cor, 14 entrevistados autodeclararam-se negros, 11 afirmaram ser "pardos", um "moreno" e dois "negros", expondo-se aqui as categorias que os próprios entrevistados referiram. Apenas dois se autodeclararam brancos, um deles paciente do Caps III e outro do Caps AD. Apesar de 61% da população da região administrativa de Samambaia ser preta ou parda, conforme dados da Codeplan, observa-se uma presença muito maior dessa raça/cor nos serviços pesquisados, em especial no Caps AD. A questão racial será analisada de modo mais aprofundado no item "Masculinidades, saúde mental e interseccionalidades" do capítulo 4, visto que os depoimentos encontrados indicaram fortes relações entre experienciar racismo/discriminações com os sofrimentos mentais vividos.

Em relação à orientação sexual, os 16 entrevistados declararam-se heterossexuais, houve apenas dois relatos de relações homossexuais durante os depoimentos, por pacientes do Caps AD. Nos dois casos, as relações sexuais com homens foram justificadas como decorrentes do uso de álcool e cocaína, negando que tenham ocorrido de modo consciente ou por desejo próprio.

Quanto à situação conjugal, sete entrevistados eram solteiros; cinco, separados/divorciados e quatro, casados ou com união estável. É importante ressaltar que 12 não tinham relação estável estabelecida no período da pesquisa, o que reafirma estudos os quais indicam que homens solteiros têm mais transtornos mentais do que homens casados (MARAGNO *et al.*, 2006). No Caps III, quatro entrevistados eram solteiros; um, separado e dois, casados. Já no Caps AD, quatro eram separados/divorciados; três, solteiros e dois, casados e/ou em união estável. Deve-se salientar que as separações relatadas nos depoimentos do Caps AD têm forte relação com o uso abusivo do álcool e/ou outras drogas, visto que três afirmaram que passaram a beber de modo abusivo após a separação e um disse que se separara por causa da bebida alcoólica. O caso de Gonzaga, que no momento da entrevista estava em união estável, é mais um depoimento de usuário que passou a beber cachaça de modo abusivo e a cheirar cocaína depois da separação.

Os pacientes dos Caps III referiram dificuldades no estabelecimento de relações afetivo-sexuais, pelo menos três relataram não terem tido experiências sexuais até o momento da entrevista. O estigma da doença mental aparenta ser um obstáculo para a construção de parcerias amorosas entre jovens com transtornos psicóticos ou esquizofrênicos.

Ao serem indagados sobre até que ano estudaram, apenas um afirmou ter ensino superior completo, três haviam completado o ensino médio e dois, o ensino fundamental; os outros dez tinham menos de oito anos de estudo, ensino fundamental incompleto. Um era analfabeto, constatando-se assim um nível de escolaridade bem baixo, mesmo em comparação à região administrativa de Samambaia, que conta com 35,5% de sua população com ensino fundamental incompleto, conforme os dados apresentados no capítulo anterior. Analisando-se a escolaridade por serviço pesquisado, observou-se que os pacientes do Caps III tinham em média mais anos de estudo que os do Caps AD, visto que, entre os entrevistados do Caps III, havia um com ensino superior completo, dois com ensino médio completo, um com ensino fundamental completo e três com fundamental incompleto. Enquanto no Caps AD, apenas dois tinham mais de oito anos de estudo (um com ensino médio completo e um com ensino fundamental completo). Entre os outros sete entrevistados, seis tinham fundamental incompleto, e um era analfabeto.

Ao serem indagados sobre a profissão que exerciam, os cinco mais jovens não declararam nenhum ofício em específico, e outros 11 afirmaram que exerciam ou tinham exercido os seguintes ofícios: servidor público, jardineiro, pedreiro, ajudante de pedreiro, torneiro mecânico, segurança, agricultor/caseiro, pintor, professor de jiu-jitsu, repositor e auxiliar de limpeza. Trata-se de trabalhadores com baixa qualificação que desenvolviam atividades de remuneração e vínculos precários. Ao se abordar a situação empregatícia, 11 dos participantes da pesquisa não tinham nenhuma atividade remunerada nem fonte de renda própria no momento da entrevista, quatro buscavam laudo médico para obtenção de aposentadoria por invalidez, e seis desejavam reabilitar-se de seus respectivos adoecimentos para voltar a procurar trabalho; um vivia em situação de rua e esperava se recuperar para voltar a pedir dinheiro e comida. Entre os que tinham algum tipo de renda, três tinham carteira assinada e estavam de licença-saúde, um era servidor público aposentado e um era agricultor.

Deve-se destacar que os três pacientes em busca de laudo médico eram do Caps III e viviam com suas respectivas famílias, que colaboravam nos cuidados e garantiam sustento, a saber: um servidor público aposentado, um trabalhador com carteira assinada de licença e um trabalhador desempregado que morava com a mãe. As condições socioeconômicas dos pacientes do Caps III eram melhores que as dos pacientes do Caps AD, em especial por continuarem tendo apoio e suporte econômico da família, diferentemente do que se observou no Caps AD. Entre os pacientes com problemas decorrentes do uso de álcool e outras drogas, cinco moravam com a família, e três desses tinham algum tipo de renda. Os outros quatro não tinham residência fixa, dois estavam morando na UA em frente ao Caps AD, e 2 estavam internados no acolhimento integral, tendo acabado de sair de situação de rua. Esses dois estavam nessa condição havia pelo menos seis anos.

Outro fator de vulnerabilidade encontrado entre os pacientes entrevistados é o de que a maior parte não era natural do Distrito Federal, apenas três haviam nascido em Brasília, ao passo que quatro nasceram em Minas Gerais; três, em Goiás; três, na Bahia; dois, no Piauí, um no Ceará e um no Maranhão. Porém, viviam no DF havia pelo menos seis anos, com exceção de João que veio de Goiânia-GO havia um ano. Em relação à proveniência dos pacientes, não se observaram grandes diferenças entre os dois Caps, que atendem a uma clientela majoritariamente provinda do Nordeste, de Goiás e Minas Gerais. No entanto, constatou-se que as condições de vida dos usuários eram mais precárias entre os entrevistados do Caps AD, já que quatro deles viviam ou já tinham vivido em situação de rua.

A grande diferença entre os dois serviços, obviamente esperada, está nos tipos de queixas e diagnósticos apresentados por cada entrevistado. No Caps III, encontramos um maior número de diagnóstico de esquizofrenia ou queixas relacionadas a sintomas psicóticos; seis dos sete entrevistados apresentaram relato de sintomas psicóticos, como alucinações ou delírios persecutórios. Já no Caps AD, encontramos o diagnóstico de dependência química em todos os entrevistados, cinco faziam uso de álcool exclusivamente, dois de álcool e crack, um de álcool e cocaína e um de álcool, cocaína e crack; nenhum fazia uso apenas de drogas ilícitas. Ressalta-se que três dos nove entrevistados ainda não estavam em processo de fechamento do diagnóstico, por ainda estarem no acolhimento integral do serviço, em fase de desintoxicação.

Em se tratando do uso regular do serviço, observamos que os entrevistados do Caps III faziam uso desse serviço entre uma semana e dois anos; apenas dois dos sete entrevistados estavam em tratamento havia menos de um ano. No Caps AD, quatro entrevistados frequentavam o serviço regularmente havia pelo menos um ano. Outros três residiam na UA havia pelo menos um mês, sendo incluídos nesse serviço após internações nos leitos de acolhimento integral do Caps por até 15 dias (fase de desintoxicação), devido à impossibilidade de apoio familiar e de não terem outro lugar para morar. É importante ressaltar que esses estavam em situação de rua antes de serem acolhidos no Caps. Além deles, outros três pacientes estavam em internação no acolhimento integral no momento da entrevista, acolhidos no serviço por de 7 a 12 dias; um deles já era paciente regular do Caps havia um ano e tinha tido uma recaída. Mesmo no acolhimento integral, os pacientes participavam das atividades em grupo realizadas no serviço.

Os entrevistados do Caps AD tinham menor tempo de permanência em tratamento do que os entrevistados do Caps III, onde apenas um estava no acolhimento integral. Já no Caps AD, observa-se menor presença de pacientes regulares com maior tempo de tratamento. A adesão ao tratamento será discutida e aprofundada no capítulo 5, porém já é possível afirmar que representa uma grande diferença entre o modo de utilização de cada serviço pesquisado. No entanto, é importante afirmar que, tanto no Caps III quanto no Caps AD, percebemos que os entrevistados participavam de pelo menos um grupo terapêutico e aparentavam estar vinculados aos serviços, mantendo relações afetivas tanto com profissionais quanto com outros usuários.

Durante as entrevistas, foi perguntado sobre o tempo que eles conviviam com os problemas de saúde mental que os levaram a ser pacientes do Caps. Apenas um afirmou que tivera sua primeira internação psiquiátrica e, consequentemente, encaminhamento ao Caps havia três semanas antes da entrevista (Pablo). Todos os demais conviviam com problemas de saúde mental havia mais tempo. Os entrevistados do Caps III relataram ter sintomas relacionados a seus transtornos mentais entre 17 anos e um mês, porém a maioria sofria com esses transtornos severos e persistentes havia mais de três anos. Os pacientes do Caps AD conviviam de seis meses a um ano com problemas decorrentes do uso prejudicial de álcool e/ou outras drogas, por mais que utilizassem substâncias psicoativas há mais tempo. A maioria dos pacientes do Caps AD relatou que, nos três anos anteriores, passou a ter mais problemas com o uso de substância, porém é importante ressaltar que sete deles relataram pelo menos um evento estressor que colaborou para o agravamento do uso prejudicial de substâncias psicoativas.

## 3.4 COMPARAÇÃO ENTRE A CLIENTELA DOS SERVIÇOS E ASPECTOS DO CUIDADO A PESSOAS COM TRANSTORNOS MENTAIS

Com a elaboração de uma análise descritiva e comparativa entre o perfil dos entrevistados dos dois serviços pesquisados, havia poucas diferenças nos quesitos de raça/cor e escolaridade. Porém, havia significativas diferenças nos quesitos faixa etária, situação conjugal e vida afetiva, tempo de adesão ao tratamento (tempo de frequência no serviço) e apoio familiar. Quanto à faixa etária, os pacientes do Caps III eram mais jovens que os do Caps AD, diferença que se justifica pelas características típicas de cada forma de sofrimento mental.

Observamos também que alguns homens apresentaram comprometimentos à saúde mental após passarem por situações de separação conjugal; seis dos nove entrevistados no Caps AD afirmaram ter passado a fazer uso prejudicial de substâncias psicoativas após terminarem o casamento ou a união estável. Alguns estudos apontam que estar casado, ou em união estável, é um fator de proteção para o sexo masculino para vários agravos à saúde, com destaque para prevalência de transtornos mentais e ocorrência de óbito por causas externas, especialmente suicídio (BRASIL, 2017b; RABASQUINHO; PEREIRA, 2007).

*É interessante observar que o perfil dos usuários do* Caps AD investigado é bastante semelhante ao encontrado por Quinderé e Tófoli (2007), que analisaram o perfil epidemiológico da clientela do Caps AD de Sobral--CE, composto:

> Principalmente por homens (88,3%), de 20-39 anos (52,1%), com 1 a 7 anos de estudo (57,1%), sendo que 46,4% estão desempregados, 47,4% coabitando com os pais e 27,4% foram referidos pelo Hospital Geral. A dependência química mais frequente é o de alcoolismo (64,3%) (p. 63).

Ao compararmos as duas clientelas, observamos que um fator de proteção às condições de saúde das pessoas com transtorno mental assistidas pelo Caps III é o apoio da família ao tratamento, que contribui para uma maior frequência regular no serviço e para a garantia de sustento socioeconômico, já que esses pacientes possuem grandes dificuldades de geração de renda. Os sete pacientes entrevistados no Caps III relataram ter o apoio das famílias para frequentar o Caps e tomar as medicações corretamente. Além disso, os familiares não os culpam ou responsabilizam pela condição de sofrimento que vivenciam, como vemos na realidade observada no Caps AD.

Apesar de terem mais dificuldades de construírem relações afetivo--amorosas, os pacientes do Caps III mantiveram o apoio familiar mesmo após chegarem à vida adulta, visto que cinco deles tinham o apoio de suas mães para tomara medicação psiquiátrica corretamente; entre os outros dois, que eram casados, um era apoiado pela esposa e outro pelo filho mais velho. Percebemos aqui que as mulheres, especialmente as mães, assumem os cuidados desses pacientes com transtornos mentais, estando muitas vezes sobrecarregadas nessa função, por haver uma sobreposição de tarefas de cuidado da casa, dos outros filhos e do marido. Pode-se considerar tal situação uma grande iniquidade de gênero, em razão de as práticas de cuidado se manterem como tarefa exclusivamente das mulheres com a ausência de cuidadores do sexo masculino.

No caso do Caps AD, a situação é um pouco mais complexa, em especial pelo fato de esses pacientes com dependências de substâncias psicoativas receberem menor apoio e suporte familiar em comparação aos pacientes do Caps III.

Os pacientes com problemas com álcool e outras drogas (Caps AD) relataram ser julgados e criticados pelos familiares, que não confiam mais neles, com isso informaram uma menor frequência de visitas, mesmo quando foram internados em comunidades terapêuticas. A maior parte desses pacientes relatou que os familiares se afastaram do seu convívio, como se vê na fala de Jeremias: *"Nenhum parente meu veio me visitar na UA (Unidade de Acolhimento), só minha mulher que nunca desistiu de mim! Meu irmão já me esqueceu!"*. O estudo de Loureiro (2013) nos ajuda a entender um pouco melhor essa situação quando afirma que:

> No caso do abuso de álcool e do alcoolismo, os estereótipos como a fraqueza pessoal e de caráter e a responsabilidade individual estão muito marcados na sociedade, ao que acresce o facto de estes problemas não serem muitas vezes percepcionados pelo público como uma doença mental, comparativamente com outras doenças como a depressão ou a esquizofrenia. (p. 60).

Uma gama de estudos demonstra que os usuários de substâncias psicoativas têm menor apoio familiar devido ao estigma ligado à dependência química como falta de caráter, sendo responsabilizados pela condição de uso prejudicial de substâncias (LOUREIRO, 2013; MORA-RÍOS; BAUTISTA, 2014; RONZANI; FURTADO, 2010). É possível supor que o menor apoio familiar e a descredibilidade atribuída a esses pacientes pode contribuir para menor adesão ao tratamento e, consequentemente, menor tempo de uso regular do serviço de saúde mental especializado em álcool e outras drogas.

Retomando a fala de Jeremias, observamos que, apesar do distanciamento dos parentes, a esposa mantém proximidade e apoio, mesmo com a ocorrência de violência verbal e física sofrida e com situações em que Jeremias usava o dinheiro dela para uso de crack. Essas situações de violência serão discutidas no capítulo 7, por enquanto apenas destacamos o caso de Jeremias como uma situação em que a esposa está sobrecarregada, sobrepondo as funções de cuidado do marido, dos filhos e da casa, mesmo em condições de violência conjugal. Em outros quatro casos (João, Milton, Zeca e Almir), os pacientes atribuem o fim dos respectivos casamentos ao uso abusivo do álcool, afirmando que a bebida destrói a família.

Salienta-se aqui que a ausência das parceiras tem relação com a diminuição de práticas de autocuidado e de uso moderado de substâncias psicoativas. Esse fato corrobora o que é bastante discutido na literatura sobre homens, masculinidades e saúde: as práticas de cuidado à saúde física e emocional são atribuições femininas.

Scavone (2005) afirma que as mulheres assumem a responsabilidade pela saúde da família considerando-se desde o controle da alimentação, uso de álcool até o acesso a serviços de saúde, prejudicando sua saúde *física e mental devido à sobrecarga* de tarefas familiares, especialmente relacionadas aos cuidados com os homens. "Estes cuidados são relativos à prevenção das doenças, à administração do tratamento aos doentes e à manutenção cotidiana da saúde da família" (SCAVONE, 2005, p. 103).

Essas primeiras análises nos servem para descrever o perfil dos entrevistados, diferenciando-os conforme o serviço do qual fazem parte, apresentando-se também o contexto socioeconômico e sanitário em que vivem. Avaliamos que essas descrições colaboram para a caracterização do contexto sociocultural a partir do qual foram elaboradas as análises sobre gênero e saúde mental deste estudo, visto que abordamos as questões de gênero considerando as condições sócio-históricas, relacionais e suas intersecções com raça e classe, assim como com os aspectos estigmatizantes da "doença mental". Além disso, a caracterização apresentada neste capítulo nos permite a contextualização das análises e discussões conforme o contexto assistencial em que os dados pesquisados foram produzidos.

# CAPÍTULO 4

# FISSURAS E POSSIBILIDADES DE VIVÊNCIA DA MASCULINIDADE NA EXPERIÊNCIA DO SOFRIMENTO MENTAL

*Jeremias, eu sou homem*
*Coisa que você não é*
*E não atiro pelas costas, não.*

*(Faroeste Caboclo – Legião Urbana)*

## 4.1 CONCEPÇÕES DE MASCULINIDADE E A VIVÊNCIA DO SOFRIMENTO MENTAL

Para abordar como os homens entrevistados vivenciavam o sofrimento mental, como essa experiência influenciava as diversas esferas de suas vidas e como o sofrimento interferia em sua concepção e exercício da masculinidade, foram primeiramente investigadas as concepções sobre Masculinidade, a partir da pergunta: *O que é ser homem para você?*

As concepções sobre o que é ser homem que se repetiram em mais de uma entrevista circulam em torno das ideias de ter trabalho, honrar compromissos, ser responsável, cuidar da família, estar em atividade constantemente e não poder ficar parado, ser respeitado e ter dignidade. A concepção de provedor também é incluída quando se considera que ser homem é pagar contas ou garantir alimentação, como se pode ver adiante em mais de um relato. Numa primeira análise, pode-se afirmar que essas concepções têm relação com o conceito de "dispositivo da eficácia", desenvolvido pela pesquisadora Valeska Zanello. Nesse conceito a masculinidade está relacionada à afirmação da virilidade laborativa e sexual (ZANELLO, 2018), visto que os processos de subjetivação masculinos exigem dos homens que desempenhem suas funções no trabalho, no sexo e no provimento da família, de maneira eficaz, sem falhas, com altas expectativas de performance, conforme podemos observar nas falas dos pacientes. Os entrevistados no Caps AD afirmaram que ser homem era:

> *Ser homem para mim é ganhar o respeito da pessoa. É não roubar, é não matar, está entendendo? ser homem para mim é chegar na pessoa e falar bem assim – Jeremias, embora ali...embora ali no supermercado -. Ser homem para mim é falar – eu paguei a luz, eu paguei a água -. Ser homem para mim é isso...* (Jeremias)

> *É... primeiro, ser o dono da gente...depois família. Depois trabalho. E saúde. E dignidade.* (João)

> *Ser homem pra mim é ser uma pessoa responsável, ter responsabilidade pelas coisas. Muitas das vezes eu não tenho responsabilidade. Aí eu fico meio-homem assim. Acho que é uma pessoa responsável pelas coisas que faz e pelo que tem de fazer.* (Vidal)

> *Homem para mim é... o cara que tem o respeito...ser respeitado, não só dentro de casa, mas em qualquer lugar, onde ele vai...ser respeitado...Você passa na rua e todo mundo te respeita...- olha fulano de tal, como é que está com a família... -Você vai em um emprego e todo mundo te respeita, você vai em um trabalho... todo mundo está ali...onde você anda todo mundo te respeita.* (Almir)

> *Ser homem é a pessoa ter caráter, ter dignidade, ter liberdade de sair e voltar na hora que quer... Não ser malvisto por ninguém, cumprir a sua obrigação direitinho.* (Milton)

> *Ser homem é ter caráter, é ter respeito e ser homem digno, ter o trabalho, respeitar o próximo e andar direito. Primeiro lugar do homem é andar direito e o trabalho, o homem sem um trabalho não é nada, como é que compra as suas coisas, como é que vai se sustentar, se alimentar.* (Jorge)

> *Ser homem é ter palavra, ter compromisso. Falar, "amanhã eu venho trabalhar" e estar pontual. Para mim acho que é isso.* (Zeca)

> *Antigamente, o homem tinha palavra, hoje em dia é difícil o homem que tem palavra. O homem comprava uma bicicleta em 24 prestação. Mas, o homem ia lá pagava a prestação certinho. O homem tem que ter proceder.* (Geraldo)

As ideias relacionadas a ser respeitado, andar direito e ter palavra se repetem entre os usuários do Caps AD, os quais se relacionam com suas concepções de masculinidades perpassados pela vivência da experiência de uso abusivo de substâncias psicoativas. Essa experiência tem relação com a perda de controle e com a compulsão pelo uso de substâncias, que afeta a concepção de masculinidade negativamente, visto que esses homens "alcoolistas" ou "drogados" são tidos, socialmente, como "fracos" ou "vagabundos".

Assim, observa-se que as visões sobre o que é ser homem entre esses usuários destacam a necessidade de retidão às normas sociais e rigidez no cumprimento dessas, própria das concepções hegemônicas de masculinidade. A perspectiva sobre o que é ser homem que esses usuários trazem pode ser interpretada como uma contraposição sobre como eles têm se sentido ou têm sido vistos por familiares/amigos.

Porém, é interessante observar que Gonzaga relata um processo de transição entre o que considerava antes e o que considera ser homem:

> Ser homem...aquele negócio de – sou machão - sou isso...sou aquilo... quando estava naquela vida, repito, bebendo, cheirando, com mulheres bonitas do lado, muito doidão, que não enxergava nem um palmo do nariz...não sabia nem que mulher estava junto. E hoje não, hoje eu sei. Sei o que estou fazendo. Sei que daqui a pouco vou chegar em casa e encontrar a minha mulher, de verdade, aquela mulher boa...é boa demais. E ela saber que estou chegando do trabalho...

Na fala de Gonzaga, nota-se um questionamento sobre um modelo hegemônico de masculinidade que lhe demandava correr riscos e abusar de substâncias como forma de reafirmar sua masculinidade, transitando para um modelo que lhe causa menos danos à saúde e que não exige tantas atitudes comprobatórias. É importante relatar que essa transição tem forte relação com o cuidado ofertado pelo Caps a esse usuário, como abordaremos mais adiante.

Por sua vez, os pacientes do Caps III disseram que ser homem era:

> Para mim... Ser homem é trabalhar... ajudar os outros... (Mauricio)

> Praticar as atividades do dia a dia, né, conforme...conforme pede na rotina, né? ser obediente às coisas assim... ajudar a família dentro de casa, quando precisar... Meu pai está trabalhando...estou até ajudando ele a... a pintar as janelas... ajudando a família, né, no que ela precisa, né? (Eduardo)

> Ser homem é olhar para a frente, é não retroceder. Ser homem não é dizer, eu vou insistir, é recusar, resistir e alcançar. (Pablo)

> É tudo, você tem que... ser paciente em casa, arrumar uma esposa, namorada...ter...ter uma vida de trabalho... você tem que trabalhar, porque se não tem ninguém que te dá nada você tem que trabalhar, porque...tocando a sua vida já é para isso mesmo...já é a mesma rotina de um cidadão...comum que está levando...é, correr atrás de alguma coisa para fazer...tem que estar fazendo alguma coisa, senão...se a vida parar, você para também... (André)

> *Homem para mim é honrar com os compromissos...ser a cabeça de casa, né? Eu tenho passado isso para o meu filho...para ele lá na frente não falar – ah, eu sou assim porque o meu pai era, porque na época que eu bebia as pessoas falavam... - ah, do jeito que ele é...o pai era desse jeito também.* (Johnny)

> *Ser homem é você ter responsabilidade, você ter carinho...é você amar a Deus e o mundo...você não deve desejar mal para ninguém...* (Oscar)

> *Ah...trabalhar, né, tem os seus dever, quando casa cuidar da família...cuidar da família, sustentar os filhos, né?, para mim é bem importante, meu pai sempre me passou isso...nunca deixou faltar nada em casa...sempre teve o seu papel. Fez seu papel de trabalho, trazendo alimento para a gente..., nunca deixou faltar nada. E bem...assim... trata a gente bem...e trabalha tudo certinho. Assim... eu vejo...me espelho nele, mas não consigo fazer...* (Luís)

Observamos que, para os mais jovens, o trabalho é um elemento muito importante na sua ideia sobre o que é ser homem. Esses jovens têm grandes dificuldades de inclusão no mercado de trabalho devido à condição de viver com um transtorno mental, o que os marginaliza na relação com os padrões de masculinidade e com outros homens. Diferentemente dos pacientes do Caps AD, que tinham histórico pessoal de trabalho e, na medida das possibilidades econômicas, de terem realizado papel de provedor, como marido ou filho. Essa experiência pregressa lhes causava nostalgia, porém lhes garantia certa segurança e autoestima por terem em algum momento exercido o "papel de homem" exigido pelo padrão hegemônico.

Além disso, verifica-se que os elementos da Masculinidade Hegemônica percebidos entre homens usuários de serviços de saúde mental no Distrito Federal são compatíveis com os estereótipos cristalizados culturalmente do "macho" (SAFFIOTI, 1987), semelhantes aos estereótipos latinos, e correspondentes aos valores do norte do globo (CONNELL, 2016). O antropólogo Pedro Nascimento (2016) cita um estudo de Valdés e Olavarría (1998, p. 14–15), no qual descrevem formas de exercício e expressão das masculinidades de homens chilenos e expõem um padrão ideal bastante semelhante ao encontrado na presente pesquisa:

> [...] segundo o qual o homem tem autoridade, sobretudo no lar; é autônomo e livre frente a outros homens; tem força e coragem e não expressa suas emoções, tampouco chora; é o provedor do lar e é heterossexual (NASCIMENTO, 2016, p. 61).

Outra ideia recorrente entre os pacientes do Caps III é a de ter o pai como modelo de homem. Para apenas um deles, Johnny, esse modelo deve ser negado e não ser seguido. Já para os outros três, essa identificação foi positiva e servia como um ideal a ser alcançado e buscado, sendo assim mais ligado às figuras paternas do que os pacientes do Caps AD.

Investigando-se a mesma questão sobre o que é ser homem entre usuários de centros de atenção psicossocial, o diário de campo nos traz informações importantes sobre as atividades no Caps AD, ao observarmos um grupo terapêutico de homens, autodenominado "Papo de homem". Em uma das atividades acompanhadas, os oficineiros perguntaram a oito participantes "o que é ser homem?", os quais responderam que era:

> Sentir-se superior; correr perigo; não se entregar; manter-se equilibrado; manter o respeito; manter os pés no chão; manter a palavra; honrar as calças; nunca pedir ajuda; e por último, não saber lidar com as perdas e frustrações. (Diário de campo – Caps AD III).

Deve-se notar que os elementos remetem mais a atitudes e ações a serem tomadas do que a sentimentos ou a uma condição de vida, com destaque para o verbo "manter" ou "ter que". Sobre isso, o psicanalista Pedro Ambra (2015) aponta que as concepções de masculinidades se apresentam pluralmente, porém com uma gramática comum, rígida de injunções na qual "Homem é aquele que tem que ser" (p. 45).

De todo modo, é interessante apontar que as concepções de masculinidades apresentadas manifestam essas categorias como um elemento a ser buscado, sendo necessário realizar tarefas para atingi-la. Por isso, pode-se afirmar que essas concepções de masculinidades são compreendidas, não como uma condição, e sim como um adjetivo ou qualidade, a qual parte desses homens sentem-se alijados ou alienados dessas características, reforçando a ideia de Romeu Gomes ao afirmar que "[...] a masculinidade não é algo dado, mas algo que constantemente se procura conquistar" (2003, p. 827).

Para o psicanalista Walter Oliveira Cruz (2014), a construção social da masculinidade depende de provas concretas para sua manutenção, sendo a masculinidade mais uma expressão do que um atributo do "macho". Essa expressão deve ser performada a partir de referenciais próprios do imaginário social sobre o que deve ser um homem, o que nos leva a entender que há um modelo ideal que valida ou não os comportamentos masculinos.

Aqui o conceito de Masculinidade Hegemônica (CONNELL, 1997) é bastante útil por nos levar à reflexão sobre distanciamentos e aproximações que esses homens experienciam em relação ao modelo ideal vigente do que é ser homem, ainda mais tratando-se de homens de baixa renda, com baixa escolaridade, em sua maioria pretos ou pardos, com grandes dificuldades de acesso ao mercado de trabalho formal com condições de saúde que dificultam sua inserção social e laboral e estigmatizados como "loucos", "doentes mentais", incapazes, além de outras formas de exclusão e discriminação, especialmente relacionadas a classe, raça e origem.

Durante as entrevistas, a maioria referiu alguma dificuldade que os fazia se sentir menos homem, como no exemplo da frase de Vidal que se considerou "meio-homem". Observa-se que elementos relacionados a classe e raça/cor interferem diretamente nas relações desses homens com as concepções hegemônicas de masculinidade.

Além disso, é muito claro, em algumas entrevistas, o impacto negativo das dificuldades de inserção no mercado de trabalho e de geração de renda sobre o exercício da masculinidade:

> Eu estou desse jeito, porque eu não sou homem, está entendendo? Eu não sou homem. Porque eu estou deixando faltar as minhas coisas. A minha esposa falou: Jeremias, eu não tenho fraldas para os meus filhos -, e o que eu faço? Está entendendo? (chora). (Jeremias)

Nos grupos terapêuticos observados no Caps AD, a ideia de não ser um homem suficiente é reafirmada. Alguns pacientes relataram que estar sem emprego na casa da mãe era muito desagradável e os colocava em situação de impotência, que aumentava por não terem nada para fazer e onde descarregar energia. No diário de campo, destacamos a seguinte fala de um homem presente no Grupo Papo de Homem: "Quero recuperar minha família e um emprego, para parar de me sentir menos homem que os outros" (Diário de Campo, Caps AD III).

Os homens apresentam conflitos emocionais relacionados ao padrão esperado de pai de família, trabalhador, que sustenta a casa e tem controle sobre si e sobre os outros, em especial sobre mulheres com quem convivem, e a não realização desse ideal os coloca em uma posição de frustração, sofrimento e impotência, sentindo-se menos homens, por não cumprirem o padrão hegemônico definido pelo imaginário social. O estudo de Mahalik, Burns e Syzdek (2007) reforça esses resultados, ao afirmar que os homens mais adeptos a normas tradicionais de masculinidade, como as apresentadas anteriormente, interpretavam a vivência do sofrimento psíquico como um fracasso e enfraquecimento da identidade masculina.

Neste momento do texto, destacaremos as relações desses sujeitos com os padrões de Masculinidade Hegemônica para, posteriormente, aprofundarmos as discussões relativas à classe social, à raça e ao estigma da doença mental.

Ao discutirmos como os padrões hegemônicos de masculinidade interferem nas condições psíquicas de homens periféricos, usuários de serviços de saúde mental, as informações apresentadas anteriormente nos levam a perceber o distanciamento entre a concepção de Masculinidade Hegemônica e as condições materiais particulares e concretas da vida dos homens participantes da pesquisa.

As concepções sobre o que deveria ser homem apresentadas pelos entrevistados se aproximam bastante do ideal de Masculinidade Hegemônica, que, conforme o conceito de Raewyn Connell (1995), seria um homem heterossexual, branco, de classe média, viril, agressivo, competitivo, trabalhador, que tem uma sensação de invulnerabilidade, que controla a sexualidade feminina, exerce a sua de maneira incontida, repulsa a homossexualidade e teme a impotência.

Dessa maneira, a masculinidade hegemônica interfere na visão que os homens têm sobre si mesmos e aparenta produzir experiências de sofrimento psíquico, assim como colocado pela meta-análise elaborada por Wong *et al.* (2017), a qual afirma que os padrões tradicionais de masculinidade têm associação significativa com transtornos mentais, principalmente quando os homens não realizam aspectos desse modelo ideal. Nesse estudo, os autores fornecem uma síntese meta-analítica a partir de uma amostra combinada de 19.453 participantes e afirmam que a adoção de padrões hegemônicos de masculinidade foi associada a prejuízos à saúde mental bem como, inversamente, relacionada à busca de ajuda psicológica.

Analisando-se as concepções sobre o que é ser homem, *é possível afirmar que* valores relacionados à Masculinidade Hegemônica constituem o Ideal do Eu desses homens. Esse conceito psicanalítico, compreendido como uma "[...] instância da personalidade resultante da convergência do narcisismo (idealização do ego) e das identificações com os pais, com os seus substitutos e com os ideais coletivos" (SILVA; MACEDO, 2012, p. 210) que constituem "[...] um modelo a que o sujeito procura conformar-se" (LAPLANCHE;

PONTALIS, 2000, p. 222), nos serve para entender em que instância psíquica esse modelo de homem a ser alcançado *e idealizado se instaura, censurando ou aprovando* a imagem de si, comparando-a com a imagem ideal.

Em *Psicologia de Massas e Análise do Eu* (1921, 2011), Freud alega que o Eu real seria medido pelos valores e pelas idealizações presentes no ideal de eu, constituído por aspirações, ideias e ideais próprios da cultura de uma família, classe social ou de uma nação. Assim, a distância entre o eu e o ideal do eu pode ser vivida como fracasso ou sentimento de inferioridade, quando os recursos internos e externos são escassos para aproximar o sujeito das exigências estabelecidas pelo imaginário social, como é o caso dos homens entrevistados nesta pesquisa. Dessa forma, a Masculinidade Hegemônica, desejável nesse contexto cultural, está intimamente relacionada a uma idealização, à supervalorização e a um caráter ilusório, portanto, ideal e inatingível (MUSZKAT, 2008).

A imagem do homem que "devo ser" se constitui como uma idealização constante, que, caso não realizada, causa frustração, sentimento de impotência, vulnerabilidade e fragilidade, sendo vivenciada como falha narcísica, assim como disse um de nossos entrevistados: *"A gente tem um ego e quando você perde isso, a gente se perde! Nosso ego fica ferido e doído! E a gente acha que a cachaça vai curar essa ferida!"* (Gonzaga).

Entendendo-se aqui o "ego" como uma compreensão popular de um narcisismo secundário, que pode ser traduzido por uma autoimagem inflada. Nessa fala, é possível constatar que o distanciamento da Masculinidade Hegemônica e as possibilidades simbólicas e materiais de exercício da masculinidade real induzem a uma ferida narcísica, que causa sofrimento e estratégias de reaproximação ao padrão ideal. Não atingir a expectativa de "ser homem" causa vergonha e sentimento de frustração, que é difícil de ser revelado justamente por representar uma confissão da falha em não cumprir o que se espera para um "homem de verdade". Para Zanello (2018):

> A experiência a se evitar é a da falha (falta de eficácia) ou da impotência (sexual e laborativa). Situações estruturais (como algum problema físico ou mental) ou circunstanciais (tais como desemprego, aposentadoria etc.) que colocam em xeque a possibilidade da eficácia ou sua perda, nos dois âmbitos acima apresentados, geralmente se constituem como experiências de grande sofrimento para os homens. Esse sofrimento deve ser compreendido para além da situação, pois o que se coloca em xeque é a possibilidade (identitária) do exercício de certa masculinidade. (p. 267).

Nesse caso, a falha, a falta, a derrota e o fracasso abalariam o ideal de Eu desses homens, os impedindo de manter uma:

> Fantasia onipotente, característica do narcisismo infantil no qual o ego identifica-se com a completude. Trata-se da constatação de um ideal masculino marcado com intensidade pela demanda de completude e uma alta exigência no desempenho. (SILVA; MACEDO, 2012, p. 211).

Para Susana Muszkat (2008), essa fantasia de poder e onipotência masculina — o que para Couto e Schraiber (2005) pode ser denominado de sentimento de invulnerabilidade próprio da masculinidade hegemônica — seria um antídoto contra o sentimento de desamparo e a vivência da impotência. Nesse sentido, a onipotência masculina expressa pelo sentimento de invulnerabilidade representa a busca de uma completude narcísica, que reafirmaria uma autoimagem viril, intransponível e infalível.

Abordando a temática das fantasias de poder masculinas, o psicanalista Pedro Ambra, em seu livro *O que é um homem? – Psicanálise e história da masculinidade no Ocidente* (2015), revela que a identidade viril seria um mito, isto é, uma narrativa idealizada sobre o ser homem e, por ser uma construção imaginária, não suportaria se olhar no espelho e ver-se diferente de seus ideais. Para Moraes (2012), a oposição entre força e fragilidade cria um abismo psíquico, em que os homens só podem estar em um desses dois polos, ou onipotente ou frágil e humilhado.

Podemos elaborar uma metáfora dessa masculinidade ideal a partir do mito de Sísifo, visto que esses processos de subjetivação hegemônicos masculinos produzem homens que negam a morte e buscam prolongar a vida a todo custo, porém, assim como o personagem do mito, *são obrigado*s a carregar morro acima, até o topo de seus ideais, a pedra pesada da representação da masculinidade "verdadeira" e perdida, pagando um preço alto ao verem seus esforços desmoronarem repetidamente, exigindo um novo esforço para a afirmação dessa imagem mítica de Homem, que nega sua própria vulnerabilidade humana.

Breno Rosostolato afirma que esses ideais representam modelos arcaicos, que funcionam como um espelho despedaçado que reflete uma imagem fragmentada de uma onipotência masculina, o que desnudaria "[...] a falta de bases seguras nos discursos patriarcais e mentalidades machistas" (2018, p. 67). Pode-se dizer que esses modelos arcaicos de masculinidade ainda propostos pelo patriarcado, que prometem poder e onipotência baseada em injustiça e dominação sobre mulheres e outros homens, não têm a "[...] capacidade para proporcionar tudo o que prometeu" (hooks, 2018, p. 82), levando os homens a se manter angustiados, insatisfeitos, em conflito com seus ideais e " [...] tão perdidos quanto vários garotos" (hooks, 2018, p. 82).

A frustração de não vivenciar esse ideal de masculinidade, seja por estarem desempregados ou por dificuldades decorrentes de conflitos familiares, tem levado os homens entrevistados a experiências de sofrimento, que muitas vezes são pouco compreendidas, expressando-se a partir do uso abusivo de substâncias psicoativas ou de sintomas psicóticos pouco elaborados e assimilados pela maioria dos pacientes dos Caps pesquisados. Apesar de serem experiências bastante diferentes, observamos que tanto os pacientes do Caps III quanto os do Caps AD *têm em comum o sofrimento devido à distância do padrão hegemônico de masculinidade*, afinal estamos falando de masculinidades subordinadas, que, ao se verem distante desse padrão hegemônico, ainda mais distante devido à vivencia do sofrimento mental, assumem práticas e/ou comportamentos para se reaproximarem desse ideal e, conforme Connell e Messerschmidt (2013), afastar a ansiedade e evitar sentimentos de ausência de poder.

Para exemplificarmos essa repulsa à vulnerabilidade e/ou fragilidade, nos utilizamos de um trecho do diário de campo do grupo "Papo de homem" do Caps AD, atividade semanal proposta para se refletir sobre "o que é ser homem?" e frequentada apenas por pacientes e profissionais de saúde do sexo masculino:

> Hoje, no grupo "papo de homem" o tema discutido foi sobre relacionamentos amorosos. Havia sete pacientes presentes, além dos dois profissionais que coordenam a atividade, um enfermeiro e um terapeuta ocupacional residente. Quando foi proposto o tema, houve algumas brincadeiras, em que um paciente disse que mulher é igual a cachaça, porque o fazia perder a cabeça. Mas quando perguntados sobre se já haviam tido alguma decepção amorosa, muitos ficaram calados. Apenas Jorge disse que queria contar uma situação. Jorge relata que já está sozinho há dois anos, solto no mundo, mas tem que admitir uma coisa, da qual se envergonha. Nesse momento, começa a chorar! Continua falando, mesmo chorando e admite que faz dois anos que chora todo dia pensando na ex-mulher, que já está casada com outra pessoa! Diz que nunca tinha contado isso para ninguém e que sempre sofreu calado!

> Nesse momento, um dos terapeutas diz: *'Você foi muito corajoso em botar para fora essa dor desse jeito"* e Jorge responde: *"Eu sempre aprendi que para ser corajoso, tinha que aguentar a dor".*
>
> Outro paciente (Milton) diz que no bar a gente só conta as vantagens, *"Conta quantas a gente comeu, agora quanto aos problemas, quando a gente bota pra fora, a gente fica é mais fraco".* Zeca o complementa dizendo que quando o homem se depara com um problema: *A gente mete o pé (sai fora, vai embora), pra não pedir ajuda!* (Diário de Campo, Caps AD III).

É importante observar que reconhecer e expressar sofrimento mental é tido por esses pacientes como um ato de "fraqueza" e/ou "fracasso". Pode-se afirmar que há uma pedagogia das emoções que orienta o aparelho psíquico a valorizar o silenciamento e controle das emoções, concedendo valor negativo ao "emocionar-se", "chorar" e/ou "expressar a dor", avaliados como atitudes de fragilidade e impotência, que um "homem de verdade" teria vergonha de vivenciar e expressar. Afinal, de acordo com nossos participantes, e corroborando os estudos de Silva e Macedo (2012, p. 213): "[…] o silêncio passa a ser preferível à linguagem, já que essa pode ser fonte de angústia e vergonha para o sujeito".

Para Valeska Zanello (2018, p. 206), esses comportamentos seriam uma admissão da "falha", que levaria os homens a experienciar sentimentos de vergonha e desonra, os quais ferem o contrato social masculino. Nolasco (1995, p. 74) complementa essa ideia afirmando que essa experiência se contrapõe à valentia, à coragem e à identificação com a hierarquia, próprias das concepções tradicionais do patriarcado.

## 4.2 A CASA DOS HOMENS

Essa "desonra" pode despertar sentimentos de ameaça de ser expulso ou perder status da "Casa dos Homens", termo cunhado por Daniel Welzer--Lang (2001) para caracterizar lugares, espaços e práticas monossexuadas, em que meninos e jovens participariam de jogos e provas de resistência para comprovação de suas masculinidades, com objetivo de obter um lugar entre os homens e para "[…] combater aspectos que poderiam fazê-los serem associados às mulheres" (p. 462). Nessa casa simbólica e material em muitas sociedades, *há a iniciação dos meninos ao mundo masculino,* realizada por jovens mais velhos, que lhes ensinariam as regras, a disciplina e a hierarquia própria das relações entre homens. Aqueles meninos que cumprem exitosamente as provas de afirmação masculina acessam os lugares mais privilegiados da Casa dos Homens.

Welzer-Lang cunha esse conceito a partir dos estudos do antropólogo Maurice Godelier (1982) com indígenas da Nova Guiné. Porém, é importante ressaltar que essa mesma instituição também é encontrada nas práticas de iniciação masculinas de grande parte das etnias ameríndias do tronco macro-jê, como é o caso dos Karajá, que habitam a região do alto e médio rio Araguaia, há pelo menos 9 mil anos (NUNES, 2016, 2018). Entre os Karajá, os meninos são iniciados no mundo masculino a partir do que aprendem de rituais realizados no âmbito da Casa dos homens, onde as mulheres não podem entrar. Esses ensinamentos e as provas que vivenciam nesse espaço-ritual lhes garantem os privilégios da masculinidade, a solidariedade e a cumplicidade entre homens.

Com isso, *é possível afirmar que*, em uma grande diversidade de culturas patriarcais, existem rituais em que crianças do sexo masculino deixam o mundo das mulheres mediante uma fase que Welzer-Lang denomina homossociabilidade. Os jovens de maior idade "[...] mostram, corrigem e modelizam os que buscam o acesso à virilidade, onde então cada homem se torna ao mesmo tempo iniciado e iniciador" (WELZER-LANG, 2001, p. 462). É na "Casa dos homens" que os meninos aprendem que devem silenciar as emoções para não se mostrarem frágeis ou afeminados.

Esse conceito nos é útil para entendermos que os processos de subjetivação masculinos compõem uma superestrutura que é o sistema patriarcal, que classifica e hierarquiza os sujeitos pelo gênero a que pertencem e atribui poder de modo privilegiado ao masculino. Assim, o patriarcado seria um sistema de dominação-exploração, que reproduz a supremacia dos homens sobre as mulheres (SAFFIOTI, 1987).

No entanto, também entre homens e seus pares se reproduz essa hierarquia, produzindo tensões entre masculinidades mais ou menos próximas do padrão que é referência central para a produção social das masculinidades em um sistema patriarcal. O conceito de Masculinidade Hegemônica, em contraste com a pluralidade de masculinidades concretamente exercidas, perpassadas pelas posições de raça, classe, orientação sexual, geração, leva em conta a abordagem dessa pluralidade. Portanto, as diversas formas de expressão masculinas estão interrelacionadas, sendo mais ou menos próximas dos padrões hegemônicos de subjetivação, que se mantêm atrelados, até os dias de hoje, à virilidade, à força, à agressividade e à dominação sobre os demais gêneros (CONNELL, 2016).

> Ela [masculinidade hegemônica] incorpora a forma mais honrada de ser um homem, ela exige que todos os outros homens se posicionem em relação a ela e legitima ideologi-

> camente a subordinação global das mulheres aos homens. Homens que receberam os benefícios do patriarcado sem adotar uma versão forte da dominação masculina podem ser vistos como aqueles que adotaram uma cumplicidade masculina. (CONNELL; MESSERSCHMIDT, 2013, p. 245).

Entendemos que o estudo das relações entre as formas hegemônicas e subordinadas das masculinidades é profícuo para a problematização da estrutura do sistema patriarcal moderno, incluindo-se aí a radicalização dos comportamentos danosos à sociedade como um todo[1].

## 4.3 O SILENCIAMENTO E A PSICODINÂMICA DAS EMOÇÕES NOS PROCESSOS DE SUBJETIVAÇÃO MASCULINOS

Esse processo de silenciamento das emoções também foi referido, direta ou indiretamente, em pelo menos 12 das 16 entrevistas realizadas nesta pesquisa, visto que a maior parte dos homens se envergonhavam pelo sofrimento mental vivenciado.

De todo modo, como já observado, a vivência do sofrimento mental e as dificuldades familiares e econômicas levam esses pacientes a se sentirem "menos homens", o que para Jeremias poderia ser vivido de uma maneira menos desorganizante do psiquismo e da vida cotidiana ou menos autodestrutiva:

> *Conversando com as pessoas aqui e eu vejo muito cara batalhador que se sente menos...porque às vezes não consegue bancar a família, não consegue ser aquilo que esperavam que a gente fosse, né?, e...e aí vai... e começa...e aí começa a se perder... e quando a gente bebe para caramba a gente é um cara legal também...é um outro jeito da gente se sentir legal, né?, a gente tem que tentar... a gente podia aceitar nossas falhas de outras maneiras né?*

Na fala do paciente do Caps AD, é possível perceber que a negação e/ou fuga de conviver com as próprias falhas e/ou incompletudes leva os homens a assumir, de modo inconsciente, comportamentos de risco. Essas ações, que buscam retomar o prestígio e autoestima, tornam-se uma via de escape para aliviar as tensões emocionais causadas pela experiência de sofrimento

---

[1] Alguns autores dão especificamente destaque a esses comportamentos danosos, com o conceito de Masculinidade Tóxica (KUPERS, 2005; ROSOSTOLATO, 2018; SCULOS, 2017; SINAY, 2016). Destacam a hipercompetitividade, a autossuficiência individualista relacionada ao sentido patriarcal do papel masculino como provedor e autocrata da família, com tendências à glorificação da violência, ao paternalismo em relação às mulheres e à misoginia, apresentando concepções rígidas de identidade e papéis sexuais de gênero, sentido esses contemplados na Masculinidade Hegemônica.

em si e/ou por conflitos familiares. Para Zanello (2018), essas masculinidades marginalizadas ou subalternas ocupam um lugar de tensão devido ao ressentimento por não alcançarem o ideal hegemônico de masculinidade.

A relação entre exercício da masculinidade e uso prejudicial de álcool e outras drogas *é evidente e necessita ser aprofundada*. Nesse momento de nossa argumentação, entendemos que o uso de substâncias é uma estratégia típica dos processos de subjetivação masculinos para lidar com conflitos emocionais, levando esses pacientes a comportamentos de fuga, negação e/ou projeção da angústia causada pelo conflito, relacionado à família, ao trabalho ou a outras dimensões da vida.

> Homens utilizam os mecanismos de negação, supressão e projeção de alguns afetos considerados difíceis de manejar subjetivamente, tais como o medo, a dor e a tristeza, já que o homem deve manter-se corajoso, forte e insensível. (SILVA; MACEDO, 2012, p. 212).

Para além do uso de substância, deve-se destacar que os homens assumem uma série de comportamentos, como atos violentos, direção perigosa e compulsões por sexo e jogos, que operam no lugar da angústia contida por esses mecanismos de defesa.

*É importante entender que* o imaginário social masculino reprova as manifestações de tristeza e/ou dor emocional por parte dos homens, e isso dificulta a expressão de sentimentos relacionados a falha, fragilidade e/ou vulnerabilidade. Essa repressão de certos sentimentos cria uma tensão pulsional no aparelho psíquico, que, para o psicanalista Wilhelm Reich (1933/1986), induz a uma catexia libidinal recalcada e desviada, em que o sentimento de tristeza reprimido teria sua tensão libidinal descarregada por meio da expressão da raiva. Esse exemplo se dá pelo fato de a raiva ser um sentimento válido para os padrões da Masculinidade Hegemônica e da Casa dos Homens, com isso a irritação e a agressividade tornam-se vias de descarga libidinal de sentimentos e emoções, muitas vezes inconscientes, reprovados pelos padrões hegemônicos do patriarcado. Zanello corrobora essa afirmação, asseverando que a expressão da agressividade em homens seria "[...] não apenas aceitável, mas até desejada (e bastante tolerada) na afirmação de sua virilidade" (2017, p. 54).

Keohane e Richardson (2018), por exemplo, afirmam que homens deprimidos expressam seus sintomas por via da raiva, do isolamento e de práticas arriscadas de autocuidado, como abuso de substâncias psicoativas, o que pode levar a uma interpretação dos sintomas da depressão como expressões de ideais masculinos, e não sintomas de extrema angústia e sofrimento.

Utilizamos aqui os escritos de Wilhelm Reich, por entendermos que seus estudos nos levam às compreensões das bases psicológicas da reprodução da ideologia, visto que "[...] a ideologia de cada formação social não tem por única função refletir o processo econômico dessa sociedade, mas também a de enraizar-se nas estruturas psíquicas dos homens dessa sociedade" (REICH, 1933, p. 27). Pode-se entender A Masculinidade Hegemônica como uma construção ideológica da cultural patriarcal.

Partindo de uma perspectiva reichiana, é possível constatar que emoções, como tristeza e insegurança, teriam menor acesso à consciência desses pacientes, que teriam maior dificuldades em expressá-las, buscando formas alternativas de descarregar essas catexias libidinais por meio de sentimentos validados socialmente, como a raiva.

*É interessante perceber que a psicodinâmica descrita po*r Silva e Macedo (2012), e corroborada pelo resgate que fizemos do pensamento do psicanalista Wilhelm Reich (1933), acaba promovendo na ordem patriarcal uma escassez de vocabulário emocional no universo masculino, levando homens e meninos a ser menos habituados a nomear a diversidade de emoções vividas, pois *são educados a silenciá-las.* Quando essa dificuldade de entrar em contato com o sentimento é severa, pode ser denominada alexitimia:

> A alexitimia é uma palavra que vem do grego ("a", sem; "lexis", palavra e "thymus", ânimo ou emoção). Significa sem palavras para as emoções [...] descreve a doença como uma enorme dificuldade de verbalizar e descrever os próprios sentimentos. (ROSOSTOLATO, 2018, p. 64).

*É claro que não pretendemos psicopatologizar uma construção social típica dos processos de subjetivação masculinos, e sim nomear o efeito p*sicológico sobre os homens do modo de educação machista, que os disciplinariza para o silenciamento das emoções. A Associação de Psicologia Americana estima que 80% dos homens teriam essa dificuldade de reconhecer e nomear emoções (ROSOSTOLATO, 2018).

Para o Instituto Papo de Homem, o processo de silenciamentos das emoções, típicos dos modos de subjetivação masculinos, passariam por três camadas relacionadas às exigências da Masculinidade Hegemônica e do machismo:

> Primeira camada se inicia por uma incapacidade em compreender o que sente. A segunda camada é a escolha em não falar, mesmo quando há um reconhecimento das emoções e sentimentos. O homem escolhe permanecer fechado. A terceira camada é a censura social sofrida pelos homens ao expressarem sensibilidade. É comum serem ridicularizados ou alvo de piada quando se colocam vulneráveis, expressando medos, dúvidas ou emoções tidas como menos masculinas. Basicamente, raiva é a emoção mais permitida aos homens. Outra reação comum é a vulnerabilidade ser abafada com convites para "deixar isso de lado", "vamos encher a cara que passa" ou o clássico "vira homem, deixa disso". Por fim, vem a indiferença, que é quando o sujeito se abre e é praticamente ignorado, como se isso não importasse muito. (INSTITUTO PAPO DE HOMEM, 2019, p. 22).

Nas três situações, observa-se a negação do sentimento de vulnerabilidade, da fragilização, do fracasso e das emoções como um todo, levando os homens a tornarem-se indiferentes a seus próprios sofrimentos.

Para Kimmel (1994), o silenciamento das emoções é decorrente da vergonha e do medo de não serem aprovados por outros homens, que poderiam perceber as sensações de insuficiência que sentem. Assim, o que chamamos de exercício da masculinidade seria uma barreira ou uma máscara que encobre o medo de "[...] se sentir envergonhado ou humilhado diante de outros homens" (KIMMEL, 1994, p. 129) devido à existência de sentimentos de fragilidade e vulnerabilidade.

Corroborando essas concepções relacionadas à psicodinâmica masculina no trato com as emoções, o Instituto Papo de Homem, em um estudo sobre concepções de masculinidades, via internet com mais de 40 mil participantes, afirma que, apesar de os homens terem seus lugares de fala garantidos socialmente, falam pouco sobre si e sobre o que sentem. "O silêncio dos homens é emocional. É um fechamento de seus corações, que escondem feridas profundas. O universo da masculinidade é um universo do silêncio" (INSTITUTO PAPO DE HOMEM, 2019, p. 7). Os autores compreendem que há um ciclo de retroalimentação que produz e reproduz o silenciamento emocional masculino:

> Se ao falar são ridicularizados, tolhidos ou ignorados, passam a ter ainda mais dificuldade em identificar suas emoções. Seguem sentindo, mas expressam ainda menos. Quando falam é comum se atrapalharem. Como raiva é a emoção mais aceita para eles e costumam guardar um turbilhão dentro de

si, é comum que suas dores, tristezas e frustrações profundas venham acompanhadas de violência interna e externa. (INSTITUTO PAPO DE HOMEM, 2019, p. 32).

Paradoxalmente, em um estudo realizado na Irlanda, Keohane e Richardson (2018) observaram que os problemas mais angustiantes para os homens eram frequentemente os menos mencionados, evitando emocionarem-se e fragilizarem-se com o sofrimento que mais os afligia, o que demonstra um explícito mecanismo de defesa de negação, não apenas da angústia/pulsão, como também do próprio mundo interno.

Diante desses mecanismos de defesa e do escasso conhecimento da vida emocional, pode-se afirmar que os padrões de subjetivação masculina dificultam que a percepção das emoções e dos sofrimentos seja estruturada como uma narrativa. Para o psicanalista Cristian Dunker (2015), narrar um sofrimento e/ou uma emoção é um processo transformativo, que, por meio da linguagem, exprime o reconhecimento da pulsão, que passa a ser nomeada pelo discurso. Contudo, esse processo de reconhecimento e simbolização depende de uma abertura para contato com o mundo interno e íntimo.

Desse modo, ainda de acordo com a corrente de pensamento de Wilhelm Reich, pode-se afirmar que o silenciamento e a contenção da expressão espontânea provocariam nos homens um congelamento das emoções e dos sentimentos, inconsciente, por meio da referida negação, o que os levaria a viver com uma tensão constante de deixar transparecer emoções das quais se envergonham e/ou temem (REICH, 1995), mantendo-se tensos e frios para evitar o contato com os conteúdos reprimidos e congelados, dissociando sua consciência e atitudes das emoções e dos sentimentos. Por isso, muitos homens resistem a qualquer proposta de prática de relaxamento ou de demonstração de fragilidade, visto que, ao aliviarem a tensão e/ou relaxarem, as barreiras psíquicas podem demonstrar as emoções congeladas durante o processo de torna-se homem.

Em relação a esse congelamento das emoções, deve-se notar também que a negação da intimidade e a desvalorização do espaço privado, presentes nos processos de subjetivação masculinos, também induzem a um menor conhecimento do mundo interno das emoções. As noções de intimidade e de mundo interno são atribuídas *à esfera feminina*; entendendo que a repulsa aos aspectos femininos faz parte da construção social masculina, os homens acabam por rejeitar situações e atitudes relacionadas ao cuidado de si e das tarefas domésticas (FIGUEIREDO, 2005; SCHRAIBER; GOMES; COUTO,

2005; ZANELLO, 2018). Para autoras como Zanello (2018), esse seria um exemplo de que a misoginia é estruturante nos processos de subjetivação masculinos em nossa sociedade.

Essa negação de qualquer característica feminina no processo de tornar-se homem interfere no reconhecimento e no trato das emoções vivenciadas, sendo possível afirmar que, como o diálogo emocional se dá muito mais com as mães, devido à maior proximidade física e emocional no cotidiano doméstico, quando os meninos passam a se relacionar com as exigências dos padrões de masculinidade, eles se privam de suas emoções por entender que isso os remete a sensações e sentimentos próprios da feminilidade, a qual deve ser afastada para tornarem-se homens dignos, prestigiados e legitimados (CONNELL, 2016; NASCIMENTO, 2001).

Em conformidade com Zanello, Fiuza e Costa (2015), os quais afirmam que a experiência do sofrimento psíquico e as nosologias psiquiátricas são gendradas e influenciadas pelas construções socioculturais do feminino e do masculino, a psicanalista Hornstein (2008) sustenta que muitos homens deprimidos não são identificados pelos profissionais de saúde, pois, ao em vez de manifestarem abatimento, retração, choro incontrolável e inibição de afetos, refugiam-se e camuflam seu sofrimento, insatisfação e vazio no ruído da violência, da irritabilidade, no uso prejudicial de álcool ou na compulsão pelo trabalho, sempre dissociados dos motivos reais que tenham lhes causado sofrimento, desamparo ou sensação de fracasso.

Essa análise sobre as expressões emocionais masculinas, por meio da raiva e da agressividade, *não* tira a importância de se entender que comportamentos agressivos e violentos também são utilizados para retomar posições de poder na relação com as mulheres e com outras masculinidades marginalizadas, como no caso de violências homofóbicas. Portanto, as expressões de raiva e agressividade também serviriam para "[...] recolocar elementos associados à honra, autoridade e poder na relação quando estes são questionados ou estão em crise" (COUTO; SCHRAIBER, 2005, p. 700).

Entre a busca por uma imagem misteriosa e idealizada de ser homem e o silenciamento e a inibição das emoções, observa-se que uma alternativa para os homens seria destronar-se desse lugar de controle social narcísico e privilegiado para admitir a inquietude e a vulnerabilidade, ao lidarem com uma identidade masculina desestruturada e em processo de recriação de novos modos de ser homem (ROSOSTOLATO, 2018).

Numa análise do homem contemporâneo, Rosostolato nos afirma que os próprios homens estariam cansados e angustiados diante do totalitarismo das exigências patriarcais, passando a questionar as arbitrariedades do patriarcado que produzem sofrimento e violência contra homens e mulheres.

> É diante de rupturas de fronteiras, entre o patriarcalismo colonial, masculinidades emancipatórias e interseccionalidades com as feminilidades que localizamos novas perspectivas de ser-homem e a crítica a uma masculinidade sem hegemonias, compreendendo que outras identidades e protagonismos devem ser respeitados. (2018, p. 57).

Deve-se destacar a importância da tomada consciência da angústia e do medo vivenciado pelos homens em decorrência das exigências sociais de se mostrar e provar a si mesmo e aos outros que é um "homem de verdade", considerando a necessidade de se fazer emergir, de processos inconscientes, a fragilidade e a vulnerabilidade negadas e reprimidas no campo psíquico desses sujeitos.

Problematizar essa busca incessante por uma posição onipotente de prestígio e dominação, de macho-alfa, pode representar uma abordagem possível do psiquismo masculino, que, a partir de uma olhar psicanalítico, necessitaria "dar adeus às ilusões", para construir alternativas para esses impasses (FREUD, 2010).

De todo modo, é possível afirmar que o anseio em manter a fantasia de invulnerabilidade masculina ativa e intacta, apesar da realidade da vida, leva os homens, não apenas a assumir comportamentos danosos à sua própria saúde (SCHRAIBER; GOMES; COUTO, 2005, p. 12), como também a evitar buscar ajuda ou apoio para seus sofrimentos emocionais.

## 4.4 BUSCA DE AJUDA E APOIO PSICOSSOCIAL E BARREIRAS DA MASCULINIDADE HEGEMÔNICA

Compreende-se que a estrutura patriarcal e os processos de subjetivação masculinos interpretam práticas de autocuidado e de busca por ajuda como símbolos de fragilidade e fraqueza (ROSOSTOLATO, 2018). Com a negação desses símbolos e a exaltação do sentimento de invulnerabilidade, os homens assumem comportamentos de risco à saúde, também por acreditarem que não adoecem ou que resistem a males externos e/ou incômodos psíquicos, entendendo-se como portadores de "mentes fortes".

Keohane e Richardson (2018) explicam melhor essa situação, afirmando que os homens entendem o ato de "pedir ajuda" como uma atitude vergonhosa, associada ao fracasso e à impotência.

Pode-se ainda afirmar que a vergonha é um contraponto e um desprestígio à honra masculina, elemento fundamental nos processos de subjetivação dos homens (COUTO; SCHRAIBER, 2013). Aprofundando a compreensão desse sentimento de vergonha, pode-se defini-lo como:

> A vergonha é um sentimento resultante do encontro das sensações de inferioridade e exposição pelo sujeito, que descola a atenção de si para o outro, e para como o outro o vê perante a instância de julgamento legitimado pelo próprio sujeito. (HARKOT-DE-LA-TAILLE, 1999, p. 19).

Entende-se que essa instância de julgamento legitimada pelo próprio sujeito seria justamente a concepção de masculinidade hegemônica, da qual o sujeito é distanciado ao sentir-se envergonhado, ou sente vergonha justamente por ter se afastado desse padrão ideal de homem.

Essa sensação de inferioridade e exposição provocada pela vergonha aproxima os homens de aspectos femininos, visto que a vergonha aparenta ser um sentimento permitido exclusivamente às mulheres, o que nos leva a afirmar que o padrão hegemônico de masculinidade dita que um homem viril não deve se arrepender, recuar ou se envergonhar de seus atos, associando a vergonha à covardia.

No estudo de Terra, D'oliveira e Schraiber (2015) sobre vulnerabilidades que afetam as mulheres na superação de situações de violência por parceiro íntimo, encontramos outro entendimento sobre esse sentimento, porém bastante esclarecedor sobre os achados da presente pesquisa. As autoras entrevistaram 40 mulheres vítimas de Violência por Parceiro Íntimo (VPI) e identificaram que a vergonha, além do medo, se apresenta como importante barreira para busca por ajuda, limitando o acesso programático das mulheres a serviços da rede de enfrentamento à violência, ao vivenciarem situações de VPI:

> O sentimento de vergonha dificulta o diálogo, aumenta o isolamento e a culpa das mulheres que se sentem mal vistas, "responsáveis" pelo sofrido e, portanto, obrigadas a aguentarem tais situações ou a resolverem o problema sozinhas. (TERRA; D'OLIVEIRA; SCHRAIBER, 2015, p. 114).

Enquanto as mulheres se sentem envergonhadas pelo fracasso do matrimônio, os homens se envergonham por não ter um trabalho e/ou por não sustentar a casa e a família, seguindo a divisão sexual das funções domésticas e laborais, com as mulheres sendo responsáveis pelo casamento, pelo marido e pelos filhos, e os homens responsáveis pelo trabalho e sustento da casa e da família (ZANELLO, 2018). Essas ideias também são reforçadas nos estudos de Terra, D'oliveira e Schraiber:

> Os sentimentos de vergonha podem se relacionar ao poder e a honra, e se mostram de modos diferentes entre os homens e as mulheres; enquanto o pudor é coisa de mulher, a honra é o sentimento do homem (2015, p. 118).

Diante disso, o sentimento de vergonha afeta homens e mulheres de modo diferenciado, porém, em ambas as situações, dificulta a busca por ajuda para cuidado e atenção a situações promotoras de sofrimento psíquico, seja relacionado a transtornos mentais e comportamentais no caso dos homens, seja nas situações de violência no caso das mulheres.

No estudo de Wong (2017), os homens que adotam padrões hege-mônicos de masculinidade procuraram menos ajuda psicológica. Adotar as normas sociais masculinas em geral, bem como aquelas específicas de autossuficiência, controle emocional, violência, dominância, admissão de riscos, poder sobre as mulheres, estava inversamente associado a atitudes de busca de ajuda psicológica profissional. Assim, pode-se afirmar que as concepções hegemônicas de masculinidade afastam os homens do acesso a cuidados em saúde mental. É o que podemos observar em mais um trecho do diário de campo:

> Acompanhando o grupo de família no CAPS-AD, onde esta-vam presentes 7 mulheres e apenas um homem, sendo que 5 eram mães de pacientes, 2 eram esposas e o único homem era pai de um dos pacientes do CAPS.
>
> Uma dessas mulheres, mãe de um usuário, nos relata que seu marido não quer vir ao grupo de família, por achar que o CAPS não vai conseguir ajudar o filho deles. Essa partici-pante do grupo diz que: "-Os homens acham esse negócio de psicólogo uma besteira. Dizem que o problema da droga é safadeza ou falta de porrada, só assim que dá jeito (Diário de Campo Caps AD III).

Além do entendimento de que a violência e a disciplina, própria dos modos de subjetivação masculinos, cessariam e corrigiriam a compulsão pelo uso de substância, observa-se uma grande repulsa dos homens a reco-nhecer seus adoecimentos e buscar ajuda profissional.

Os resultados apontam que vivenciar um sofrimento psíquico é entendido como desafio e ameaça à identidade masculina de um homem, além de ser uma perda de poder, controle e autonomia. Esses achados são bastante semelhantes aos resultados do um estudo irlandês de Keohane e Richardson (2018), o qual constatou que as normas culturais para homens reterem emoções e se manterem rígidos e firmes diante de adversidades ainda são muito relevantes na sociedade irlandesa, além de serem mais intensificadas entre homens que participam de domínios mais tradicionalmente masculinos, como esportes ou ambientes de trabalho. "Não é de surpreender que reconhecer ou 'admitir' o problema seja visto como o primeiro passo mais difícil para muitos homens" (KEOHANE; RICHARDSON, 2018, p. 164 tradução livre), o que cria uma dupla armadilha para a expressão emocional masculina, que se refere à percepção de que, entre os homens mais marginalizados socioeconomicamente, o ato de procurar ajuda e se apresentar como vulnerável, ou psicologicamente angustiado, pode depreciar ainda mais um senso de masculino já fragilizado (KEOHANE; RICHARDSON, 2018).

Pode-se afirmar que buscar ajuda ou apoio seria uma saída para o sofrimento, mas muitos entrevistados, especialmente do Caps AD, só conseguem expressar suas emoções a partir do uso de substâncias psicoativas, o que lhes deixa mais vulneráveis para a dependência química. Quando buscam ajuda, é possível observar um novo olhar sobre eles mesmos, como vemos nos casos a seguir:

> Não cheguei nesse ponto porque eu fui atrás de ajuda... eu não curvei o braço, achava que não ia precisar, que eu falava mesmo – eu não preciso disso, não! -Eu sou muito homem, sou isso e aquilo... Não cheguei a esse ponto...foi a melhor coisa que eu fiz na minha vida. Que para mim poder conversar com as pessoas tinha que cheirar para poder ter coragem. (Gonzaga)

> O CAPS está me ajudando a voltar a me sentir homem, antes eu não estava não. (Almir)

> E, agora que eu internei no CAPS agora, eu estou me regenerando e tendo um pouco de humildade. Não sabia o que era humildade, não sabia o que era respeito, respeitar o próximo. E estou aprendendo um bocado de coisa nos grupos, o que vai acontecendo nos grupos, estou participando. (Zeca)

Depois de quebrar a barreira de buscar ajuda e apoio, esses pacientes avaliam positivamente os cuidados ofertados nos serviços de saúde mental e destacam que é preciso ter humildade para buscar ajuda. Além disso, pode-se afirmar que é terapêutico para esses homens ter experiências de reaproximação do padrão de Masculinidade Hegemônica, levando-os a resgatar certa autoestima.

Sobre as estratégias de cuidado e autocuidado que os homens entrevistados buscaram ou desenvolveram para lidar com seus sofrimentos psíquicos, eles relataram que, inicialmente, foram encaminhados pela família ao hospital psiquiátrico ou a comunidades terapêuticas de cunho religioso e apontaram que a prática de crenças religiosas colabora para a diminuição e afastamento do uso de álcool e o apoio social diante de sintomas psicóticos, por exemplo. No entanto, três pacientes do Caps AD relataram sentirem-se confinados nesses estabelecimentos de internação e que esse tipo de tratamento não servia para eles.

Jeremias e Oscar enfatizaram a motivação interna do sujeito e uma necessidade de reflexão sobre os caminhos que se deseja seguir na vida, como se pode observar na fala a seguir:

> E a primeira coisa que eu fiz, quando fui largar de beber...eu fui aqui no armarinho, comprei um espelho e fui conversar comigo mesmo, certo? Fui conversar comigo mesmo e aí encontrei todos os meus defeitos... foi aí onde comecei a frequentar a igreja...onde encontrei todos os meus defeitos...e esses defeitos eu pisei tudo em cima deles e graças a Deus hoje estou muito feliz. (Oscar)

Esse depoimento se destaca nesta pesquisa por expor uma situação de autocuidado e reflexão sobre si mesmo. Compreende-se que, em todo este trabalho, foram encontrados poucos recursos pessoais que pudessem ser utilizados para o sujeito "conversar consigo mesmo", podendo nesse caso ser considerado uma ação de produção de saúde mental, apoiada por um discurso religioso, que não teria a mesma efetividade caso o sujeito não olhasse para si mesmo e desenvolvesse habilidades socioemocionais para se autogovernar e cuidar de si (CARVALHO; BOSI; FREIRE, 2008; FOUCAULT, 2004).

O objeto escolhido por Oscar, o espelho, é bastante simbólico e pode representar essa reflexão sobre a imagem real que o homem pode ter de si mesmo. Nos depoimentos anteriores, dos demais usuários, vimos diversos conflitos relacionados à autoimagem, ora inflada e grandiosa, ora diminuta e ameaçada. Percebe-se que desenvolver estratégias terapêuticas, em que os homens possam ter um contato mais real com seu ideal de Eu, reconhecendo as expectativas não realizadas e dando valor aos homens possíveis que se tornaram, é de extrema importância para qualificação do manejo psicoterapêutico desses pacientes nos serviços de saúde mental.

Na experiência de Oscar, ainda houve o relato de outra ferramenta que colaboraria com o tratamento dos homens, em especial para problemas relacionados ao uso de álcool. Ele defende que o homem *"não pode fazer papel de moleque"*, reforçando elementos típicos da Masculinidade Hegemônica, como hierarquia, disciplina e determinação. Assim, há uma percepção comum no discurso de entrevistados, como Oscar, que compreendem ser necessário retomar valores tradicionais ligados às exigências sobre o que é ser homem para a reconstrução da vida pessoal de homens que estejam passando por problemas decorrentes do uso de álcool e/ou outras drogas.

Apesar do posicionamento crítico à Masculinidade Hegemônica, Zanello (2018) corrobora a afirmação de Oscar, quando sugere que a perspectiva de gênero pode ser usada também como instrumento de resgate identitário, reforçando os padrões hegemônicos, com sujeitos em grave crise ou desorganizados psiquicamente, com intuito de reaproximação a uma identidade mais valorizada socialmente, que retome uma estruturação e colabore na reorganização do psiquismo do sujeito. Além dessa possibilidade, a perspectiva de gênero pode ser utilizada para descontruir valores e "verdades" gendradas que aprisionam os sujeitos, de modo inconsciente, com o objetivo de criação de novos devires.

Rosostolato (2018) sugere que, para garantir e ter acesso a cuidados em saúde mental, os homens necessitam admitir que precisam dos outros, abandonando posturas hierárquicas, de independência e apegadas a relações de poder, privilégio e opressão de mulheres e de outros homens com menor status social. O referido autor propõe que, para serem homens melhores, é preponderante produzir relações mais horizontais de diálogo e trocas que permitam outras leituras de si mesmos, sentimentos de apoio, sem julgamentos críticos, que facilitem a busca ajuda, sem se sentirem subjugados.

É importante pensarmos que uma estratégia terapêutica no cuidado em saúde mental do paciente homem é possibilitar a flexibilização dos padrões hegemônicos masculinos, permitindo a expressão de masculinidades possíveis e ofertando voz e legitimidade às masculinidades marginalizadas/subalternizadas, para que a relação idealizada com a Masculinidade Hegemônica possa ser descontruída. Entende-se aqui que dar visibilidade a masculinidades marginalizadas pode ampliar as possibilidades de devir masculinos, despontencializando os processos de subjetivação homogeneizantes.

Além disso, reconhece-se a importância da admissão da falha, da fragilidade e da vulnerabilidade como experiências válidas a serem vivenciadas pelos homens em seus processos terapêuticos e incorporadas a suas narrativas de vida.

Entende-se que abordar a distância entre o exercício das masculinidades, com suas situações concretas e materiais, e seus ideais simbólicos presentes nos processos de subjetivação, permite apontar o espaço que os separa e dar visibilidade a outras formas de reconhecimento e posicionamento no mundo para além das fronteiras identitárias da masculinidade hegemônica. Berenice Bento sugere que "[...] os estudos sobre masculinidades múltiplas estão possibilitando a escuta de outras vozes que se encontravam ocultadas por uma voz hegemônica" (2015, p. 82), o que nos convida a "[...] imaginar outras formas de ser homem, outros papéis a desempenhar e – por que não? – novos modos de vivermos as relações entre nós, nossos corpos e os eventuais prazeres e afetos que ali podem se fazer presentes" (CUNHA, 2019, s/p).

## 4.5 ESTIGMA DA "DOENÇA MENTAL" E DISCRIMINAÇÕES

A discussão apresentada até o presente momento abordou, especialmente, as interações dos padrões hegemônicos de masculinidade sobre as condições de saúde mental de homens usuários de serviços de saúde mental, buscando entender como a Masculinidade Hegemônica interfere na psicodinâmica desses sujeitos e se produz prejuízos à saúde mental. Esta obra demonstra qualitativamente os prejuízos à saúde mental relacionados a padrões rígidos sobre o que deve ser um homem.

Contudo, há outra questão a ser mais bem investigada entre os sujeitos entrevistados, que diz respeito à interferência da experiência do sofrimento mental sobre o exercício da masculinidade entre esses pacientes.

Após a investigação sobre as concepções de masculinidade, buscamos saber como a experiência de sofrimento mental interferia no cotidiano dos entrevistados, perguntando primeiramente: *O que esse problema/queixa mudou na sua vida?* Foram sugeridas dimensões, como trabalho, relacionamento afetivo e/ou família. Em seguida, investigou-se a relação entre sofrimento mental e exercício da masculinidade por meio da questão: *Como esse problema/queixa que te trouxe aqui interfere no seu modo de ser homem?* Essa pergunta foi formulada justamente para se compreender as relações entre a experiência de sofrimento mental, incluindo as consequências sociais causadas por um possível diagnóstico de transtorno mental, e o modo como esses sujeitos vivenciam os processos de subjetivação masculinos.

Entre os pacientes do Caps III, a maioria com transtornos psicóticos ou esquizofrênicos, foi possível observar que identificam o transtorno mental como uma condição que os afasta dos padrões hegemônicos de masculinidade, em especial devido à dificuldade de inclusão laboral. Três pacientes afirmaram se sentir menos homens por não trabalhar, como no caso de Maurício que relatou, de modo bastante decepcionado, que o médico o proibiu de sair de casa sozinho e trabalhar. Essa impossibilidade ou dificuldade em exercer uma atividade produtiva aparenta afetar negativamente o exercício de suas masculinidades; eles se sentem envergonhados por não serem como um "cidadão comum", como mostram os relatos a seguir:

> De vez em quando, né, por causa que a minha irmã trabalha, né? eu me sinto meio para baixo...a mais velha... trabalha...e me sinto meio para baixo...não estar ajudando a família a trabalhar. Meu pai está desempregado... tenho que fazer alguma coisa para a minha família, mas não consigo, né? por causa do problema. (Eduardo)

> Triste, né, incapaz de fazer, eu me sinto incapaz...como é que todo mundo faz e eu não consigo, né? (Luís)

Além disso, observamos, em parte dos entrevistados do Caps III, um receio de outras pessoas saberem que eles têm algum tipo de transtorno mental. Ao serem perguntados se o problema que vivenciavam interferia no seu jeito de ser homem, três entrevistados responderam inicialmente que não, porque a princípio as pessoas não percebiam que eles tinham algum tipo de transtorno.

> Assim... ser homem não, nada. Na rua ninguém sabe do problema... se eu for andar na rua ninguém nota nada, acho que não tem nada... (Luís)

> Eles pensam que eu sou perfeito, mas eles não sabem... (Maurício)

Além desse receio, observa-se que a estigmatização por ter um transtorno mental ainda é vigente e bastante excludente; André, por exemplo, relatou ser acusado de doido pelos familiares, sentindo-se discriminado.

Com isso, é imprescindível abordarmos a temática da estigmatização do "doente mental" e dos processos de exclusão decorrentes desse fenômeno social. Esses sujeitos sentem-se marcados por um estigma, que os diminui e os discrimina, por isso tentam escondê-lo ou disfarçá-lo.

O estigma é um conceito originalmente proposto por Goffman (1988), que o define como uma marca ou "um atributo profundamente desacreditador" que coloca o sujeito em uma condição de inferioridade e perda de status, que gera sentimentos de vergonha, culpa e humilhação, formando uma barreira para as trocas sociais e a vinculação do indivíduo numa rede de sociabilidade e para a inserção dele no mercado de trabalho. O autor cria esse conceito a partir de estudos sociológicos sobre os hospitais psiquiátricos (GOFFMAN, 2007). É importante dizer que o termo "estigma" surgiu na Grécia antiga, significando "marcar", e se referia às marcas feitas com fogo ou cortes no corpo de escravos, criminosos ou traidores. A marca, ou estigma, servia para mostrar a todos que aquela pessoa deveria ser evitada (JORGE, 2013). A estigmatização é um processo enraizado na forma como a sociedade vê negativamente as características ou identidades individuais ou de grupo (TURAN *et al.*, 2019).

No contexto da história da loucura, o estigma está relacionado à exclusão da loucura como experiência social, sendo silenciada e aprisionada nos manicômios no século XVII, e posteriormente disciplinada e esquadrinhada pelo saber psiquiátrico, construção do século XVIII, a partir da criação do conceito de doença mental.

Para Basaglia (2005), a pessoa com transtorno mental sofre uma exclusão social, sendo coagida a se enquadrar ao saber psiquiátrico, visto que "[...] jamais poderia opor-se a quem o excluía, porque todo o seu ato estava circunscrito e definido pela doença" (p. 38). Vários estudos no campo da reforma psiquiátrica apontam que "[...] a exclusão dos enfermos condiz com a fantasia de que os outros são sadios. A estigmatização da doença mental traz a ilusão da saúde mental" (ROCHA; HARA; PAPROCKI, 2015, p. 592).

No estudo sobre estigma estrutural e gênero, Mora-Ríos e Bautista (2014) descrevem os processos psicossociais da estigmatização da doença mental, detalhando como se constroem as relações de poder, a reprodução das iniquidades sociais e a exclusão social das pessoas em sofrimento psíquico severo e persistente. Para as autoras, a estigmatização envolve cinco processos psicossociais inter-relacionados: 1. rotulagem; 2. designação de estereótipos; 3. separação; 4. perda de status e 5. Discriminação.

Moreira e Melo (2008) consideram o estigma associado à vivência de transtornos mentais, especialmente transtornos psicóticos ou esquizofrênicos, como os mais nocivos tipos de estigma. As autoras também encontraram em seu estudo que pacientes com transtornos mentais escondiam dos outros sua condição, para que não fossem tratados como "loucos", isolando-se e tendo vergonha de si mesmo, vivenciando assim um autoestigma, que pode ser definido como a internalização de estereótipos sociais atribuídos ao "doente mental" (XAVIER *et al.*, 2013). Esses resultados não são novos e corroboram a tradicional literatura sobre o "estigma da loucura" (AMARANTE, 1998; FOUCAULT, 1997; GOFFMAN, 1988; PROVIDELLO; YASUI, 2013). Porém, Rocha Hara e Paprocki afirmam que, "[...] apesar dos avanços no entendimento e tratamento das doenças psiquiátricas, há sinais de que o estigma continua a aumentar, com graves consequências para pacientes e suas famílias" (2015, p. 595).

Aprofundando a discussão sobre estigmatização, Moreira e Melo (2008) demonstram que "[...] o sentimento de 'despotencialização' é uma característica das doenças mentais em geral. O doente mental passa a sentir-se inútil, incapaz" (p. 311). Esse sentimento também foi observado no relato dos pacientes do Caps III, que pode ser entendido como uma fantasma que ameaça a virilidade, elemento constitutivo da masculinidade hegemônica (MACHIN *et al.*, 2011; SILVA, 2015).

Por isso, é possível afirmar que, para os usuários do Caps III, vivenciar um transtorno mental é um estigma social que lhes atribui um valor depreciativo, não apenas enquanto sujeitos, mas também enquanto homens, visto que se sentem distanciados do modelo de Masculinidade Hegemônica, exercendo suas masculinidades de forma limitada e marginalizada. Além disso, o estigma os silencia, deslegitimando formas alternativas, marginais e, até mesmo, subversivas de ser homem.

Para Oliveira e Azevedo, "[...] experienciar o estigma e a discriminação podem aumentar os níveis de stress e angústia" (2014, p. 227) e promover sentimentos de raiva, tristeza e desencorajamento, o que despontencializa as possibilidades de autocuidado e de sociabilidade familiar e comunitária. As autoras ainda afirmam que o estigma cria um ciclo vicioso de exclusão social, discriminação e marginalização, "[...] constituindo uma enorme barreira para a qualidade de vida das pessoas com doença mental e dos seus familiares, por vezes até mais importante do que a própria doença" (OLIVEIRA; AZEVEDO, 2014, p. 228).

Como podemos observar na fala de Luís, o qual chega a afirmar que sua maior dificuldade de se relacionar se deve mais à vergonha de ter o problema do que ao transtorno mental em si, que a estigmatização do doente mental segrega esse sujeito de possibilidades de sociabilidade.

> *Aí você fica até constrangido...do tipo de doença que você teve, né? no trabalho tem preconceito...* (André)

> *É, porque...as pessoas sempre taxam a gente de doido...Eu sei que eu não sou uma pessoa normal, porque minhas atitudes não é de uma pessoa normal, não..., mas quantos não falaram para mim que isso é frescura...que eu estou bom, que estou bom para trabalhar...* (Johnny)

Além disso, uma temática bastante recorrente nos depoimentos dos pacientes do Caps III dizia respeito à vivência de situações de preconceito e discriminação por terem algum transtorno mental e/ou por fazerem uso de um serviço de saúde mental. Pode-se afirmar que a vergonha por serem "diferentes das pessoas normais" ou por frequentarem serviços de saúde para "doidos" é um consenso para esses entrevistados, por mais que haja diferenças entre os motivos.

> *Fico com vergonha mesmo de falar o meu problema que eu tenho... sabe? não dou conta de falar, fico mais reservado [...] O pessoal sabe o que eu tenho...então eu me excluo...eu não gosto nem de comentar – oi, tudo bem? -. Fico na minha, não tenho contato com ninguém.* (Luís)

No Caps III, os pacientes relataram que se sentiam bem quando estavam no serviço pelo fato de estarem com pessoas com algum tipo de problema semelhante ao deles. Luís, que tem diagnóstico de autismo, relatou não gostar de visitar familiares por vergonha de seu transtorno, afirmando que os familiares sempre perguntavam por que ele era tão calado. Durante a entrevista, relatou que a vergonha de ter um transtorno o atrapalhava mais do que o autismo em si. Outros três pacientes relataram sentimento de vergonha em relação aos transtornos mentais que vivenciam.

Esse sentimento reforça outros aspectos da exclusão de espaços de socialização masculina, assim como compromete seu desenvolvimento pessoal, limitando a autonomia desses pacientes e restringindo ser círculo social, o que é corroborado pelo estudo de Xavier *et al.* (2013), em que os pacientes com transtornos mentais relatam "[...] como a doença condicionou a diminuição dos contatos sociais e a alteração da sua identidade social, para além da discriminação" (p. 16), o que prejudica interação interpessoal. Nessas condições, o estigma pode ser considerado uma comorbidade (SCHULZE; ANGERMEYER, 2003) e o obstáculo mais importante na provisão de cuidados de saúde mental (SARTORIUS, 2010). Dessa forma, concordamos com Rocha, Hara e Paprocki quando declaram que "o estigma representa injustiça social que pode ser tão nefasta quanto a própria doença" (2015, p. 595).

Diante disso, é importante salientar o desafio de se incluir a perspectiva de gênero nos planos de cuidado/projetos terapêuticos das pessoas com transtornos mentais nos Caps, buscando tornar conscientes e visíveis os efeitos do estigma da doença mental sobre o exercício da identidade de gênero. No caso deste estudo, é importante reconhecer que a estigmatização da "doença mental", que provoca nos sujeitos sentimentos de vergonha e humilhação, também os afasta dos modelos hegemônicos de masculinidade, levando-os a se sentirem "menos homens".

Por isso, abordar e possibilitar a expressão de formas possíveis de exercício da masculinidade, alternativas aos padrões hegemônicos, é uma necessidade para que se busque a reintegração social e comunitária, recomendada pela RPB.

## 4.6 MASCULINIDADES, SAÚDE MENTAL E INTERSECCIONALIDADES

Podemos afirmar que a população estudada por esta pesquisa é composta majoritariamente por homens negros, pobres, desempregados, migrantes, com baixa escolaridade, heterossexuais, que vivenciam uma sobreposição de fatores de vulnerabilidade agravada pela vivência de transtornos mentais ou do uso prejudicial de substâncias psicoativas. Essa multiplicidade de marcadores sociais precários provoca uma sobreposição de estigmas sociais, os quais conduzem a um processo de exclusão e/ou marginalização.

Nas entrevistas semiestruturadas, deparamo-nos com uma série de relatos de opressões e discriminações sofridas relacionadas a classe social, raça e origem que, na concepção dos entrevistados, interferiam diretamente em suas condições de saúde mental, sendo até mesmo entendidas como causa de suas enfermidades, como no caso de Vidal.

Vidal afirmou, em sua entrevista, que a família de seu pai sempre o discriminou por ser pardo, afirmando que ele poderia não ser filho legítimo do pai, que é branco. Vidal relatou que isso sempre o incomodou muito e que só teve coragem de fazer um teste de DNA quando a psicóloga do Caps o motivou. Conta também que só conseguiu se defender desse tipo de discriminação depois que fez o teste que confirmou que era filho legítimo de seu pai.

> *Tinha festa familiares e a piada era só eu no meio deles e foi aonde eu fui me isolando. Eles diziam que eu não era filho do meu pai, que eu era preto, com aqueles racismos violentos que eles tinham. ficavam zombando da minha cara, falavam que nunca que eu ia*

*ser filho dele, e meu pai nunca falou nem que sim nem que não. E foi essa questão que foi me isolando. Minha mãe é quase da minha cor, só meu pai que é quase da tua cor (entrevistador que se autodeclara como branco). Eu sofri muito preconceito.* (Vidal)

Vidal ainda nos relatou que foi acusado injustamente de ter assassinado um primo, que foi encontrado morto. Afirmou que não tinha nenhuma relação com a situação e, mesmo assim, familiares de seu pai afirmaram que podia ser "coisa de preto".

É importante notar o questionamento e julgamento da conduta sexual da mãe de Vidal, mulher negra, acusada de ter traído o marido, tendo sua sexualidade e reputação colocadas sob suspeita. Há uma dupla opressão nessa situação, ela tem sua conduta sexual contestada por ser mulher e por ser negra.

Enquanto isso, Vidal experienciou um processo de discriminação familiar que, pelo seu relato, lhe provocava revolta, indignação e sentimento de humilhação. Identifica-se aqui o racismo como fator associado às condições de saúde, impactando negativamente a saúde mental e a relação do sujeito com sua própria concepção de masculinidade.

Não é possível discutir o impacto do racismo sobre a saúde mental dos usuários de serviços de atenção psicossocial, sem considerar as posições de gênero, classe social, origem, orientação sexual, que esses sujeitos ocupam e que privilégios e subordinações experienciam. Para isso, nos utilizaremos da perspectiva interseccional para esclarecer essas interrelações que coproduzem as condições de saúde dos homens pesquisados.

A teoria de interseccionalidades é útil para análise da sobreposição de fatores, condições e identidades relacionados a gênero, classe e raça/cor na constituição das subjetividades dos sujeitos e na compreensão dos determinantes sociais da saúde. No caso deste estudo, essa teoria é conveniente para se entender melhor como as discriminações por classe e raça interferem na relação dos homens com os padrões hegemônicos de masculinidade, visto que essas opressões têm interferido negativamente no exercício de suas masculinidades, como apresentado no item anterior.

A perspectiva interseccional compreende que raça, etnicidade, classe social, origem e orientação sexual são regimes de poder, que se inter-relacionam em matrizes de subordinação/privilégios (NOGUEIRA, 2017).

Essa perspectiva foi desenvolvida, nos países anglo-saxônicos, a partir do fortalecimento do feminismo negro, desde o início dos anos de 1990, e o termo foi utilizado, pela primeira vez, pela jurista afro-americana Kimberlé Crenshaw, em 1989, para designar a interdependência das relações de poder de raça, sexo e classe. Porém, deve-se ressaltar que anteriormente uma série de autoras já destacava a existência de sistemas de opressões que refletem a interseção de múltiplas formas de discriminação, como Angela Davis (1981/2016), Patricia Hill Collins (1990) e bell hooks (1992). Nessa perspectiva, é possível afirmar que o gênero, a raça e a classe são categorias classificatórias que atuam como moderadoras no processo de distribuição de poder na sociedade.

A antropóloga Mara Viveros Vigoya, em seus estudos sobre homens e masculinidades na Colômbia, sugere que, para se utilizar a perspectiva interseccional, é preciso pensar as relações de dominação em um processo multidimensional e contraditório, no qual os sujeitos dominados têm também agência, afirmando que, embora a dominação masculina seja estrutural, é também um processo paradoxal, historicamente construído, no qual as variáveis não são somatórias, mas distintivas, visto que "[...] a dominação não se exerce a partir da soma de certas condições, mas a partir de uma determinada forma de habitar o gênero, a classe, a raça, a idade, a nacionalidade, etc." (2018, p. 19).

Kimberlé Crenshaw (2002) ratifica esse pensamento, declarando que as desigualdades relacionadas a classe, gênero ou raça não são simplesmente passíveis de hierarquização, visto que a interação dessas categorias atua na produção e manutenção das desigualdades estruturais do sistema capitalista, sexista e colonial.

Melo e Gonçalves (2010) nos convidam a refletir sobre essas hierarquizações e classificações das diferenças sociais, que, em nosso contexto social, têm sua expressão mais perversa na desigualdade, presente em todos os âmbitos da vida social e, em particular, no acesso aos serviços de saúde. Na realidade social ocidental:

> Já estão instaladas todas as formas de classificação, interdição, exclusão que ordenam hierarquicamente as relações entre pessoas. Mais que isso, as posições ocupadas nos sistemas classificatórios – operando através dos marcadores da diferença – são subjetivantes, ou seja, agem na produção dos sujeitos. (MELLO; GONÇALVES, 2010, p. 165).

Dessa forma, parte-se do princípio de que a produção de desigualdades é estrutural, necessitando-se de conceitos complexos para se entender como as múltiplas discriminações agem em conjunto na vida dos sujeitos.

Para isso, Crenshaw (2002) utiliza a perspectiva interseccional para abordar os modos pelos quais o "[...] racismo, o patriarcalismo, a opressão de classe e outros sistemas discriminatórios criam desigualdades básicas" (p. 177), estruturando as posições relativas às mulheres, aos negros, aos pobres e a outras marcas identitárias.

Constata-se que a perspectiva interseccional colabora com a compreensão multidimensional das consequências da vivência de transtornos mentais sobre o exercício da masculinidade, considerando também os marcadores sociais de raça e classe. Essa abordagem tem se ampliado nos estudos sobre gênero e saúde coletiva, tanto que Couto e Dantas (2016) afirmam que:

> A interseccionalidade tem ganhado espaço nos estudos em saúde coletiva; gênero, geração, raça/etnia e classe estão sendo consideradas por oferecerem amplas possibilidades de enriquecimento da reflexão teórica nesse campo, podendo se somar para a compreensão de mecanismos que delimitam experiências particulares de adoecimento e cuidado em saúde, bem como de acesso a recursos de saúde e de uso de serviços (p. 861).

A perspectiva interseccional permite um aprofundamento dos estudos sobre saúde mental e gênero ao abordar a sobreposição de discriminações interrelacionadas às consequências dos transtornos mentais na vida dos sujeitos. Por exemplo, ao abordarmos o uso de substâncias psicoativas, é possível observar que grupos sociais que vivenciam situações de opressão estrutural por classe e raça incorporam estigmas mais excludentes e adversos, que grupos mais próximos de marcadores sociais hegemônicos e dominantes (GARCIA, 2016).

> A teoria da interseccionalidade é fundamental para compreendermos as categorias sociais e que classificam os sujeitos através de hierarquizações e privilégios. Estas categorias não atuam isoladamente, não estão desconexas, mas se articulam e se relacionam. (ROSOSTOLATO, 2018, p. 59).

Para Turan *et al.* (2019), uma perspectiva interseccional é vital para entender as experiências e consequências de viver com múltiplas identidades estigmatizadas, como é o caso dos pacientes negros, pobres que sofrem com transtornos mentais e/ou uso prejudicial de substâncias psicoativas, entrevistados no presente estudo. Aprofundando estudos nessa temática, Turan *et al.* (2019) desenvolveram o conceito de estigma interseccional, que surgiu para caracterizar a convergência de múltiplas identidades estigmatizadas dentro de uma pessoa ou grupo, e para abordar seus efeitos conjuntos sobre a saúde e o bem-estar.

Na pesquisa realizada, observamos que as opressões sofridas por pertencimento à classe popular periférica e à raça negra afastam os homens dos padrões hegemônicos de masculinidade, produzindo-se masculinidades subalternas, desprestigiadas socialmente. Pode-se afirmar que a experiência de sofrimento mental desses homens é interseccionalizada por múltiplas discriminações e estigmas, especialmente relacionados ao racismo, à origem e à condição socioeconômica e ocupacional. Assim como abordado por Courtenay, a estrutura social de etnia, sexualidade e classe social está, íntima e sistematicamente, relacionada à estrutura social de gênero e poder (COURTENAY, 2009).

Para Goffman (1988), o processo de estigmatização começa com uma série de sinais ou marcas, que podem ser enquadrados em três categorias: 1. as "abominações do corpo" em que estão deformidades físicas e/ou passíveis de uma identificação, como as Infecções Sexualmente Transmissíveis (IST), epilepsia, os transtornos mentais; 2. sinais associados a grupos marginalizados, denominado por Goffman de formas "tribais" de raça, nação e religião (por exemplo, identidade racial ou étnica, gênero, orientação sexual), que também podem ser transmitidos pela linguagem, como seria o caso do sotaque nordestino presente em pelo cinco de nossos entrevistados; 3. fatores atribuídos ao caráter ou comportamento "moral" de alguém, que Goffman denomina de "manchas de caráter individual", como tabagismo, uso de álcool, problemas de uso de substâncias, trabalho sexual, encarceramento, violência de gênero, aborto, obesidade e/ou pobreza (GOFFMAN, 1988; TURAN *et al.*, 2019).

Com isso, é possível observar que, seguindo as concepções de estigma propostas por Goffman (1988), os homens entrevistados pertencem a grupos sociais excluídos e rotulados, que vivenciam em seus corpos a sobreposição processos estigmatizantes de marcas sociais negativas e depreciativas, que, conforme Mora-Ríos e Bautista (2014), geram sentimentos de vergonha, culpa e humilhação.

Algumas pesquisas sugerem que os indivíduos que relatam o estigma de uma condição podem ser mais propensos a endossar o estigma devido a uma segunda condição, possivelmente por causa de sua sensibilidade às experiências estigmatizantes (TURAN *et al.*, 2019). Todavia, a maior parte dos estudos sobre estigmatização concentra-se em aspectos individuais da experiência, deixando de lado a análise dos aspectos estruturais da reprodução de iniquidades e dos determinantes socioculturais que afetam os processos de exclusão e de legitimação das diferenças de poder (MORA-RÍOS; BAUTISTA, 2014). Por isso, o conceito de estigma interseccional permite incluir um conjunto de marcadores sociais, formas de opressão e violação de direitos vivenciadas por pessoas em sofrimento mental, que estão imbricadas nos modos de viver.

A sobreposição de estigmas pode ser observada na afirmação de Vidal, que exemplifica a estigmatização do uso de substâncias psicoativas interseccionada pela opressão de raça e classe:

> *Esse problema interferiu porque tinha umas pessoas que tinham uma visão assim de mim de um cara trabalhador e você se envolver com droga você fica tipo queimado. Tem muita gente que usa droga, mas é bem de vida aí ninguém tem preconceito com ele, mas quem precisa ganhar as coisas na vida sofre mais preconceito.*

Essa fala nos revela que uma mesma prática social, como o uso de substâncias, é interpretada de maneiras diferentes dependendo quem a opera, devendo-se considerar os privilégios e as subordinações que os sujeitos vivenciam nas relações de poder, para se compreender a interpretação social sobre aquela situação. No presente caso, Vidal sofre maior estigmatização do uso de drogas, justamente por ser preto e pobre, estando mais próximo de masculinidades subalternas do que dos padrões hegemônicos. É importante destacar que essa discriminação interseccional é um elemento que compromete o uso de substâncias psicoativas, tornando essa prática social uma problemática para Vidal, diante das posições de classe, raça e gênero que ocupa. Dessa forma, nota-se que o contexto sociocultural tem "[...] um forte papel em relação ao nível de consequências para o indivíduo estigmatizado" (RONZANI; FURTADO, 2010, p. 328).

Por isso, incorporar o conceito de estigma interseccional como ferramenta teórica permite a este estudo elucidar processos de estigmatização dos sofrimentos psíquicos, sejam eles transtornos mentais ou decorrentes do uso prejudicial de substância psicoativas, a partir de um enfoque multidimensional, que identifica os privilégios masculinos nas relações de gênero e, ao mesmo tempo, entrevê as subordinações e opressões decorrentes das posições de classe e raça (MORA-RÍOS; BAUTISTA, 2014).

Aprofundando o estudo das interações dos transtornos mentais e do uso de substâncias psicoativas com marcadores sociais de desigualdade, é importante lembrar que, historicamente:

> Muitos homens e mulheres negros sofreram o processo de psiquiatrização e de criminalização, em função de comportamentos que foram estigmatizados como "raciais", enquanto a verdadeira situação social precária dessa grande parcela da população brasileira era negligenciada e invisibilizada. (ZANELLO, 2018, p. 208).

Ao refletirmos sobre a questão racial no presente estudo, diante da majoritária presença de homens negros, pobres, provenientes de outras regiões do país, seja nas entrevistas, seja nas observações participantes, torna-se mister a necessidade de se retirar da invisibilidade e do silenciamento os determinantes raciais da saúde, quando abordamos a temática do sofrimento psíquico.

O centramento do tratamento do sofrimento psíquico sobre o diagnóstico psiquiátrico ou sobre o uso da substância psicoativa, que reduz os sujeitos à esfera biomédica, negligencia aspectos de gênero, raça, classe e outras dimensões das desigualdades sociais (GRANJA, 2015).

É importante buscarmos entender o impacto do racismo estrutural sobre as condições de saúde mental de homens negros, sendo possível afirmar que "[...] a exposição cotidiana a situações humilhantes e constrangedoras pode desencadear um número de processos desorganizadores dos componentes psíquico e emocional" (SILVA, 2005 *apud* DAMASCENO; ZANELLO, 2018). As autoras destacam a invisibilidade do racismo como elemento importante na produção do sofrimento psíquico negro.

Uma série de estudos aponta que práticas discriminatórias, como o racismo, constroem cenários de vulnerabilidade em saúde mental (CONRADO; RIBEIRO, 2017; GOUVEIA; ZANELLO, 2018; SILVA; CHAI, 2018). As relações raciais são marcadas por experiências estressoras e violentas para a população negra, o que compromete suas condições psíquicas e o acesso aos serviços de saúde mental (SILVA; CHAI, 2018).

Em um estudo nacional de corte transversal sobre as causas sociais das iniquidades, Pavão *et al.* (2012) indicam a associação positiva entre discriminação racial e agravos à saúde, com destaque para autoavaliação da saúde, morbidade física e depressão; entre indivíduos com alguma experiência de discriminação racial, a chance de ter um pior percepção sobre a própria saúde foi de 1,37 (p=0,002) vezes maior, enquanto para depressão essa razão de chance foi de 1,77 (p=0,001).

Corroborando o referido estudo, Damasceno e Zanello (2018) apontam a necessidade de aprofundamento do conhecimento sobre como o racismo opera. "É importante estudar e reconhecer este impacto para que as consequências das agressões raciais não continuem sendo ignoradas, subestimadas, invisibilizadas" (GOUVEIA; ZANELLO, 2018, p. 461).

É importante que a associação entre depressão e população negra não seja naturalizada, mas que se busque elucidar a construção social do sofrimento psíquico negro, dando visibilidade a seus determinantes socioculturais, relacionados à opressão estrutural e à exclusão social e histórica, tipicamente invisibilizada. A adoção de uma abordagem interseccional não apenas inclui aqueles que tendem a ser excluídos, mas também enriquece nossa compreensão das complexidades de gênero, para além do binarismo entre masculino e feminino (HUNT; ANTIN; FRANCISCO, 2019). Do ponto de vista interseccional, a questão principal aparenta ser o cruzamento ou articulação dos marcadores de gênero, raça e classe, fornecendo uma compreensão sobre relações hierárquicas, interditos, assimetrias e a sobreposição de condições de vulnerabilidade.

## 4.7 MASCULINIDADES NEGRAS E SOFRIMENTO MENTAL

Aprofundando a discussão relativa à construção social das masculinidades negras e suas relações com o sofrimento psíquico, parte-se da concepção sócio-histórica de que a sociedade estruturalmente racista atribui aos corpos negros marcas sociais associadas à hipersexualização, exacerbação da agressividade e pelo trabalho braçal, especialmente relacionada ao histórico escravocrata. Essas representações sociais negativas colaboram com estratégias de manutenção da supremacia masculina branca, com a atribuição de estigmas às mulheres e homens negros (DAVIS, 2016, p. 3).

Parte-se do pressuposto de que a ideia de raça é uma invenção moderna, construída no período colonial, a partir do século XVI, para justificar a estrutura escravocrata e fortalecer as narrativas hegemônicas da branquitude europeia nos processos históricos colonizatórios, que produziram a invisibilidade racial de grupos não hegemônicos (PASSOS; PUCCINELLI; ROSA, 2019), a partir de políticas raciais de apagamento identitário que contribuíram para o epistemicídio de culturas tradicionais milenares de povos africanos e indígenas (SANTOS, 1999), o que sustenta as hierarquias de poder até os dias de hoje, visto que "[...] a noção de raça ainda é um fator político importante utilizado para naturalizar desigualdades, justificar a segregação e o genocídio de grupos sociologicamente considerados minoritários" (ALMEIDA, 2018b, p. 24).

A partir de uma análise da história colonial entre os séculos XV e XXI, Achille Mbembe (2014), em seu livro *Crítica da Razão Negra*, afirma que a criação das categorias "negro" e "raça" tem por finalidade o estabelecimento da diferença radical entre a humanidade europeia e esse Outro, o negro, sobre o qual se projetam elementos pejorativos e depreciativos, classificando-o como pré-humano e/ou sub-raça (MBEMBE, 2014).

Para bell hooks (1992), feminista negra estadunidense, a condição racial é um elemento importante na constituição da masculinidade, visto que o racismo produz estruturalmente padrões de masculinidade que disciplinarizam e modelam as subjetividades dos homens negros no interior do modo de produção capitalista.

Ao abordar-se o sofrimento psíquico do homem negro, torna-se indispensável o diálogo com os escritos do psiquiatra martinicano e militante de movimentos de libertação anticoloniais, Frantz Fanon, autor de *Pele Negra, Máscaras Brancas*, que estudou os efeitos psíquicos do racismo colonial e afirmou que "[...] o negro não é um homem, é um homem negro" (2008, p. 104). Em sistemas coloniais, como o nosso, a masculinidade branca é tomada como referencial universal de Homem, enquanto o negro, quando aparece, "[...] é representado como contraponto antitético a este referencial, sendo animalizado em contraponto à civilidade branca" (FAUSTINO, 2014, p. 82).

Retomando-se a ideia de que a masculinidade não é algo dado, e sim algo que se busca (GOMES, 2003, p. 827). Numa perspectiva fanoniana, considerando a supremacia branca, o homem negro seria coagido a ter a branquitude como ideal identitário, que lhe exige negar sua autoimagem e sua negritude, devendo incorporar máscaras brancas.

Para Fanon, "[...] por penosa que nos resulte esta constatação, estamos obrigados a fazê-la: para o negro não há mais que um destino. E é branco [...] Então, o preto, em todos os momentos, combate a própria imagem" (2008, p. 163).

Dessa forma, as masculinidades negras, numa perspectiva colonial, seriam constituídas socio-historicamente a partir de seu outro fundamental, as masculinidades hegemônicas brancas (SOUZA, 2013). Para Connell (1995), as relações raciais são parte integrantes da dinâmica entre masculinidades, visto que, como corroborado por Souza (2013, p. 13):

> Os homens que fazem parte das minorias sexuais e étnicas são os principais grupos marginalizados pela masculinidade hegemônica, na medida em que estão, simbolicamente, mais distantes dos padrões criados e mantidos pelo grupo dominante.

O pesquisador Ralf Malungo de Souza (2013) retoma a produção de Raewyn Connell, para afirmar que as masculinidades hegemônicas criam, em contraposição, estereótipos negativos que passam a caracterizar masculinidades subalternizadas, como é o caso das masculinidades negras. Assim, essa supremacia branca desumaniza o homem negro, classificando-o como "animal", quando hipersexualiza seu corpo e lhe atribui as características de viril e agressivo (FANON, 2008; SOUZA, 2013) ou quando questiona ou coloca sobre suspeita o caráter e/ou a conduta do homem negro, esquadrinhando-o como possível desvio social, em outras palavras, "ladrão" ou "vagabundo".

A própria Connell (2016) retoma os estudos de Franz Fanon para demonstrar os efeitos do colonialismo sobre as masculinidades negras, afirmando que o sistema colonial produz discriminação e exploração econômica, gerando nas masculinidades negras consequências psicológicas, marcadas por emoções divididas e por uma alienação da experiência original:

> Essa alienação é produzida na medida em que homens negros lutam para encontrar uma posição e reconhecimento em uma cultura que os define como biologicamente inferiores, de fato como um tipo de animal, e faz deles objetos de ansiedade ou medo. (CONNELL, 2016, p. 171).

Mais uma vez, observamos que a estigmatização do homem negro carrega uma determinação pejorativa, visto que estudos com análises históricas no Brasil demonstram que, durante o século XX, chamar alguém de negro passou a ser caracterizado como ofensa (SILVA; CHAI, 2018), pois não se deve reconhecer/identificar a raça/cor dos sujeitos. Aqui, observa-se a função do mito da democracia racial (GONZÁLEZ, 1984), que ameniza e acoberta as relações raciais discriminatórias e opressivas que marcam a história da sociedade brasileira, especialmente relacionada à escravização do povo negro.

Faustino (2015) contribui com nossa discussão, ao afirmar que:

> Este Homem Negro barrado socialmente pelo racismo, impossibilitado de assumir a função de provedor, mas ao mesmo tempo, imerso nos ideais alienados que o colo-

> nialismo o reservou (comedor, vagabundo, violento etc.)
> encontrará dificuldades de corresponder às expectativas
> de masculinidade. (p. 15).

É possível afirmar que a escravidão construiu um histórico de embrutecimento das subjetividades negras, que, sem controle sobre seus corpos e falas, se viam submetidas a estruturas de poder, reprodutoras de desigualdades e privilégios, que justificam a hierarquia racial. "Parece-nos o que se encontra em disputa no caso da masculinidade negra é a posição de fala sobre si e sobre a sociedade, a possibilidade de construir um discurso sobre sua condição subalterna na sociedade racista" (ROSA, 2006, p. 4). Por isso, é importante questionar quais alternativas e espaços sociais as masculinidades negras têm para existir e se expressar sem corresponder aos modelos impostos pela estrutura racista do pensamento colonial e sobre como produzir identidades negras que não estejam submetidas simbolicamente a arquétipos coloniais.

Deve-se compreender que os sofrimentos psíquicos do homem negro têm relação com o silenciamento histórico e com processos complexos de subalternização social, que provocam sentimentos de vergonha, baixa autoestima e humilhação.

A autoimagem negativa sobre si mesmo, construída a partir do olhar do Outro, desse Super-Eu edificado também pela branquitude, compromete as possibilidades de cuidado de si dos homens negros. Como olhar e cuidar de uma imagem/identidade que socialmente é depreciada e/ou desumanizada? Pode-se supor que a expressão emocional e o contato consigo mesmo desses sujeitos acaba por sofrer um "encarceramento simbólico", pois aquilo que realmente sou e sinto não deve ser expresso e valorizado. Elaborando-se uma analogia, pode-se supor que as emoções vivenciadas por essas masculinidades negras sofrem processos de discriminação análogos à representação social hegemônica dos cabelos crespos da população negra, que, aos olhos da branquitude, devem estar presos, alisados ou cortados na raiz.

De modo sintético, destacamos aqui a relevância dos serviços de saúde mental como instituições em que narrativas negras podem ser expressas, acolhidas, legitimando os lugares de fala de grupos marginalizados e oprimidos por raça, gênero e classe, em que se pode validar emoções e sentimentos sobre si mesmo, antes reprimidos ou desprestigiados.

No entanto, considerando que abordamos as opressões e subordinações sofridas pelos homens devido a suas posições de classe e raça, é imprescindível, para sermos coerentes com a perspectiva interseccional, abordarmos suas vantagens nas relações sociais, que para o grupo estudado, se expressam, principalmente, na esfera de gênero, nas relações com as mulheres, sejam mães, esposas ou namoradas.

Afinal, assim como ressaltado por bell hooks, "[...] a dominação masculina pode ser encontrada na reciprocidade e no cuidado afetivo [...] sobretudo quando este sujeito assume seu lugar de privilégio estrutural" (1992, p. 130-131). É extremamente importante destacar que dar visibilidade às condições de opressão de classe e raça sofridas por esses homens negros não os exime de sua participação no patriarcado, que lhes oferta privilégios (CONRADO; RIBEIRO, 2017; IKARD, 2002), especialmente relacionados aos cuidados domésticos exercidos pelas companheiras afetivas e/ou mães, que mantêm suas funções de cuidadoras, mesmo em condições relacionais marcadas por situações de violência, como ocorre com pelo menos três dos nove usuários entrevistados que faziam uso prejudicial de substâncias psicoativas.

Três entrevistados estavam no acolhimento integral do Caps AD, advindos de situação de rua, com laços familiares rompidos, principalmente decorrentes de conflitos relacionados ao uso prejudicial de álcool e outras drogas, observando-se a ausência de redes de apoio, que pudessem colaborar no processo de reabilitação psicossocial desses sujeitos. Esses homens estavam em condições tão vulneráveis que já tinham se afastado até mesmo das vantagens advindas do patriarcado, não tendo mais nenhuma relação de cuidado por parte de suas companheiras e/ou mães.

Por isso, é primordial aprofundarmos o estudo das masculinidades negras, a partir da produção sobre estigma interseccional, que facilita a inclusão de uma perspectiva relacional de gênero, assim como proposto por Scott (1995). Para ampliar esse olhar relacional, Conrado e Ribeiro nos propõem algumas perguntas e uma importante afirmação sobre os privilégios do patriarcado:

> 1) Que privilégios estas masculinidades racializadas compartilham? Em que condições reais estas masculinidades racializadas lutam por estes privilégios? 2) Dividendos patriarcais são recebidos 'do mesmo modo' por todos os sujeitos que vivenciam masculinidades? (2017, p. 82).

Entende-se que as situações de racismo e discriminação apresentadas, assim como as desigualdades relacionadas aos marcadores sociais de quem faz uso de substâncias psicoativas, abrem espaço para uma discussão sobre a intersecção das opressões de classe e raça, explicitada e aprofundada por Franz Fanon ao expor os efeitos psíquicos do racismo sobre a subjetividade negra.

Apesar de não utilizar analiticamente a perspectiva interseccional, Nolasco (1995) nos oferta um exemplo da intersecção entre raça e classe, ao afirmar que o capitalismo incentiva a crença de que, por meio do trabalho, um homem pode rapidamente se aproximar das especificações referentes ao modelo de um "homem normal", caracterizado por um sujeito "[...] jovem, casado, pai de família, branco, urbano, do Sul, heterossexual, católico, de educação universitária, bem empregado, de bom aspecto, bom peso, boa altura e com sucesso recente nos esportes" (p. 52). Nessa concepção, a estrutura hierarquizada capitalista, racista e patriarcal faz com que o homem negro e pobre vislumbre se aproximar do modelo hegemônico de masculinidade por meio da aquisição de trabalho e renda, identificando-se com uma imagem ideal de homem branco e burguês.

Com uma análise mais aprofundada, Judith Butler (2006) afirma que Fanon contribuiu para a perspectiva interseccional com a própria ideia de que "vida humana" não é uma noção universal, levando a crer que as formas de vida à margem das normas de reconhecimento — branco, masculino e heterossexual — não seriam humanas, podendo ser excluídas, sem grande comoção social, por serem considerados corpos de menor valor social, histórico e cultural.

Por isso, Carla Akotinere destaca a importância da interseccionalidade nos estudos feministas, afirmando que,

> [...] enquanto as mulheres brancas têm medo de que seus filhos possam crescer e serem cooptados pelo patriarcado, as mulheres negras temem enterrar seus filhos vitimados pelas necropolíticas, que confessional e militarmente matam e deixam morrer ( 2018, p. 18).

Concluindo-se, é importante relacionarmos as condições de saúde mental vivenciadas por nossos entrevistados negros, 14 dos 16 participantes, com o valor atribuído aos corpos negros e a que práticas de biopoder esses corpos estão submetidos, considerando que são homens negros pobres que vivenciam situações de precarização da vida e de vulnerabilidade, agravadas pela vivência de transtornos mentais.

Diante disso, destaca-se, a partir desses achados, a materialidade das estratégias de controle social, que se constituem como biopoderes, sobre esses corpos negros marginalizados de modo violento e estigmatizante, expressando-se, especialmente, por meio do encarceramento em massa e das violências letais e não letais praticadas por forças de segurança do Estado, consideradas por Mbembe expressões de uma necropolítica (MBEMBE, 2018).

## 4.8 CLASSE SOCIAL, CONDIÇÕES DE TRABALHO E SAÚDE MENTAL MASCULINA

Para avançarmos na discussão do estigma interseccional, após discutirmos as interações das concepções de masculinidade com as condições de saúde mental dos homens entrevistados e abordarmos o impacto do racismo sobre a saúde mental de masculinidades negras, é essencial investigar e elucidar as interações da classe social com as condições de saúde mental dos sujeitos participantes desta pesquisa. É importante dizer que as individualizações das interpretações de questões de gênero, raça e classe são meramente analíticas para permitir melhor compreensão da interpretação por se compreender que essas condições/posições são sobrepostas e se inter-relacionam na produção das condições de saúde dos sujeitos, como já detalhado, interseccionalizando-se.

Analisando-se as relações entre os processos de subjetivação masculinos e classe social, é importante partirmos do pressuposto de que o modo de produção capitalista da sociedade ocidental instaura modos de subjetivação hegemônicos necessários para sua reprodução, produzindo e moldando subjetividades adequadas às relações produtivas de exploração da força de trabalho pelo Capital (ANTUNES, 2010; DEJOURS, 1987; REICH, 1988). Com isso, os ideais hegemônicos de masculinidades, que envolvem os discursos sobre o que deve ser um homem às práticas sociais dos indivíduos do sexo masculino, são tecnologias de gênero (ZANELLO, 2018) que, coercitivamente, disciplinarizam os corpos masculinos para se adequar à organização social, incluindo as relações de produção e as relações de poder entre classes sociais.

> A existência de tais prescrições está condicionada a sua contínua repetição e reiteração, os sujeitos são impelidos paulatinamente a exercerem condutas condizentes com essas prescrições, como, por exemplo, os homens terem de constantemente se dedicarem ao trabalho para que, assim, possam ser considerados e percebidos na posição de "homens". (TAGLIAMENTO; TONELI, 2010, p. 352).

É claro que há uma diversidade enorme de masculinidades e, conforme Connell e Messerschmidt (2013), apenas uma minoria dos homens preenche todos os requisitos relativos ao padrão de masculinidade hegemônica, porém é necessário entender a capacidade normativa que detém esse padrão hegemônico, em especial no tocante aos signos de classe social exigidos pelos modelos ideologicamente dominantes. Dessa forma, os padrões de masculinidades valorizados e legitimados seriam construídos socialmente a partir de estereótipos relacionados às classes dominantes e mais favorecidas.

Assim, é possível afirmar que há uma hierarquização de padrões de masculinidades produzida com base em posições de classe que os indivíduos ocupam, dependendo de seus lugares exercidos na cadeia produtiva e das possibilidades de consumo de bens materiais e simbólicos a que têm acesso. Afinal, para pensadores marxistas como Mészáros (2004) e Lukács (2010), não é possível se abordar as relações sociais sem pensar as bases materiais em que essas relações são produzidas.

Diante disso, pode-se alegar que os homens desfavorecidos na estrutura socioeconômica, que não acessam os signos que representam classes sociais mais abastadas, seja pelo lugar que ocupam na cadeia de produção, seja por suas possibilidades de consumo de mercadorias, passam a ser subjetivados e vistos como representantes de masculinidades subalternas, socioeconomicamente desprestigiadas.

Com o avanço do capitalismo, a Masculinidade Hegemônica historicamente tradicional, representada pela força física e pela virilidade, foi sendo ressignificada, passando a incorporar símbolos relacionados a ganhar dinheiro, ao valor da atividade laboral e ao sucesso profissional (SAFFIOTI, 1987 *apud* ZANELLO, 2018), enquanto a identidade masculina passou a se confundir com o modelo de trabalhador padrão (ECCEL; GRISCI, 2011; HASSARD; HOLLIDAY; WILLMOT, 2000).

Para entendermos melhor como as relações de produção no capitalismo moderno transformaram as concepções de masculinidade, retomamos um estudo produzido por Jimenez e Lefévre (2004), no qual detalham o histórico das mudanças nas relações de trabalho e como a classe menos favorecida, o proletariado, se adaptou às exigências da produção em larga escala do capitalismo industrial. Para Jimenez e Lefévre (2004), a Reforma Protestante (século XV) iniciou um processo de ressignificação da ideia de trabalho, amenizando os sentidos negativos atribuídos historicamente, relacionados à tortura e/ou punição, e passando a valorizá-lo moralmente como meio de salvação do homem e de celebração das virtudes do indivíduo. Essas concepções colaboraram para que, durante a Revolução Industrial, os trabalhadores aceitassem a condição de assalariamento e "[...] a se submeterem à regularidade dos horários e dos ritmos, ao respeito pela ordem e pela hierarquia, à economia dos gestos e das palavras, à fixidez do corpo" (JIMENEZ; LEFÉVRE, 2004, p. 227).

A transição da condição de produção familiar, em setores pré-capitalistas, para a de assalariamento encontrava resistência na classe trabalhadora no início da Revolução Industrial; para isso as classes dominantes e detentoras do capital utilizaram mecanismos não só econômicos, mas também repressivos, para submeter a mão de obra, acostumada a controlar o seu processo de trabalho no exercício dos ofícios, a seguir o modo e o ritmo de produção fabril. Um exemplo desses mecanismos são as leis que criminalizavam a vadiagem (JIMENEZ; LEFÉVRE, 2004).

No contexto brasileiro, o Código Criminal do Império de 1830, no capítulo que tratava dos "vadios e mendigos", previa pena de "prisão com trabalho por oito a vinte e quatro dias" quando "não tomar qualquer pessoa uma ocupação honesta e útil de que possa subsistir, depois de advertida pelo juiz de paz, não tendo renda suficiente". Essas leis são exemplares para compreendermos as estratégias de controle social dos corpos, que, conforme Foucault (1987), na sociedade moderna, foram disciplinados por meio de métodos e tecnologias sociais de sujeição, que impunham docilidade-utilidade aos indivíduos, para que os corpos fossem "[...] instrumento de desempenho, necessário às exigências da produção e do consumo" (SANT'ANNA, 2017, p. 287).

A questão da adequação dos indivíduos da classe trabalhadora ao modo de produção industrial tem íntima relação com a história do campo da saúde mental, visto que Rosa e Campos, citando o psiquiatra Franco Basaglia, relatam que uma das funções do hospício, no século XIX, "[...] era a de remover, excluir e sanear a cidade de um segmento que potencialmente era considerado desordeiro/ perigoso, improdutivo para o capital" (2013, p. 315).

Nesse processo de sujeição dos corpos, o corpo masculino passou a ser representado como um instrumento de virilidade laboral, além de sexual, que necessita ser forte, agressivo e rígido para garantir a eficácia no ofício, seja no trabalho ou na "cama", ambos espaços com exigência de alto desempenho e provas de "macheza" (ZANELLO, 2018). Essa concepção de subjetivação dos corpos masculinos, no âmbito do modo de produção capitalista, é corroborada por Hirata (1995), que entende a virilidade como correlacionada ao trabalho pesado e penoso, que requer coragem e determinação. Essas características laborais, associadas à valorização e à priorização do trabalho diante de outras esferas da vida, juntamente ao exercício de ser provedor da família, constituiriam a base do respeito e prestígio de um homem na sociedade ocidental (NOLASCO, 1995). Assim, o trabalho tem o poder de reafirmar status e legitimidade de masculinidade ao homem (ALMEIDA, 2018a; BARKER, 2010; JIMENEZ; LEFÉVRE, 2004). Além disso, foi a partir da Revolução Industrial, e do aumento exponencial da produção de mercadorias provocado por ela, que ser tido como "preguiçoso" passou a representar um prejuízo/ofensa à virilidade masculina (ZANELLO, 2018, p. 187); o mesmo se pode dizer sobre ser considerado "vagabundo".

Para Matos, há um discurso hegemônico, produzido entre o fim do século XIX e início do XX, que confunde o ideal de homem com a esfera do trabalho, o qual teria a função de nomear o mundo subjetivo masculino, que passa a ser modelado por expressões relacionadas à virilidade e à ação. Assim, "[...] o sucesso profissional servia como medida no julgamento de si e dos outros, vinculado à competitividade e à própria ética do provedor – o homem capaz de sustentar uma mulher e os filhos" (MATOS, 2000, p. 82).

As ideias de Matos (2000), são mais bem fundamentadas ao abordarmos os estudos de Max Weber (2012) sobre as relações entre protestantismo e representações sociais do trabalho, a partir do qual o autor afirma que a ética protestante atribuiu um valor religioso ao trabalho, designando-o como caminho para salvação, que devia ser ascendido pelo cumprimento rigoroso do dever e da disciplina. Dessa forma, "morrer de trabalhar" passou a ter um significado positivo, socialmente valorizado e associado à honra masculina (ZANELLO, 2018).

Devemos, então, nos perguntar como os homens pobres que estão à margem do mercado de trabalho, com difícil acesso a empregos e a recursos financeiros para o sustento de si e da família, lidam com essas concepções de masculinidade que legitimam apenas os homens que alcançam sucesso financeiro, com capacidade de consumo de signos burgueses e de sustento da mulher e dos filhos. Como se sentem enquanto homens ao não poderem prover as necessidades básicas de suas famílias? Quais os impactos do desemprego e/ou da precarização do trabalho para a saúde mental dos homens e de suas famílias? Quais os efeitos da vivência de um transtorno mental sobre a capacidade laboral e sobre as possibilidades de exercício da masculinidade? Quais estratégias esses homens assumem diante do distanciamento dos padrões hegemônicos de masculinidades? O que fazem para reestabelecerem poder e prestígio nas relações com as mulheres e com os filhos, considerando a desigualdade de poder e os privilégios masculinos existentes na esfera doméstica e pública?

Para buscar respostas, ou pelo menos elucidar essas questões, retomamos a fala de um dos entrevistados, que é bastante útil para esclarecer como os homens pacientes dos Caps se sentem em relação à sua condição de classe social, empregatícia e de acesso a recursos para nutrir necessidades básicas de sua família:

> *Eu estou desse jeito, eu não sou homem, está entendendo? Eu não sou homem. Porque eu estou deixando de faltar as minhas coisas...eu estou deixando de faltar...a minha esposa também...minha esposa falou: -Jeremias, eu não tenho fraldas – esses dias... eu não estou mentindo, minha esposa falou – Jeremias, eu não tenho fralda... eu não tenho fralda...para os meus filhos -, e o que eu faço? Está entendendo? (chora) Os outros falam que eu não tenho chance, e eu vou mostrar primeiramente pra mim mesmo que eu tenho chance, eu nunca fiz isso, eu nunca roubei uma bala de ninguém. (Jeremias)*

Essa fala é representativa da amostra de entrevistados nesta pesquisa, visto que o perfil é de pacientes com grandes dificuldades de acesso ao trabalho remunerado e regular, que refletem na capacidade de sustento de si e da família. Foi possível identificar, na trajetória de todos os sujeitos, a referência ao trabalho como dimensão importante da vida.

Majoritariamente, são homens pretos e pardos com baixo nível de escolaridade, parcialmente alfabetizados, na maioria das vezes desempregados e ganhando a vida por meio de "bicos", que se sentem à margem da representação social de um "homem de verdade". Afinal, ao analisarmos os efeitos das desigualdades de classe sobre o exercício das masculinidades, é possível asseverar que, em um mundo marcado pelo domínio do capital (PELBART, 2000), o valor de um homem é confundido pelo seu poder de compra (MUSZKAT, 2008), e a falta de emprego estável e lucrativo seria um grande abalo ao senso de masculinidade (PERALTA; TUTTLE; STEELE, 2010).

Essa marginalização do acesso a emprego e renda retira também o direito ao exercício de uma masculinidade possível e digna, o que pode ser entendido como uma situação de opressão de classe relacionada a gênero. Essa mesma situação também pode ser observada nas falas dos entrevistados que referiram se sentir menos homens por não estarem trabalhando:

> Não estou nem estudando nem trabalhando... *então fica complicado, o que a pessoa vai pensar, né? então eu fico preocupado... melhor nem conversar. Vai que começa a perguntar, né?...'olha, esse menino não estuda, nem trabalha', e não entende o que a gente tem, né? então é difícil explicar...* Aí fico me excluindo. (Luís)
>
> *Eu fico me sentindo mal. Que homem que não trabalha? que não vai sozinho fazer o que tem que ser feito?* (Maurício).

Observa-se que as dificuldades de inserção no mercado de trabalho afetam negativamente os pacientes, depreciando seu prestígio social e colocando sua masculinidade em xeque, uma situação comum aos pacientes dos dois Caps pesquisados, porém vivenciadas de maneiras diferentes. Como já apontando na discussão anterior, observou-se que, no geral, os homens do Caps AD, por já terem tido experiências de trabalho anteriores, vivenciavam o desemprego e a impossibilidade de prover de modo menos desorganizante e angustiante em comparação aos pacientes do Caps III, fixando-se, mesmo que nostalgicamente, em situações passadas em que exerceram a função de provedores e/ou foram bem-sucedidos financeiramente, dentro de seu contexto econômico.

Por outro lado, a maior parte dos pacientes do Caps III *não teve nenhuma experiência laboral, mantendo-se alijados do mundo do trabalho e, consequentemente, de um importante lugar de reconhecimento social do universo masculino.* Sobre isso, Zanello (2018), em um estudo com pacientes de Caps, também localizados no Distrito Federal, observa que "[...] a angústia se mostrava mais intensa quando a capacidade de trabalhar e prover nunca havia existido" (p. 247). Entre homens que já tinham exercido a virilidade laboral, a autora afirma que havia "[...] um luto pela virilidade perdida, no sentido de um ressentimento por não ser mais 'o mesmo', mas também um conforto por ter cumprido com ela (produtividade) em um tempo passado" (ZANELLO, 2018, p. 247).

Em ambas as situações, com ou sem experiência de trabalho pregressa, a ausência de trabalho, a ociosidade e as dificuldades financeiras representam uma experiência trágica e constrangedora no universo masculino, impelindo os homens a vivenciar sentimentos de desvalorização e angústia (NOLASCO, 1995). Essa experiência pode ser entendida como um "desamparo identitário masculino" (MUSZKAT, 2008, p. 125), visto que

> A dificuldade financeira é um conteúdo de maior vulnerabilidade psíquica para os homens, justamente porque interpela pontos identitários culturalmente neles construídos/constituídos. (ZANELLO, 2018, p. 280).

O entendimento de Zanello (2018) é reiterado no presente estudo pelo seu contraponto, como se observa nas fala a seguir:

> Sabe o que me faz sentir homem? não beber. ter um emprego, levantar de manhã cedo, ir para a parada do ônibus, pegar o bagulho ali do serviço...e voltar...isso para mim é mais homem... (Almir).

> Antigamente, o homem comprava uma bicicleta em 24 prestação. Mas, o homem ia lá pagava a prestação certinho. Hoje em dia, o homem compra moto, carro, mas não paga. E tem muitos assim. Antigamente, não era assim não. O homem tinha palavra, hoje em dia é difícil o homem que tem palavra. (Geraldo).

Almir vislumbra resgatar sua identidade masculina, por meio da retomada de sua vida laboral e da reinclusão na cadeia produtiva, enquanto Jorge defende a honra ao cumprir o dever de pagar as contas de modo disciplinado. Ambos demonstram ter como ideal a concepção hegemônica de masculinidade da classe média, de trabalhador, provedor e consumidor, mesmo sendo destituídos do acesso às condições materiais por barreiras socioeconômicas.

Estudos nacionais e internacionais, como o de Aboim (2008), Jimenez e Lefévre (2004) e Barker (2010), afirmam que esses ideais de masculinidade relacionados a classes sociais dominantes são impossibilitados de realização devido ao crescimento do desemprego e da precarização dos vínculos e condições de trabalho. Isso faz com que a condição de exclusão social e econômica afete e deprecie a autoimagem do indivíduo enquanto homem, ao atribuir a responsabilidade/culpa pela condição de desemprego/subemprego unicamente ao desempenho do sujeito e impossibilitar a percepção da classe trabalhadora de que o desemprego estrutural, assim como a manutenção de um "[...] excedente de mão-de-obra é indispensável para a formação do capitalismo industrial e para a consolidação do emprego" (JIMENEZ; LEFÉVRE, 2004), serve para que o trabalhador empregado aceite mais facilmente as condições empregatícias e de trabalho do modo de produção vigente.

No diário de campo produzido durante as observações no Caps AD, há um trecho bem interessante para se entender como os profissionais enxergam os pacientes atendidos pelo serviço:

> A assistente social, que acabou de sair de um atendimento a uma pessoa em situação de rua, me relata que acredita que se os pacientes tivessem vínculo empregatício não teriam tantos problemas com drogas e que viver em situação de rua faz o sujeito precisar da droga. (Diário de campo - Caps AD III).

A profissional aparenta entender que o vínculo empregatício seria um fator de proteção para a dependência de substâncias psicoativas, o que compõe a realidade de nossa amostra, pois apenas três dos 16 entrevistados tinham carteira de trabalho assinada, e 11 não tinham nenhuma fonte de renda regular.

Devido à escassez de empregos, à discriminação sofrida por esses sujeitos no mercado de trabalho e à impossibilidade de acesso a bens de consumo para sustento da família e de si mesmos, essas masculinidades marginalizadas tendem a assumir comportamentos compensatórios e exacerbados, com vistas a resgatar sua autoimagem masculina, como alternativa que lhes resta frente ao desamparo identitário e ao afastamento dos padrões hegemônicos de masculinidade. Para Schraiber *et al.* (2005), exemplos desses comportamentos são o uso abusivo de álcool, a violência doméstica e comunitária e o envolvimento em práticas sexuais sem proteção, podendo-se considerar esses comportamentos danosos à saúde dos próprios homens.

> Para os homens o desemprego, principalmente, quando excede os dois anos, representa uma ruptura com o padrão de masculinidade tradicional, sendo um indicador de risco para o aumento do consumo de álcool, cigarro e outras drogas, particularmente em homens jovens, sendo que o efeito é mais severo naqueles com menor grau de instrução e entre os negros. Surgidos nesse contexto, a ingestão de álcool e drogas, o tráfico de drogas, a bandidagem e a violência emergem como alternativas para a retomada de um lugar social identificado como masculino. (JIMENEZ; LEFÉVRE, 2004, p. 231).

Barker (2010) reforça o pensamento de Jimenez e Lefévre (2004), ao considerar que esse estresse econômico é fator de risco para violência contra parceira íntima:

> Pobreza nesse caso não é "fator de risco" para o uso de violência contra as mulheres por homens. O "fator de risco" é o estresse econômico, especificamente homens que não sentem que tem renda suficiente e emprego para atingir os mandatos sociais da masculinidade para serem reconhecidos socialmente e pessoalmente como "homens". (BARKER, 2010, p. 133).

Compreende-se que, para o aprofundamento da discussão desses achados, tornou-se necessário analisar a relação entre saúde mental e trabalho, visto que foram identificadas barreiras de inserção no mercado de trabalho provocadas pela vivência de um transtorno mental, como visto nas falas de Maurício e Luís, ambos do Caps III, que podem ser considerados sujeitos estigmatizados pela "doença mental". Uma série de estudos aponta que a vivência de transtornos mentais tem associação com desemprego e pobreza (LUDERMIR, 2008; PATEL *et al.*, 1999; RONZANI; FURTADO, 2010; SILVA; SANTANA, 2012). Patel e Kleinman (2003) chegam a afirmar, com base em uma revisão sistemática sobre condições de vida e transtornos mentais comuns com estudos de vários países, que a associação entre pobreza e esses transtornos ocorre em todas as sociedades, independentemente do nível de seu desenvolvimento.

Em uma revisão sistemática coordenada pelo diretor de saúde mental da Organização Mundial da Saúde (OMS), Benedetto Saraceno (SARACENO; PITTA, 2015), sobre os impactos das crises econômicas nas condições de saúde mental, encontrou-se que pobreza, períodos de insegurança económica, dificuldades financeiras, baixo nível de educação, falta de apoio social, exclusão social, controle reduzido sobre o trabalho e a vida familiar, acontecimentos de vida críticos, abuso ou negligência infantil, insegurança laboral e desemprego seriam riscos psicossociais cumulativos que aumentam a probabilidade de problemas de saúde mental, assim como de morte prematura. "Quanto maior a desvantagem social mais frequentes são estes fatores de risco, explicando a maior vulnerabilidade aos problemas de saúde mental" (SILVA *et al.*, 2015, p. 62).

Esses estudos reforçam a concepção de que as desigualdades de renda e de acesso a emprego têm disseminado efeitos psicossociais duradouros. Para Agnes Miller (1982), essas consequências negativas têm relação com o estigma que acompanha as pessoas com transtornos mentais, diminuindo sua capacidade de mobilidade social, provocando uma crescente desvantagem social, por isso a autora constata uma forte associação entre classe social e enfermidades mentais. Estudos mais recentes inclinam-se para uma compreensão de que a vivência de transtornos mentais, devido ao estigma social, "[...] segrega e nega oportunidades para o trabalho e para a vida independente, dificultando a inclusão socioeconômica de famílias inteiras" (ROCHA; HARA; PAPROCKI, 2015).

A partir da bibliografia consultada, identificam-se autores que compreendem que as precárias condições de vida seriam decorrentes das dificuldades de inserção no mercado de trabalho, ocasionada pelos transtornos mentais. Enquanto outros estudos, apresentados a seguir, entendem as enfermidades mentais como decorrentes das condições de vida, incluindo as condições de trabalho e acesso à renda.

Desse modo, não podemos nos furtar a investigar os efeitos da precarização das condições de trabalho sobre a saúde mental dos sujeitos pertencentes a classe populares participantes da presente pesquisa e considerados por Gorz (1982) pertencentes ao neoproletariado, os quais exercem suas atividades de modo precário sem vínculos empregatícios, considerando que, para Silva e Santana:

> Situações como fome, dor, trauma, distúrbio, violência doméstica, estresse pós-traumático, humilhação, vergonha e falta de reconhecimento vividos por categorias subalternizadas, caracterizam o que alguns autores chamam de 'sofrimento social' e que estariam, possivelmente, na origem dos futuros transtornos mentais. A tomada de consciência dessas desigualdades, por parte dos indivíduos tendem a afetar sua saúde mental, mesmo para aqueles que não vivem na pobreza absoluta, porém em situações de pobreza relativa. (2012, p. 183).

Todos os usuários participantes da pesquisa, além das dificuldades de inserção no mercado de trabalho, relataram pressões e violências sofridas em atividades laborais mal remuneradas e em ambientes insalubres ou com alta periculosidade; alguns associaram essas situações de estresse laboral como possíveis causas de seus adoecimentos mentais.

Por isso, é possível também analisar essa mesma relação identificando, nos ambientes e nas condições de trabalho, fatores de risco promotores ou desencadeadores de transtornos mentais, visto que, em outras três entrevistas, os pacientes atribuíram suas primeiras crises ou sintomas a situações de pressão vivenciadas no ambiente laboral.

> *Trabalhei no mercado, foi através do mercado que apareceram esses problemas... eles colocavam muita pressão em mim... pelo fato de eu ser o mais experiente, querendo que eu fizesse todo o serviço que eles quisessem [...] parecia que não estavam satisfeitos com o meu trabalho, né? falavam 'faz aquilo Eduardo, faz aquilo', aí eu não queria fazer mais e eles me julgavam e me xingavam, né? [...] desencadeou outros problemas... Depressão...* (Eduardo)

> *Essa insônia...que eu trabalhei praticamente 30 anos à noite, né? e pode ter vindo dela...pode ter vindo da bebida...que eu ficava até tarde da noite bebendo na rua...dirigindo...quer dizer...tudo isso preocupa a gente...* (Oscar)

> *Eu sofri assédio de uma pessoa do sindicato uma vez que estava no ministério me acusando. E quando eu o reencontrei eu perdi a cabeça. Ele me perseguiu por 4 anos e 7 meses.* (Pablo)

Embora a questão da interação entre transtorno mental e condições de trabalho precárias já seja bem descrita na literatura cientifica (LUDERMIR, 2008; MUNDIM, 2012; SATO; BERNARDO, 2005), cabe destacar que não são considerados os fatores relacionados à concepção de Masculinidade Hegemônica, que também exige dos homens um desempenho eficaz e bem-sucedido no ambiente de trabalho (ZANELLO; FIUZA; COSTA, 2015).

As entrevistas colhidas permitiram identificar a visão e a explicação dos indivíduos em questão sobre sua situação empregatícia e suas condições de trabalho e revelaram que as precárias condições de trabalho e acesso à renda têm interação nas condições de saúde mental de homens de classes populares, que, no entendimento de Jessé de Souza (2016), formam um quadro de precarização da vida, "[...] vivida como mal-estar e traços de uma vida indigna, esvaziada ou empobrecida de reconhecimento social" (p. 63).

# CAPÍTULO 5

## MASCULINIDADES, SOFRIMENTO MENTAL E DESAFIOS DO CUIDADO NA REDE DE ATENÇÃO PSICOSSOCIAL

> *A opressão nas fábricas, nas instituições de adolescentes, nos cárceres, a discriminação contra negros, homossexuais, índios, mulheres. Lutar pelos direitos de cidadania dos doentes mentais significa incorporar-se à luta de todos os trabalhadores por seus direitos mínimos à saúde, justiça e melhores condições de vida*
>
> *(Carta de Bauru – Movimento dos Trabalhadores de Saúde Mental, 1987)*

Em relação à atenção a cuidados em saúde mental no SUS, ainda há poucos estudos disponíveis sobre o acesso dos homens a serviços especializados, principalmente sobre a forma pela qual se relacionam com eles enquanto usuários. Porém, sabe-se que o acesso e a adesão de homens a cuidados em saúde mental passam por uma série de obstáculos relacionados à construção da masculinidade e às normas exigidas para afirmação do "ser homem".

O estudo de Campos *et al.* (2017) nos revela uma menor demanda dos homens por cuidados no serviços de atenção psicossocial do DF, porém ressalta que essa população apresenta relevantes agravos à saúde mental que necessitam ser mais bem observados, acolhidos e abordados pela RAPS, especialmente nos Caps, que têm importância estratégica na oferta de cuidados em saúde mental à população masculina.

Conforme Faria e Schneider (2019), os Caps tiveram papel central na reorganização da política de nacional de saúde mental e na mudança da racionalidade do cuidado ao sofrimento mental, desde a proclamação da Lei 10.216 em 2001:

> Os CAPS tiveram um valor estratégico na história das transformações no campo da saúde mental e na consolidação da Reforma Psiquiátrica Brasileira, como serviços substitutivos ao Hospital Psiquiátrico, com a função de reorganizar e arti-

> cular a rede de atenção às pessoas com transtornos mentais nos municípios. Sob esta lógica, deveria se consolidar uma nova clínica, em perspectiva ampliada e focada no sujeito e não somente em seu problema de saúde, que fosse produtora de autonomia, ao convidar o usuário à corresponsabilização e protagonismo. (FARIA; SCHNEIDER, 2019, p. 8).

Com isso, é necessário refletir sobre como o modelo de atenção psicossocial proposto pela reforma psiquiátrica lida e reconhece as diferenças e iniquidades de gênero nos modos de sofrer dos usuários desses serviços de saúde mental.

Diante disso, pode-se afirmar a relevância da investigação da rotina dos serviços de atenção psicossocial e das oficinas terapêuticas que realizam como parte do tratamento, para se compreender como as construções de gênero podem ser abordadas no cotidiano desses serviços, investigando-se a influência das concepções de masculinidade sobre a vivência dos transtornos mentais e comportamentais, no âmbito dos Caps.

## 5.1 ACESSO E MODOS DE UTILIZAÇÃO DOS SERVIÇOS DA RAPS POR USUÁRIOS DO SEXO MASCULINO

Nos capítulos anteriores, caracterizou-se o perfil dos entrevistados, suas queixas, seus diagnósticos, e foram discutidas as interações desses adoecimentos em saúde mental com o exercício da masculinidade. No presente capítulo, pretendemos descrever e discutir o modo de utilização dos serviços da RAPS pelos homens com transtornos mentais e/ou problemas decorrentes do uso abusivo de álcool, usuários dos dois serviços Caps pesquisados, bem como investigar as respostas e os modos de organização dos serviços para acolher e lidar com as demandas de saúde mental da população masculina, analisando as estratégias de cuidado da atenção psicossocial do DF.

Para isso, investigamos nas 16 entrevistas como se deu o acesso ao serviço de saúde mental, quais os primeiros pontos de atenção procurados, tentando identificar o acesso e o modo de utilização do serviço por cada paciente, a partir das seguintes questões do roteiro semiestruturado: *Onde você buscou ajuda primeiro? Quem procurou? Como foi tomar a decisão de buscar ajuda? Alguém te estimulou?*

Nesse momento do estudo, o objetivo era investigar como os homens percebiam suas demandas relacionadas à saúde mental e o que os fazia buscar os cuidados em saúde mental. Compreendendo-se aqui a procura pelo cuidado em saúde como uma ação determinada pela antevisão do indivíduo da possibilidade de modificação de situações consideradas negativas para sua vida. Entende-se também que as situações, a antevisão, as necessidades e os resultados das intervenções sobre quaisquer carecimentos de um indivíduo ou de uma população que consomem cuidado de saúde são construídos social e historicamente (SCHRAIBER; GONÇALVES, 2000).

Dessa forma, considera-se que a busca por cuidados em saúde mental por homens é intermediada pelos processos de subjetivação masculinos e pelos lugares sociais e econômicos que esses ocupam, bem como pela construção social da doença mental, que, como se observou nos depoimentos, interfere fortemente na subjetividade dos entrevistados ao serem acometidos por esses de adoecimentos.

Em relação ao acesso aos serviços, no Caps III, com exceção de Oscar, que buscou o serviço para tratar sua insônia, todos os outros entrevistados chegaram ao serviço após internação psiquiátrica decorrente de surtos psicóticos. Foram encaminhados ao Caps pelo HPAP, localizado em Taguatinga, região próxima à Samambaia, que é o único serviço para urgência e emergências psiquiátricas de todo o DF.

A partir dessa informação, suscitam-se duas questões a serem aprofundadas: que tipo de cuidado os homens com sintomas psicóticos buscam antes de uma crise? Por que o Caps não é um ponto de atenção para acolher esses casos antes de um maior comprometimento?

Há de se reconhecer que o Caps III priorizava o atendimento de pacientes mais comprometidos, fazendo uma seleção criteriosa sobre quem era incluído nas atividades regulares do serviço. Os pacientes sem risco de autoagressão (tentativa de suicídio ou automutilação) ou que estavam funcionalmente saudáveis, considerando atividade laboral e autocuidado, eram encaminhados ao ambulatório de saúde mental do Hospital Regional de Taguatinga ou à UBS mais próxima de sua residência, não sendo aceitos para acompanhamento no Caps III. Para a gestão do serviço, esses critérios eram importantes para evitar a superlotação das atividades, pois julgava-se já ter um número de pacientes maior do que o serviço comportava, e para que o Caps não fosse o único estabelecimento a promover saúde mental à população do território. A gestão do serviço retomava a política de saúde mental, instituída pela Lei 10.216/2001 (BRASIL, 2001), argumentando que o Caps era um serviço para atender pessoas com transtornos mentais severos e persistentes. Porém, apesar de tratar-se de um serviço 24h com leitos de acolhimento integral, esse Caps não recebia situações de crise fora do horário comercial e limitava os horários de atendimento para acolhimento/casos novos, não cumprindo as diretrizes da portaria de consolidação n.º 3/2017 do Ministério da Saúde, que orienta os Caps III a funcionar de portas abertas, com plantões diários de acolhimento.

Durante as observações de campo, notou-se também uma dificuldade de acesso dos pacientes a serviços de urgência e emergência em saúde mental; o único serviço desse tipo no DF é o HPAP. Além disso, apesar de o Caps III possuir sete leitos para acolhimento integral, os pacientes regulares eram orientados a, em situação de urgência, buscar o HPAP. Os leitos de acolhimento integral eram utilizados para estabilização de pacientes recebidos em crise em horário comercial ou que tinham recebido alta do HPAP.

Ademais, apesar da disponibilidade de mais de um serviço Caps nesse território, a RAPS de Samambaia era bastante frágil, quando se tratava de pontos de atenção no âmbito da atenção primária. Os dois NASF existentes na região administrativa contavam apenas com uma profissional de psicologia, e havia pouca ou nenhuma interação entre os serviços de atenção primária e os Caps. A partir das observações de campo, percebeu-se que os Caps se comunicavam mais com o hospital psiquiátrico e com os hospitais regionais de Taguatinga e de Samambaia do que com serviços de atenção primária do próprio território.

Essa estruturação da rede dificultava o acesso a cuidados em saúde mental em nível primário, e os cuidados para esse tipo de adoecimento eram ofertados apenas quando havia um maior comprometimento das funções psíquicas. Assim como encontrado no estudo de Faria e Schneider (2019), realizado em um Caps na região Sul do Brasil, esses serviços enfrentam dificuldades de articulação da rede de serviços, não exercendo sua função de coordenação e regulação da RAPS, mantendo-se afastados, especialmente, dos serviços de APS.

Não obstante, deve-se considerar outros fatores que dificultam o acesso dos homens a cuidados em saúde como a menor oferta de atividades específicas em serviços de atenção primária (FIGUEIREDO, 2005; GOMES; NASCIMENTO; ARAÚJO, 2007; SCHRAIBER *et al.*, 2010) e a dificuldade de verbalização de necessidades no contexto da assistência (COUTO *et al.*, 2010), em especial ao se tratar de sentimentos, emoções e sofrimentos (INSTITUTO PAPO DE HOMEM, 2019; NASCIMENTO, 2001). Estudos indicam que os homens têm menor número de consultas médicas por ano em comparação às mulheres e fazem menos uso de serviços de cuidado longitudinal, visto que subjetivamente valorizam menos a ida aos serviços de saúde (GOMES; NASCIMENTO; ARAÚJO, 2007; SCHRAIBER *et al.*, 2010).

Nas entrevistas realizadas, observou-se que, na ocorrência das referidas crises ou surtos com sintomas psicóticos, esses homens eram levados ao serviço de urgência em saúde mental — HPAP — acompanhados majoritariamente por suas respectivas mães; em apenas um caso, o paciente foi acompanhado pela esposa. Observou-se também um destaque para a importância da mãe na continuidade do tratamento, como no caso de André, cuja mãe monitora se ele está tomando a medicação corretamente.

Ainda em relação ao modo como acessaram o Caps III, identificou-se que, em dois casos, os pacientes foram encaminhados por médicos de ambulatórios localizados em hospitais regionais. Analisando-se também o material produzido na observação de campo, não se identificou nenhum caso encaminhado pela Atenção Básica.

Em relação aos primeiros cuidados buscados pelos pacientes entrevistados no Caps III, observou-se, em quatro entrevistas, que o HPAP foi o primeiro local de cuidado procurado. Em outros dois casos, a igreja foi o primeiro acesso em busca de atenção, e em apenas um caso, o de Luís, a escola proporcionou acesso à rede de cuidados e o encaminhou ao Caps.

Quanto à percepção da experiência de sofrimento mental, notou-se, a partir das entrevistas, especialmente no Caps III, que, assim como encontrado nos estudos de Nascimento (2001), há pouca percepção sobre as emoções e sobre os transtornos mentais vivenciados. Além disso, percebeu-se, a partir dos depoimentos dos entrevistados, que havia restrito conhecimento sobre seu diagnóstico, havendo pouco entendimento sobre o transtorno mental que lhe acometia, como se pode-se observar a seguir:

> *Esquizofrenia, nem sei o que essa doença fala... deve ser uma doença crônica mesmo assim... só a minha mãe que sabe assim [...] falaram que eu não posso andar só, né?...eu vim só hoje...minha mãe falou que não era para mim vir hoje só [...] essas pessoas que têm esses problemas não podem andar só, não.* (Eduardo)

> *A médica que melhor explicou o diagnóstico foi a do hospital, ela disse que isso aí não tem cura, não. Não tem cura, só com remédio, controlando com remédio [...] é horrível essa doença...* (Maurício)

> *Esquizofrenia eles falam que é ver vozes e ouvir vultos e outros é se mutilar...só que só vem nos estados mais avançados, né?* (Johnny)

Com exceção de Oscar, que aparentava ter mais conhecimentos sobre a insônia que apresentava, até mesmo relatando possíveis fatores que tenham lhe causado esse agravo, os outros pacientes do Caps III relataram informações escassas sobre seus sintomas e faziam poucas relações com possíveis fatores causais de seus adoecimentos e/ou de situações disparadoras. Informaram com poucos detalhes os primeiros sintomas antes da ocorrência do surto e demonstraram pouca percepção sobre as experiências de sofrimento psíquico.

Em relação ao modo como os pacientes lidam com seus diagnósticos e como entendem as intervenções terapêuticas ofertadas pelo serviço, observou-se que, no caso dos pacientes dos Caps III, também havia pouco conhecimento sobre por que participavam das atividades em grupo. A maioria lidava com seus projetos terapêuticos de modo bastante passivo. Essa conjuntura pode ter alguma relação com dificuldades encontradas pelo serviço em fomentar o protagonismo dos usuários na produção de autonomia e autocuidado.

É claro que o cuidado no Caps não deve ser pautado pelo diagnóstico psiquiátrico, visto que a própria reforma psiquiátrica defende que a doença seja colocada entre parênteses, para que possamos ocupar-nos do sujeito em sua experiência (AMARANTE, 2013), ofertando cuidado à pessoa em seu contexto social. Porém, o pouco conhecimento sobre o próprio diagnóstico, entre outros aspectos, pode estar levando esses pacientes a uma situação de alienação diante do discurso médico, fazendo com que não reajam a esse discurso.

Pelos relatos do diário de campo, foi possível perceber que a equipe do Caps III estava bastante sobrecarregada na execução de oficinas temáticas, tendo menos tempo para atendimentos individuais e/ou discussões de caso, o que parece colaborar para essa fragilidade. Contudo, deve-se ressaltar que desenvolvia uma ampla variedade de oficinas terapêuticas, inclusive em horários não comerciais e estendidos, o que facilitava a adesão do paciente ao tratamento, especialmente os homens, e maior adaptação a atividades propostas.

Contudo, corroborando os resultados do estudo de Faria e Schneider, o desenvolvimento das oficinas terapêuticas deve visar à reinserção social, sem esse objetivo essas atividades limitam-se a "[...] ocupar e entreter os usuários, sem função terapêutica" (2019, p. 11). Pinho *et al.* (2009) complementam essa análise, declarando que, devido às dificuldades de se realizarem atividades de reinserção comunitária, as oficinas terapêuticas encontravam barreiras para se desvincular do modelo psiquiátrico tradicional. Essas dificuldades de interação das oficinas terapêuticas com o território onde o serviço estava implantado também foram observadas durante a investigação de campo.

No Caps III, todos os entrevistados eram pacientes regulares e frequentes do serviço, e apenas um estava em acolhimento integral, internado e recém-chegado na unidade; os outros seis faziam uso do serviço de duas a quatro vezes por semana, participando especialmente das oficinas temáticas em grupo, pelo período de três meses (Eduardo) a seis anos (Oscar).

No Caps AD, investigou-se uma realidade de uso de serviço bastante diferente, tanto pelo perfil dos pacientes quanto pela adesão ao tratamento e frequência no serviço. Quatro entrevistados faziam uso regular do serviço havia pelo menos um ano, frequentando as atividades terapêuticas pelo menos duas vezes por semana; os três pacientes que estavam morando na UA, havia pelo menos um mês, também frequentavam regularmente as atividades em grupo do Caps AD III, com os três entrevistados que, no momento da entrevista, estavam internados nos leitos de acolhimento integral por até 15 dias. Um deles, Jeremias, era paciente regular do Caps, mas havia tido uma recaída e, depois de um mês, voltou ao serviço durante a madrugada, sendo acolhido pela equipe em um leito disponível. Isso demonstra que o Caps AD III realmente se mantinha como um serviço de porta aberta 24h, acolhendo pacientes que demandavam cuidados em saúde mental, quando alcoolizados e/ou drogados, conforme preconizado pelo própria normativa do Caps AD III (BRASIL, 2017c).

Antes de buscar cuidados no Caps AD, quatro entrevistados passaram por internações em comunidades terapêuticas de cunho religioso para tratamento do uso abusivo de álcool e outras drogas, sendo levados a esses estabelecimentos, muitas vezes de cunho privado, por parentes de primeiro grau:

> *Aí minha irmã foi lá, me viu e tal, fiz uma cirurgia também... passei uns tempos sem beber, depois voltei a beber de novo..., aí minha irmã foi lá e me chamou... – vamos para lá...fazer um tratamento lá no CAPS. (João)*

> *Quando foi um certo dia lá eu passei uma semana em casa isolado, bebendo e cheirando. Aí meu pai foi lá e me pegou e me trouxe. Meu pai que me trouxe, ele conheceu um deputado aí que mandou ele me trazer aqui, mas eu não sabia que existia isso daqui, senão eu tinha procurado antes. (Vidal)*

*Aí não sabia o que era CAPS, eu não sabia nem como falava o nome. Daí me falaram que tinha que vir aqui para conversar...falar das biritas que a gente já tinha bebido. Foi quando a Justiça mesmo me orientou, porque eu não estava dando conta de parar mais com o álcool. Aí me davam remédio, passavam remédio, eu não via o resultado, fiquei frequentando muito médicos aqui quase um ano. Aí pronto, depois de um ano eu não bebia mais...diminui até mais o meu cigarro...estava às mil maravilhas. Depois que eu voltei a beber um pouco, começou essa guerra dentro de casa, vai...não volta...foi a Justiça que me fez isso aqui... Se não fosse a Justiça eu não conhecia isso aqui...* (Almir)

*É a primeira vez que vim ao CAPS, por incrível que pareça, fiquei mais de três anos bebendo pelo mundo (morador de rua e andarilho), nunca precisei de... sempre mantinha controle. Eu achava que tinha controle, mas para o álcool, não existe controle. Existe se a pessoa se tiver apoio familiar para ser internado. E, se não tiver, tem que procurar a ajuda de um profissional para mudança. Aí eu comecei a frequentar o CAPS aqui. O grupo que eu mais gostei foi o grupo "Quero Mudar". E eu estou sendo acolhido, tomando o meu medicamento.* (Zeca)

Percebemos que, além de levados por familiares, os homens também chegavam ao serviço por intermédio de outros serviços públicos, como o centro de atendimento à população de rua, assim como eram encaminhados por pedidos judiciais de cumprimento de penas alternativas, em especial para os autores de agressão contra parceira íntima, ou por conta própria, como nos casos de Geraldo e Jeremias.

Jeremias afirmou que fora ao serviço por conta própria e sozinho, apesar de ter sido a esposa quem lhe contara sobre a existência do Caps próximo à sua residência. Esse paciente compreendia que a efetividade do tratamento dependia da vontade pessoal, justificando que, quando foi internado na comunidade terapêutica, foi a pedido dos familiares, diferentemente de quando procurou o Caps por conta própria, o que afirmou ser um sinal de comprometimento com o tratamento da dependência química.

Jeremias, João e Vidal relataram experiências de descredibilidade por parte de seus familiares, que não acreditavam mais que eles conseguissem parar de beber, relatando uma série de conflitos familiares e conjugais devido à desconfiança sobre a recuperação de sua dependência química.

*Quando me falaram de vir pra cá, eu tive um preconceito, preconceito de todo doente de não aceitar ajuda, sem conhecer, vou te falar que eu era analfabeto [...] Quando falam desse CAPS, dizem que lá só tem drogado e coisa que não presta, hoje em dia, quando vejo alguém falando eu faço é defender.* (Vidal)

Considerando os dois serviços pesquisados, observou-se que, tanto entre homens que tiveram surtos psicóticos quanto entre homens com problemas decorrentes do uso de álcool e outras drogas, os pacientes só chegaram aos serviços de saúde mental em circunstâncias críticas, tal qual encontrado na literatura pesquisada. Silva e Macedo (2012) afirmam que os homens são levados a esses serviços:

> Ou porque alguém quer que eles se tratem ou porque os sintomas colocaram eles perante uma impossibilidade, uma situação de rejeição, ou a mulher que quer se separar, ou fracasso profissional [...] perante um problema objetivo, ele é obrigado a se voltar para examinar os aspectos da sua subjetividade. (p. 213).

Essa ideia é corroborada por estudos sobre o uso de serviços de APS por parte da população masculina, que destacam a preferência dos homens por serviços que os atendam imediatamente, como emergências e prontos-socorros, sem cuidados longitudinais; eles demonstram resistências para realizar ações preventivas e/ou de rotina, apesar de também serem invisibilizados quando presentes nesses serviços de atenção primária (COUTO *et al.*, 2010; FIGUEIREDO, 2005; GOMES *et al.*, 2011).

No âmbito da saúde mental, estudos internacionais, como o de Pattyn, Verhaeghe e Bracke (2015) na Bélgica, que entrevistou 743 pessoas, analisando os modos de utilização de serviços de saúde mental, encontraram que os homens fazem menos uso desses serviços. As autoras afirmam que as iniquidades de gênero encontradas nesses serviços de saúde devem-se não apenas a dificuldades de os homens buscarem apoio psicossocial, como também às normas sociais relacionadas à manutenção do senso de masculinidade, que dificultam o acesso a cuidados em saúde mental.

Essa é uma questão bastante relevante na abordagem da saúde mental masculina, porém ainda se mantém invisibilizada pela maioria dos serviços de saúde mental no Brasil e no mundo, que acabam não abordando o sentimento de invulnerabilidade dos homens em relação aos seus sofrimentos psíquicos e outros adoecimentos (COUTO, 2016; MILLER; BELL, 1996).

Essa iniquidade entre homens e mulheres no uso de serviço acentua-se quando abordamos grupos populacionais específicos, como a população em situação de rua. No estudo de Caton (1995), demonstra-se que homens em situação de rua com transtornos mentais graves têm menos acesso a cuidados necessários e são mais propensos a recusar tratamento, em comparação àqueles sem diagnósticos relacionados à saúde mental. Desse modo, é necessário considerar que minorias diversas vivenciam maiores vulnerabilidades de acesso a serviços de saúde mental, como indica os achados de Ojeda e McGuire (2006), que identificaram que mulheres e homens latino-americanos e afro-americanos faziam menos uso de serviços ambulatoriais de saúde mental em relação à população estudada, em particular quando afetados por dificuldades financeiras.

Esses estudos demonstram as dificuldades de acesso dos homens a serviços de saúde mental, o que cabe também para a realidade desta amostra, visto que têm menor adesão a esses serviços, tanto por serem homens quanto por vivenciarem condições de vida que colaboram com a menor acesso ao serviço, como, por exemplo, viver em situação de rua.

Além disso, Rocha *et al.* (2015) ressaltam que o estigma da doença mental contribui para que a busca por atenção psicossocial ocorra apenas quando o sofrimento psíquico se encontra em estágio mais avançado, comprometendo as funções psíquicas e sociais do sujeito, além de induzir a um maior número de internações psiquiátricas.

A partir das observações de campo, percebeu-se que o Caps AD III tem um funcionamento bastante diferente do Caps III. A equipe do Caps AD III faz acolhimento a usuários que buscam o serviço em qualquer horário. Esse estabelecimento tinha menos oficinas terapêuticas e o trabalho era bastante centrado nos atendimentos individuais e no acompanhamento do projeto terapêutico individual por parte da equipe multiprofissional de referência do caso, ocorrendo reuniões de discussão de caso e de educação permanente regularmente. Dessa forma, esse serviço mostrou-se mais aberto a receber os pacientes em sofrimento decorrido do uso de álcool e outras drogas.

Porém, a falta de coordenação da RAPS e de contato com os serviços de APS, observada nos dois serviços pesquisados, colaborou para a falta de acesso dos homens à atenção psicossocial e, consequentemente, para o agravamento das condições psicossociais e comportamentais desses pacientes, visto que a porta de entrada prioritária das pessoas em sofrimento mental na região de Samambaia-DF era o hospital psiquiátrico de Taguatinga (HPAP), e não o Caps ou a APS, como preconiza as diretrizes da RAPS (BRASIL, 2017c). Estudos, como o de Bezerra e Dimenstein (2008), também identificaram uma desconexão entre os serviços da RAPS em cidades do Nordeste brasileiro, destacando a ausência de ações de apoio matricial para a APS.

Abordando-se o conhecimento dos pacientes sobre seus adoecimentos, diferentemente do que ocorria com os pacientes do CAPS III, os do Caps AD apresentavam conexões causais sobre o início de seus problemas com uso de álcool e outras drogas, expondo certos motivos sobre as condições de vida e histórias pessoais que os deixaram mais vulneráveis a problemas decorrentes do uso prejudicial de álcool e outras drogas:

> *Foi mais depois da morte dele (assassinato do filho) que me atrapalhou mais...A minha mente...coisa da mente da gente, né? Parece que... é... enfraqueci...realmente enfraqueci...* (João)

Supomos que essas conexões causais tenham surgido durante o tratamento no Caps AD, visto que dois pacientes que estavam no acolhimento integral, recém-chegados ao serviço, ainda não apresentavam esse tipo de elaboração. Assim como observado no caso de Geraldo, que não associava ter passado a beber abusivamente pouco depois do falecimento da mãe, no mês anterior à entrevista.

No diário de campo, foi observado que a equipe de saúde problematizava, junto aos pacientes, os fatores desencadeantes que possam tê-los tornado vulneráveis, levando-os à dependência química, podendo-se supor que essa compreensão dos pacientes sobre os fatores causais de sua condição era decorrente do tratamento nesse serviço. Observamos que os pacientes que estão há mais tempo no Caps AD apresentam maior compreensão sobre seus processos de adoecimento e sobre suas relações com a bebida alcoólica e/ou com outras drogas.

Em se tratando especificamente do Caps AD, é importante ressaltar que esse ambiente era bastante peculiar por ser um serviço de saúde, no qual a grande maioria de seus pacientes era do sexo masculino, 85% da clientela conforme dados do próprio serviço, e convivia num espaço de cuidado em saúde, historicamente considerados ambientes feminilizados (FIGUEIREDO, 2005; GOMES; NASCIMENTO; ARAÚJO, 2007). Esse Caps AD III era localizado em um prédio de três andares, pouco apropriado para o funcionamento de um serviço como esse, porém os homens aparentavam se sentir à vontade e pertencentes àquele espaço. A maior parte da equipe de saúde era do sexo feminino e relatava boas relações com os usuários, afirmando, durante as observações, que era necessário "saber se portar" naquele ambiente.

Abordando-se o ambiente do Caps AD III e o modo de ocupação do espaço pelos usuários, os pacientes passavam grande parte do dia realizando as atividades ofertadas no estabelecimento, além daqueles que estavam no acolhimento integral. Apesar de ser um leito de internação, tinham liberdade para circular tanto na área interna quanto na área externa/rua. Um relato diário de campo ilustra bem o modo de ocupação do serviço pelos pacientes:

> No meu primeiro dia de observação no Caps AD III, depois de me apresentar à gerência e à equipe da unidade, além de ter conhecido e me apresentado ao presidente da associação de usuário do CAPS, comecei a observação participante circulando pelas áreas comuns do estabelecimento: refeitório, recepção, sala de leitura e fiquei um tempo na porta do CAPS, onde há um amplo estacionamento aberto e depois uma pequena sorveteria, do outro lado da rua. Observo que os pacientes ficam nesse espaço, sentados na sarjeta, fumando, conversando e vendo o movimento da rua. Estão concentrados em pequenas rodas de três a quatro pessoas, percebo depois que ficam ali por horas. Como pesquisador, tive uma primeira percepção de estar em um "bar sem álcool", devido a descontração e desenvoltura apresentadas por aqueles homens, aparentando estar bem à vontade [...] No refeitório, percebo que é realmente um "bar sem álcool". Os homens ficam jogando conversa fora e contando histórias, sendo um espaço de convivência (Diário de campo - Caps AD III).

Esse espaço de convivência e sociabilidade permitia aos pacientes construir outras formas de relação social, especialmente entre homens, sem estar imersas em álcool, o que era estranho e diferente para homens pertencentes a classes populares que têm possibilidades de lazer e diversão restritas e quase sempre permeadas pelo uso de álcool, como no caso do futebol com os amigos.

As regras desse Caps AD orientavam que os pacientes não deviam usar álcool e/ou outras drogas nas imediações do estabelecimento nem acompanhados de pacientes do serviço, assim como não podiam participar das atividades em grupo quando estivessem sob efeito de alguma substância psicoativa. Porém, a maior parte da equipe do serviço entendia que a abstinência não era a única possibilidade de tratamento e que as recaídas faziam parte do processo de reabilitação. Por isso, não foram observadas punições ou cerceamento de atendimento para os pacientes que tivessem recaído.

Na UA, que ficava em frente ao Caps AD, essas regras eram mais rígidas, considerando-se que os pacientes moravam por até três meses no estabelecimento. Eram orientados que, se chegassem ao serviço sob efeito de álcool ou outras drogas, seriam retirados e dispensados da UA. Um de nossos entrevistados, Almir, havia perdido a vaga na UA por ter chegado alcoolizado e ter discutido com o segurança.

Almir nos apresentou uma justificativa para sua recaída relacionada à vinculação com equipe do Caps AD III. Após frequentar o Caps por quatro meses e ter conseguido uma vaga na UA fazia um mês, teve uma recaída depois que sua profissional de referência, uma assistente social, foi realocada para outro serviço de saúde, deixando de trabalhar no Caps AD e de acompanhá-lo. Almir voltou a beber e ficou na rua por uma semana. Ele afirmou que, sem a profissional, perdeu a confiança e, por isso, voltou a beber.

> Eu sou um homem que vou te falar...diz que homem não chora nem se arrepende, mas eu choro... Eu chorei por causa de duas mulheres na minha *vida. Uma a minha mãe quando ela morreu* [...] *E quando essa menina saiu, chorava embaixo do chuveiro...chorava. Quando essa assistente social...eu não via mais ela* [...], *mas aqui foi onde me acolheu, e está me acolhendo até hoje. E foi tudo, ela para mim foi tudo, meu braço direito.* (Almir)

No momento da entrevista, estava no acolhimento integral do CAPS, sem previsão para onde ir após os 15 dias de internação. Almir não tinha vínculos próximos na cidade, sendo o Caps sua única referência, o qual considerava o único lugar que o acolheu.

Assim como no relato anterior, observou-se que todos os pacientes entrevistados aparentavam estar vinculados aos serviços, mesmo aqueles que estavam há menos tempo, mantendo relações regulares e afetivas tanto com profissionais quanto com outros usuários. Destaca-se aqui a capacidade desses dois serviços em estabelecer espaços de convivência e criação de vínculos entre os usuários.

Keohane e Richardson (2018), que realizaram grupos focais com 69 homens com transtornos mentais na Irlanda, afirmam que está bem documentado na literatura que a procura de ajuda é mais provável quando o paciente confia na pessoa e/ou serviço onde busca atenção à saúde. Além disso, relataram que ter uma conexão genuína e um entendimento mútuo com uma pessoa que oferece ajuda foi um fator crítico na disposição dos homens a procurar ajuda e falar abertamente sobre seus sofrimentos psíquicos, assim como podemos ver nos dados encontrados a seguir.

Durante as entrevistas, a maior parte dos pacientes manifestaram que aquele era um espaço onde se sentiam mais à vontade, onde sofriam menos discriminações do que em outros espaços públicos, cumprindo sua função de reabilitação da autonomia e sociabilidade dos sujeitos em sofrimento mental. Eduardo, por exemplo, relatou que ali se sentia mais parecido com os outros garotos ao se comparar com os garotos da vila olímpica, onde também joga futebol: *"A diferença é que lá é Society, lá tem as pessoas normais...e aqui tem mais colegas, mais amigos, né? lá me sinto tipo um peixe fora da água..."* (Eduardo).

As entrevistas do Caps III permitiram perceber que os pacientes se sentiam acolhidos pelo serviço e valorizavam as relações que mantinham com os outros pacientes, considerando esse tipo de sociabilidade relevante em seus processos terapêuticos, visto que vários entrevistados tinham grandes dificuldades de contato pessoal e social, especialmente com pessoas de fora do serviço. Por partilharem de uma mesma condição de saúde, estigmatizada, sentiam-se permitidos a ter contato entre si, o que é limitador por não proporcionar inclusão social, porém colabora na vivência de vínculos de apoio e cuidado entre os pacientes.

Essa relação de confiança estabelecida aparentava diminuir a situação de desamparo em que esses sujeitos se encontravam. Porém, é importante refletirmos sobre o tema da inclusão/exclusão dos pacientes estigmatizado pelo transtorno mental, que são discriminados e excluídos por serem considerados "loucos". Nesse caso, o Caps III tinha uma função bastante delicada; por um lado, incluía essas pessoas numa rede de relações que colaborava com seu tratamento e, por outro lado, muitas vezes, se tornava o único ou um dos poucos espaços onde esse paciente convivia, correndo o risco de não colaborar com o fortalecimento dos vínculos familiares e comunitários, podendo o "enCAPSular".

Esse processo de reprodução de uma lógica manicomial, em que o Caps se torna o único espaço de convivência e sociabilidade desses sujeitos em sofrimento mental, também foi identificado no estudo de Silva e Pinho (2015), que, a partir de entrevistas com trabalhadores desse tipo de serviço de saúde mental, reconhecem as dificuldades em se promover uma atenção psicossocial extramuros, que promova a participação dessas pessoas em sofrimento mental na vida comunitária do território em que o serviço está localizado. Para Faria e Schneider (2019), esse tipo de uso do serviço repete uma lógica hospitalocêntrica no contexto da atenção psicossocial, cronificando o usuário, que limita suas relações sociais ao serviço de saúde mental, estabelecendo um lugar social em que a "loucura" ainda se mantém em confinamento (AMARANTE, 2013).

Por isso, acaba não cumprindo sua função de reinserção social, como preconiza a política nacional de saúde mental, além de não construir um lugar social para a loucura na comunidade, como defende o movimento da luta antimanicomial (AMARANTE, 2013), sendo possível afirmar que um dos maiores desafios desses serviços é justamente o de ampliar a participação dos usuários na comunidade, expandindo espaços de sociabilidade.

Abordando-se a temática das relações entre profissionais de saúde de Caps e usuários, observou-se que os pacientes tinham grande confiança nas equipes de ambos os serviços, reconhecendo que as respectivas equipes os ajudavam por meios das atividades, dando ênfase ao uso da medicação, ao trabalho do psicólogo e às conversas nas atividades em grupo, Na perspectiva deles, os serviços lhes garantiam assistência médica e psicológica com cuidado e atenção, proporcionando alívio do sofrimento e bem-estar:

> *Com o atendimento (médico)...consigo me controlar mais, tomando os medicamentos, estou bem melhor. [...] Já não estou mais agressivo...já consigo vir aqui no futebol, antes eu não conseguia ter contato com outras pessoas...ficava tímido...não conseguia interagir...* (Luís)

> *Eu acho que o que mais ajuda são os psicólogos, com conversa, né?* (Maurício)

> *Cheguei aqui quase morto, vomitando só água, mas aqui o pessoal trata a gente igual a mãe da gente, dando na hora certa os remédios. A medicação ajuda para não lembrar mais do passado, tira da cabeça o que fazia mal* (Jorge).

Os pacientes dos dois Caps deram ênfase à qualidade das relações com os profissionais, o que aparentava ser um aspecto positivo para a adesão e eficiência do tratamento, como se pode refletir a partir das falas a seguir:

> *Eu defendo o CAPS, porque foram os profissionais que na hora que eu mais precisei, foram eles que me ajudaram.* (Vidal)

> *Vim no CAPS e já vinha fazendo um acompanhamento nos hospitais também... e nos hospitais a gente encontra mais dificuldade e aqui a gente fazendo acompanhamento... no CAPS... a gente tem uma* **'apadrinhagem'** *mais forte, sabe?* (Oscar)

Destacou-se o termo "apadrinhagem" utilizado por um dos entrevistados, por aparentar representar um pouco da relação que muitos estabeleciam com os serviços de saúde mental. Para o dicionário da academia brasileira de letras, apadrinhar significa servir de padrinho; patrocinar;

proteger. Esses significados representam uma construção de vínculo estabelecida que aparenta colaborar no processo terapêutico desses pacientes, como no caso de João, o qual afirmava que o os profissionais do Caps AD acreditavam que ele pudesse se reabilitar, diferentemente das expectativas que os familiares tinham sobre ele:

> *Eles acham que eu virei um dependente, só disso...do álcool...e eu não acho isso!...e vocês (entrevistador e profissionais do CAPS) não acham isso, senão você não estava aqui tentando me ajudar... isso é o pessoal de fora... porque eu vejo gente aqui, em boa situação, se tratando... e funciona, realmente funciona...* (João)

Enquanto isso, no Caps AD III, a partir dos dados coletados nas observações e nas entrevistas, percebeu-se a função positiva desses serviços no reestabelecimento de vínculos de confiança por meio das relações entre usuários, como se observa nas falas a seguir:

> *Tem hora que eu penso em desistir, mas aí eu lembro deles que me deram a força. Até quem já saiu daqui [...] O pessoal daqui é todo amigo... parece que vai passando o tempo aqui e que vai ficando assim... uma amizade boa.* (João)

> *Ajuda pessoas que tão caídas no chão e não tem o incentivo de ninguém, e aí vem aqui pro CAPS e encontra ajuda. O cara volta transformado.* (Vidal)

> *Aqui já foi 7 pessoas daqui lá em casa me buscar....do CAPS. Graças a Deus aqui...eu tenho uma amizade tão grande aqui..., mas também quando estou aqui...eu ajudava todo mundo... Fernando, é o apoio das pessoas...O apoio dos funcionários, sabe? e o remédio também, que eu estou tomando, que já tomei, por causa da ansiedade para beber, né? Pra evitar a abstinência... Então, o que me ajuda muito aqui também é esses grupos...eles abrem muito a mente da gente, sabe? às vezes estou assim pensando umas besteiras, passo num grupo desses, vou para casa e a minha mente vai diferente, leve! A minha família que eu tenho, são vocês aqui. Quando eu preciso de um conselho, eu venho aqui com os profissionais. É difícil confiar com as pessoas.* (Milton)

> *Quando estou entre quem tem problema com bebida, a gente conversa, eu dou força. -Para que isso? não tem futuro! Isso não vai para a frente, estraga a saúde...* (Jorge)

Essas falas demonstram que os usuários vivenciavam sentimentos de pertencimento ao grupo de pacientes e sentiam-se parte de uma rede de apoio social e comunitária, em que também podiam ser protagonistas e promover cuidado a outros pacientes, o que colaborava na adesão ao tratamento. Porém, como contraponto, observou-se que se mantinham afastados da família e de outros grupos sociais, que os encaravam depreciativamente como bêbados ou drogados, tendo prejuízos devido à estigmatização social, como abordado no capítulo anterior.

É possível perceber nesses discursos uma circunscrição para garantir o vínculo e a continuidade daqueles que pertencem a esse grupo de ex-alcoólatras e/ou ex-viciados, chegando a declarar a seguinte afirmação:

> *Quando você vira as costas para o CAPS, você dá de cara pro Boteco. Se você encontra a sala fechada, os botecos tão tudo aberto. Eu agradeço a equipe aqui por estar sempre disponível.* (Milton)

Observa-se que o Caps AD ocupa um lugar de instituição que, na perspectiva dos usuários, os protegeria dos riscos da vida cotidiana e que oferta amparo diante da compulsão pelo álcool e/ou outras drogas. Contudo, como já dito, não promovem a reinserção social e comunitária, nem os tornam mais autônomos e menos dependentes do serviço de reabilitação.

Deve-se considerar que o território que esse serviço atendia era uma região socioeconomicamente pobre, distante das regiões com maiores oportunidades de emprego e renda do DF e marginalizada pela origem, nordestina, de seus habitantes e pela carência de políticas públicas, em especial as relacionadas à promoção de emprego e renda. Com isso, nesse espaço, predominava a escassez e a precarização das relações de trabalho; além disso, as relações eram permeadas pela violência urbana e doméstica. Esse cenário contribui para o agravamento de problemas de saúde, principalmente os sofrimentos mentais.

A população masculina de classes populares relaciona-se com o poder do Estado, menos pela promoção de direitos ou de acesso à saúde e mais pela repressão policial e pelo processo de encarceramento em massa, ocorrido nos últimos 20 anos. Esse encarceramento está fortemente relacionado à "guerra às drogas", a qual é responsável por um altíssimo número de prisões e homicídios de homens pretos, pobres e periféricos. Podemos dizer que o perfil sociodemográfico da população afetada pela "guerra às drogas" e por esse tipo de ação estatal é bastante semelhante ao perfil de nossos entrevistados do Caps AD (FLORES, 2016; MARQUES JUNIOR, 2020; RODRIGUES, 2018).

Os trechos das entrevistas e do diário de campo apresentados permitem perceber que as políticas públicas que incidem sobre a vida desses sujeitos são especialmente as relacionadas à segurança pública, mantendo-os marginalizados do direito à moradia, trabalho e renda (SARACENO; PITTA, 1999). Não obstante, os riscos que nossos entrevistados têm de serem presos, assassinados ou de viver em situação de rua são bastante relevantes (WAISELFISZ, 2015).

A realidade apreendida pelo presente estudo permite afirmar que o Caps AD pode representar uma política pública alternativa para a garantia de direitos e de promoção da cidadania de homens de classes populares, contrapondo-se à criminalização desses sujeitos, dada especialmente pelo envolvimento com o tráfico de drogas, e do genocídio da população negra, que sofre com a violência policial decorrente da guerra às drogas nas periferias.

> A guerra perdida contra "as drogas" significa a guerra diariamente renovada e eficaz contra pobres, imigrantes, negros, camponeses entre outros "ameaçadores" [...] As repercussões subjetivas desse dispositivo são a patologização e a criminalização dos dependentes de substâncias. (MAX; DANZIATO, 2015, p. 425).

Não obstante, a guerra às drogas e as políticas estatais de internação compulsória vão de encontro aos princípios do Estado democrático de direito, por representarem uma violação do direito à liberdade, além de contradizerem pressupostos da RPB, expressos na Lei Federal 10.216/2001.

Seguindo a perspectiva da RPB, observou-se que o Caps AD oferta cuidado em liberdade e que proporciona espaços de escuta e acolhimento a narrativas de vida marginalizadas e violentadas, além buscar o protagonismo dos usuários no seu processo de reabilitação.

Dessa forma, serviços como o Caps AD podem representar um importante papel no processo de enfrentamento à precarização da vida e à necropolítica de Estado (MBEMBE, 2018), que considera essas subjetividades e os corpos marginalizados como de menor valia e, por isso, descartáveis (VASCONCELOS; SEFFNER, 2011).

Além disso, quando abordamos as possibilidades de apoio ao sofrimento mental masculino, encontramos uma limitada oferta de modalidades de cuidado; em relação ao uso abusivo de álcool, a outra opção de tratamento se dá pela oferta de internações em comunidades terapêuticas, até hoje, financiadas pelo governo federal, que, na maioria dos casos, desenvolvem uma atividade religiosa que busca a conversão e a abstinência da substância psicoativa, não seguindo os princípios de cuidado em liberdade e de base comunitária presentes na política nacional de saúde mental.

Esse tipo de tratamento prevê a disciplinarização desses corpos desviantes da norma social e econômica (FERRAZZA *et al.*, 2016), buscando restabelecer sua função laboral e de provedor da família, numa concepção arcaica de "família tradicional", que é branca e heteronormativa (VASCONCELOS; SEFFNER, 2011). As comunidades terapêuticas, por onde muitos de nossos entrevistados passaram, seguem a mesma lógica manicomial, que confinam o sujeito em sofrimento, buscando adequá-lo a uma normalidade social e disciplinarizá-lo ao modo de produção hegemônico (FERRAZZA *et al.*, 2016; MAX; DANZIATO, 2015); podem ser consideradas mecanismos de controle social biopolíticos (FOUCAULT, 2008).

Para Max e Danziato, o discurso que enquadra o sujeito com problemas decorrentes do uso de álcool como doente, criminoso e anônimo produz uma ação biopolítica de segregação social, em que o alcoolista passa a ocupar "[.] o lugar de um outro ameaçador da ordem social que deve ser recluso" (p. 418), pois escapa à lógica da produtividade material e social. Para os autores, essa identidade do adicto tem se sobreposto ao "louco" como figura clássica da exclusão e substituindo-o nas instituições totais, como é o caso das comunidades terapêuticas.

A historiadora Maria Zilda Matos, em seu livro *Meu lar é o botequim: Alcoolismo e Masculinidade* (2000), afirma que, desde o início do século XX, o discurso médico foi preponderante no processo de urbanização do país, regrando padrões de comportamento, em especial relacionados aos lazer e prazeres da vida, desenvolvendo campanhas antialcoólicas e disciplinando os modos de beber e criando asilos para ébrios:

> Esses asilos teriam um duplo sentido: garantia para a sociedade, isolando os ébrios, correção e restabelecimento destes, não apenas como medida de repressão ao vício, mas também para lhes propiciar o ensinamento de um ofício, já que a disciplina e o trabalho eram vistos como elementos reintegradores dos ébrios na sociedade. (MATOS, 2000, p. 34).

Com isso, observa-se que historicamente a perspectiva de correção do uso desmedido de álcool se baseou no isolamento e na abstinência, com a racionalidade manicomial de afastamento do sujeito do meio social e de disciplinarização pelo trabalho, como formas de tratar o que se consideravam uma degeneração social.

Apesar de essa lógica de correção e de punição ainda estar presente nos discursos dos entrevistados, observou-se que o Caps AD propõe uma racionalidade de cuidado a partir de uma perspectiva psicossocial e menos manicomial. "Essa construção epistemológica, centrada no sujeito e seu território existencial, implicou na transição de um paradigma manicomial para o modelo de atenção psicossocial" (FARIA; SCHNEIDER, 2019, p. 3), que leva em conta as condições de vida em que os sofrimentos psíquicos são produzidos e incentiva a autonomia do usuário para elaborar, junto à equipe e a seus familiares, seu projeto terapêutico singular. Assim como se pode observar no relato a seguir:

> Estou no terceiro dia de observação de campos no CAPS-AD III, vou participar de um grupo chamado "Boas-Vindas", que recebe paciente recém-chegados ao serviço. Quando entro na sala, há por volta de 20 pessoas, 19 homens, sentados em cadeiras enfileiradas, aguardando uma profissional acabar de montar o Datashow. Essa profissional se apresenta, diz que é enfermeira e trabalha lá há 4 anos e está ali para ensiná-los como o serviço funciona e como vai ser o tratamento deles. Observo que a profissional tem um sotaque nordestino carregado, acho que ela é de Pernambuco. Esse sotaque aparenta aproximar os usuários dela. Essa enfermeira inicia perguntado quem sabe como eram tratados os pacientes dependentes de álcool e drogas nos anos 80. Um rapaz responde que a pessoa era internada. A seguir, a enfermeira começa a mostrar fotos sobre as condições sanitárias de hospitais psiquiátricos, tiradas do arquivo de Daniela Arbex, autora do livro "Holocausto Brasileiro". Um dos usuários diz que uma das imagens parece com uma comunidade terapêutica em que foi internado. Realmente, as fotos caracterizam bem a violação de direitos humanos efetuadas em hospitais psiquiátricos. Porém, a enfermeira diz que desde 2001, esse tipo de tratamento mudou e que hoje em dia, eles terão direito a tratamento em liberdade, no qual serão ouvidos para formular seu projeto terapêutico singular, onde poderão escolher as atividades que realizarão. A mesma profissional ainda explica que o serviço trabalha numa lógica de redução de danos, na qual há necessidade de se entender a relação do usuário com a droga e qual papel essa substância representa na vida desse sujeito. Observo que a fala da enfermeira questiona a lógica manicomial e coloca sobre os sujeitos a responsabilidade de seus modos de beber e de se relacionarem com o álcool e outras drogas, buscando ampliar a autonomia e não de diminui-la, além de levantar questões relacionadas a práticas de autocuidado (Diário de campo CAPS AD III - Grupo de Boas-Vindas).

Constatou-se uma grande diferença na racionalidade do cuidado dos problemas decorrentes do uso abusivo de álcool produzido no Caps AD em comparação às comunidades terapêuticas (FERRAZZA *et al.*, 2016), visto que, no serviço pesquisado, havia um incentivo ao protagonismo do usuário no seu processo terapêutico e na construção de comportamentos e ações autônomas desses paciente em relação ao uso de álcool e às suas práticas de autocuidado.

Além disso, observou-se que o Caps AD III seguia a abordagem de redução de danos, voltada para a minimização dos riscos envolvidos no uso de substâncias psicoativas, assim como organizava o cuidado a partir de uma racionalidade baseada no modelo sociocultural (FARIA; SCHNEI-DER, 2019), que considera as escolhas individuais, dispondo-se a acolher a diversidade de formas e estágios de uso de substância psicoativas. Essa perspectiva de cuidado privilegia o olhar e a atenção sobre as condições de vida e saúde do usuário e sua relação com o uso da substância, além de se contrapor à exigência de abstinência a priori. Essa racionalidade de cuidado sociocultural condiz com a abordagem da atenção psicossocial, que coloca entre parênteses a doença e os sintomas e implica a construção de saberes sobre o modo singular que os sujeitos vivenciam seus sofrimentos e quais práticas de autocuidado desenvolvem em seus contextos particulares (FARIA; SCHNEIDER, 2019; LAVRADOR; RIBEIRO, 2015).

Independentemente das lógicas das racionalidades de cuidado, notou--se, nos relatos apresentados neste capítulo e na discussão sobre estigma sobre o "doente mental" apresentada no capítulo 4, que os próprios serviços dedicados ao tratamento de pessoas com transtornos mentais ainda sofrem discriminações, sendo considerados espaços degenerados ou subserviços.

O estigma da "doença mental" recai também sobre os serviços que acolhem as pessoas com transtornos mentais. Rocha *et al.* (2015) nos apon-tam que o estigma sobre os serviços de assistência psiquiátrica, contribui para que "[...] a procura de assistência ocorra em estágios mais avançados da doença, com mais dificuldade de tratamento e maior número de inter-nações involuntárias" (p. 593), visto que os próprios pacientes também têm vergonha de frequentarem aqueles espaço dedicado aos "loucos".

Apesar de toda mobilização da luta antimanicomial e da implantação, nos últimos 19 anos, de políticas públicas de saúde mental na perspectiva da reforma psiquiátrica, especialmente, fundamentadas na Lei 10.216/2001, há de se reconhecer que o imaginário social do manicômio e do louco ainda prevalece nos discursos dos pacientes e no modo como a sociedade lida com a pessoa em sofrimento mental. No diário de campo, observou-se que o medo de ser louco era sempre uma questão discutida nos grupos terapêuticos do Caps III, em que os pacientes se mostravam aflitos em serem rotulados por esse estigma. Contudo, o problema se dava pelo fato de não haver uma desconstrução desse medo por parte dos profissionais de saúde, que negavam, afirmando que os pacientes não eram "loucos". Observa-se que essa negação da equipe se expressava veementemente, obstando a inclusão da loucura como uma experiência válida, legítima, socialmente aceita e mantendo-a como fantasma que persegue os pacientes.

Nas situações observadas, a loucura se manteve excluída e silenciada, e os pacientes continuaram tendo que negá-la, em vez de incluí-la em suas vidas, com objetivo de construir narrativas alternativas para a vivência dos transtornos mentais e um lugar de visibilidade e legitimidade para a loucura na sociedade, como é proposto pela própria RPB (AMARANTE, 2013; PITTA, 2011; PROVIDELLO; YASUI, 2013).

É importante relembrar que a RPB tem por princípio a reintegração social, assim como uma reapropriação do direito civil e humano de um sujeito que fora silenciado pelo exercício de poder de um sistema institucional (AMARANTE, 1998), por isso torna-se tão importante o enfrentamento ao estigma da "doença mental". Ana Maria Pitta, psiquiatra e representante do movimento da RPB, afirma, em um artigo no qual desenvolve um balanço da RPB, que o estigma contra o "louco" persiste de modo explícito e sutil, ainda mais pelo fato de o manicômio continuar no imaginário coletivo como principal resposta segura para a pessoa em sofrimento psíquico (PITTA, 2011).

Os desafios para enfrentamento ao estigma da "doença mental" são enormes, ainda mais ao reconhecermos que as bandeiras da RPB foram retomadas apenas recentemente, após um governo federal que defendia uma lógica manicomial, especialmente expressa pela ampliação e pelo financiamento público de comunidades terapêuticas e retorno dos hospitais psiquiátricos a RAPS.

Deve-se atentar para o crescimento das Comunidades Terapêuticas (CT) de cunho religioso para tratamento de pessoas com problemas decorrentes do uso abusivo de álcool e outras drogas, que, desde de 2011, com o "Plano Crack, É possível vencer" (Decreto Federal 7.179/2010 e 7.637/2011), têm recebido financiamento público maciço e ampliado o número de instituições e leitos disponíveis (SANTOS, 2018), ganhando maior representatividade institucional e política.

Essas CT que priorizam o isolamento social e comunitário como forma de tratamento da "dependência química" operam num modelo de cuidado manicomial (SANTOS, 2018), que historicamente foi responsável pelo encarceramento e pela psiquiatrização de corpos desviantes e excluídos (GOUVEIA; ZANELLO, 2018; ZANELLO, 2018) e, mesmo com a mudança do governo federal, ainda mantém o status de política pública de tratamentos para pessoas com problemas decorrentes do uso de álcool e outras drogas.

Nesta pesquisa, três dos nove entrevistados do Caps AD III tinham passado por internações de longo prazo nessas instituições, relatando uma diversidade de opiniões e avaliações para o tratamento ofertado nesse tipo de estabelecimento. Apontaram que a aproximação com a religião os afastava das drogas, representando uma rede de apoio, mas relataram repetidamente o incômodo diante da restrição de liberdade e ao confinamento, como se pode observar nas falas a seguir:

> *Ficar confinado 5 meses, 6 meses sem saída, vou nada. Não cometi nenhum crime. Pra parar de beber eu não preciso disso aí, mas não ficar confinado. É só ter um pouco de vontade própria também e alguém incentivando, tomando os remédios, aí você consegue.* (Geraldo).

> *Fui para a comunidade terapêutica...e aí eu fiquei limpo, graças a Deus, fiquei quase um ano...fiquei lá... Aí depois não aguentava mais, sai, daí teve essa recaída por causa de briga com minha esposa, ela ficava falando um monte pra mim. Daí eu fui pra rua, não queria ficar mais preso de jeito nenhum...* (Jeremias).

Pode-se afirmar, a partir desses relatos, que o cuidado ofertado nessas CT reproduz práticas disciplinares de controle social sobre corpos e subjetividades de sujeitos marginalizados, especialmente negros de classes populares, que negam ou não se adequam ao modo de produção capitalista estabelecido, passando a atuar como instituições representantes de um poder-saber que legitima o encarceramento e a exclusão social daqueles considerados "anormais" ou "degenerados" (FOUCAULT, 2002, 2003, 2005).

Em contraponto a essas práticas disciplinares que visam adequar os sujeitos às regras sociais, ao trabalho e aos modos de beber socialmente aceitos, Geraldo, que vivia sozinho em situação de rua havia 14 anos, afirmou que buscara o Caps AD apenas para diminuir um o uso da bebida que estava prejudicando sua saúde, causando-lhe problemas gástricos, mas que não pretendia parar de beber para agradar ninguém. Disse que:

> *O que os outros falam, eu nem ligo, - "ah, que tem que melhorar*
> *pra voltar para a sociedade". Eu não vou mudar para voltar para*
> *uma sociedade que não tá nem aí pra mim. Eu tenho que ligar é*
> *pra mim mesmo.* (Geraldo)

Nesse excerto, observa-se um ato de resistência do sujeito às práticas disciplinares propostas por instituições representantes do saber psiquiátrico, incluindo-se não apenas as CT como também os Caps, que visam reabilitar os sujeitos para retornarem ao modo de produção capitalista, mesmo que esse modo os marginalize, não lhes conferindo cidadania nem reconhecimento social.

## 5.2 AÇÕES DE SAÚDE MENTAL VOLTADAS À POPULAÇÃO MASCULINA E AS POSSIBILIDADES DE REABILITAÇÃO PSICOSSOCIAL

Apesar do contato profícuo com profissionais de saúde e com outros pacientes, observamos também algumas dificuldades encontradas pelos pacientes na utilização dos serviços, especialmente relacionadas às atividades ofertadas pelo Caps III, tanto em relação ao horário em que são ofertadas quanto ao tipo de oficina temática.

> *Estava até pretendendo trabalhar, mas como é que vou trabalhar*
> *se tem as atividades do CAPS, né?* (Eduardo)

> *Não gosto do grupo por ter muitas mulheres. Até hoje não me*
> *deram a oportunidade de falar, lá eu fico calado. Aí as mulheres*
> *que ficam do meu lado... ficam me acalmando para eu ficar...*
> *porque senão eu levanto e vou embora.* (Johnny).

No relato de Eduardo, é possível notar que o modo de funcionamento do Caps III, que tinha regras rígidas relacionadas à presença nas oficinas temáticas, acabava dificultando a realização de uma possível reinserção social do paciente, pois, em sua perspectiva, não havia viabilidade de trabalhar e manter as atividades, mesmo que houvesse uma diminuição da frequência ou mudança de horário.

Já no relato de Johnny, observou-se a dificuldade de inserção dos homens em espaços de cuidados em saúde tipicamente ocupados por mulheres. Nas entrevistas foram identificados espaços em que os homens ficavam mais ou menos à vontade, como no caso de Johnny, que se sentia constrangido ao se ver como o único homem na reunião de pais da escola do filho, sentindo-se deslocado num ambiente tradicionalmente ocupado por mulheres. A mesma sensação de estar deslocado ocorria nos grupos terapêuticos do Caps.

Analisando o modo de utilização dos serviços de saúde mental por parte dos usuários do sexo masculino, observou-se a dificuldade de inserção dos homens em espaços de cuidados em saúde, tipicamente ocupados por mulheres, por não se sentirem à vontade para falar sobre si junto a pessoas do sexo oposto. Estudos sobre participação de homens em atividades realizadas pelas equipes de atenção básica corroboram esses obstáculos (COUTO; SCHRAIBER, 2005; FIGUEIREDO; SCHRAIBER, 2011; SCHRAIBER; GOMES; COUTO, 2005).

Quanto aos serviços de saúde mental, um estudo multicêntrico recente realizado por Robertson *et al.* (2018b) afirma que está bem estabelecido na literatura sobre saúde mental que homens recebem tratamento para os chamados "transtornos mentais comuns" menos do que mulheres, por buscarem menos o serviço de apoio psicológico (ROBERTSON *et al.*, 2018b) e pelo fato de os diagnósticos psiquiátricos serem menos sensíveis aos modos de expressão emocional masculino.

Estudos internacionais apontam que as atuais ferramentas de triagem de sinais e sintomas de depressão, por exemplo, carecem de sensibilidade suficiente e são mais adequadas para detectarem a depressão em mulheres (KEOHANE; RICHARDSON, 2018), o que reforça as ideias de Zanello, Fiuza e Costa, quando afirmam que "[...] a experiência do adoecimento psíquico é gendrada e coloca em xeque de maneiras distintas homens e mulheres em processo de tratamento em saúde mental" (2015, p. 240).

Além de as mulheres serem mais habituadas a lidar com as atividades ofertadas pelos serviços de saúde, ao se abordar questões relacionadas a sentimentos e emoções, elas possuem maior vocabulário em relação ao universo psíquico e sentem-se mais à vontade para falarem sobre si mesmas (NASCIMENTO, 2001). Esse contexto dificulta a inclusão dos homens em atividades em grupo, levando-se ainda em conta que o modo de subjetivação masculino exige silenciamento sobre as emoções e sobre falhas e fragilidades vivenciadas (ARILHA, 1998; INSTITUTO PAPO DE HOMEM, 2019). Pode-se supor, a partir da fala de nossos entrevistados, que demonstrar vulnerabilidade, na presença de mulheres, dificulta a participação dos homens nas oficinas terapêuticas desenvolvidas pelos serviços de saúde mental.

Este livro não propõe que as atividades dos serviços de saúde mental se segmentem por gênero, visto que a sociabilidade e a construção de vínculos entre homens e mulheres são primordiais para os processos terapêuticos dos pacientes de serviços de saúde mental. Porém, a partir de dados empíricos e da literatura pesquisada, reconhece-se a importância do desenvolvimento de práticas de cuidado específicas, que considerem as diferenças entre homens e mulheres nos modos de lidar e expressar emoções, conhecendo-se com maior profundidade suas psicodinâmicas e elaborando-se estratégias para melhor acolher e tratar os usuários a partir de suas especificidades e necessidades de saúde.

### 5.2.1 Espaços masculinos e a prática do futebol

Os elementos relativos ao papel do futebol na reabilitação psicossocial de homens foram discutidos no artigo "Masculinidad y fútbol: cuestiones de género en una experiencia de rehabilitación psicosocial de hombres en el Distrito Federal, Brasil", publicado no número especial da *Revista de Salud Colectiva* sobre "Hombres, género y salud" de fevereiro de 2020. Esse artigo foi elaborado por este autor em parceria com a Prof.ª Dr.ª Lilia Blima Schraiber, orientadora da pesquisa que originou este livro (ALBUQUERQUE; SCHRAIBER, 2020).

Ainda no campo de lugares típicos de maior ou menor presença masculina, em que os homens se sentem mais ou menos a vontade, percebeu-se, nas entrevistas e no diário de campo das observações, que a atividade de jogar futebol é muito importante para o processo de socialização desses pacientes homens nos dois Caps pesquisados.

Foram analisados os conteúdos relacionados à participação na oficina terapêutica de Futebol, em ambos os Caps, utilizando como fonte as entrevistas e os diários de campo. Nove dos 16 pacientes entrevistados nos dois serviços tinham participado da oficina de futebol pelo menos uma vez, e cinco deles foram convidados para a entrevista durante essa atividade. Os outros entrevistados foram contatados em grupos terapêuticos de rotina.

Em geral, essas oficinas terapêuticas realizadas nos Caps tinham como finalidade ampliar a autonomia e promover a reintegração psicossocial dos usuários (PÁDUA; MORAIS, 2010) e incluíam desde rodas de conversa, atividades artísticas, expressivas, musicais, de produção de artesanato, de geração de renda a práticas corporais, como a oficina de futebol. Algumas oficinas eram realizadas em espaços comunitários, justamente, para fomentar a possibilidade de inclusão social e comunitária dos usuários dos serviços de saúde mental (ABIB *et al.*, 2010), que historicamente são estigmatizados e excluídos do convívio social (AZEVEDO; FERREIRA FILHA, 2012).

O uso da observação participante permitiu a análise do modo como ocupavam os espaços e atividades desses serviços, com um olhar aprofundado sobre a prática do futebol como oficina terapêutica nos Caps. Vale dizer que essa técnica permitiu apreender o conjunto de compreensões e sentidos partilhados dessa prática coletiva, enquanto as entrevistas se mostraram adequadas por permitirem a compreensão dos significados atribuídos pelos homens à prática do futebol no âmbito do serviço e sua relação com o exercício da masculinidade e com a sociabilidade entre homens. Na análise das entrevistas, optou-se por identificar núcleos de sentido relacionados à prática do futebol e suas relações com o exercício da masculinidade e com a sociabilidade entre os homens, a partir do referencial teórico dos estudos sobre gênero.

Afinal, esse esporte pode ser considerado um dos elementos de construção da masculinidade no contexto nacional, visto que "[...] a prática do futebol é um dos espaços de vivência e de formação da masculinidade hegemônica" (SANTOS, 2007, p. 140). Além disso, essa atividade física compõe uma pedagogia dos corpos masculinos, que são educados e testados para o alcance da "virilidade".

> Ao definir o futebol como um esporte que exige 'resistência viril', os brasileiros transformaram-no num teste de masculinidade. Os meninos que não demonstram talento ou gosto pelo jogo fracassam no teste. [...] Da mesma forma, o ato de torcer em adulto demonstra interesses masculinos. (SOUZA, 1996a, p. 49).

As ideias de Souza (1996a, 1996b) corroboram os resultados da presente pesquisa, que possibilitam aprofundar conhecimentos sobre a relação de homens usuários de serviços de saúde mental com a oficina terapêutica de futebol, a qual reproduz uns dos principais modos de socialização de homens e meninos no Brasil.

É importante apontar que a oficina de futebol era a que continha mais homens no Caps III e a única autogerida pelos pacientes no Caps AD no período da pesquisa. Observou-se que a identificação desses usuários homens com os serviços de atenção psicossocial se intensificou durante a realização da oficina de futebol, em ambos os serviços. Muitos Caps desenvolvem a oficina de futebol em espaços públicos, como relatado pelos poucos artigos que abordam a temática do futebol no âmbito dos serviços de atenção psicossocial (ABIB *et al.*, 2010; BIFFI; NASI, 2015; FURTADO *et al.*, 2018; WACHS; FRAGA, 2009).

Conforme o diário de campo, o futebol ocorria toda quarta pela manhã no Caps III, numa quadra pública há cinco minutos de caminhada, numa grande praça que tinha até pista de skate. A atividade era coordenada por um farmacêutico, de 34 anos. O diário de campo nos traz mais informações sobre o profissional:

> Em outro momento me contou que era militar, por isso dá tanta importância à atividade física que além de cuidar do corpo, cuida da cabeça, deixa a gente mais tranquilo. Afirma que gosta muito de jogar bola qualquer dia da semana (trecho do diário de campo – CAPS III – Samambaia).

A participação nessa atividade deu-se em sete momentos durante o período de coleta de dados, e percebeu-se que os participantes do grupo de futebol eram um pouco mais jovens do que a maioria dos pacientes do Caps, tendo entre 20 e 25 anos. Observou-se também que esses jovens pacientes brincam entre eles durante o jogo, socializando-se de modo bastante descontraído.

> O coordenador da oficina dá um tom lúdico ao jogo, mantendo o clima com pouca competitividade, o que aparenta diminuir a ansiedade por desempenho dos pacientes, incentivando mais a sociabilidade e a movimentação do corpo" (trecho do diário de campo – CAPS III – Samambaia).

No Caps III, a maior parte dos entrevistados foi convidada para a pesquisa durante a realização da atividade de futebol. Os quatro pacientes que frequentavam a atividade relataram que se sentiam melhor e que a oficina estava colaborando em seu tratamento, como Eduardo, o qual afirmou ser necessário praticar atividade física para se sentir mais homem e que jogar bola fazia bem para o seu tratamento. Luís e Maurício também relataram melhoras, em especial na relação com seus próprios corpos, incluindo diminuição de tremores, relacionados a efeitos colaterais do uso da medicação psiquiátrica.

Optou-se por dar maior ênfase a essa atividade por avaliar, a partir das entrevistas e do diário de campo, um forte potencial de inclusão comunitária e promoção de sociabilidade entre os pacientes, visto que essa prática esportiva compõe o universo simbólico dos modos de subjetivação hegemônicos masculinos, além de promover aos pacientes uma reaproximação ao modelo tradicional de masculinidade. Nesse caso, diante da hierarquia e da competividade, que tipicamente marcam a relação entre homens, percebe-se que executar essa atividade entre pacientes do Caps facilita que se sintam mais livres e à vontade, como se pode observar nas falas a seguir:

> Eduardo: *Futebol, eu acho bom... eu pratico na Vila Olímpica também...*
>
> Entrevistador: *Qual a diferença de jogar aqui e na Vila Olímpica?*
>
> Eduardo: *A diferença é que lá é Society, lá tem as pessoas normais... e aqui tem mais colegas, mais amigos, né? lá (na vila olímpica) me sinto tipo um peixe fora da água.*
>
> Entrevistador: *Por que você sente que lá na Vila Olímpica as pessoas te olham como alguém diferente?*
>
> Eduardo: *O professor sabe que eu sou...que eu tenho problema... minha mãe vai me buscar... quando termina o futebol ele pergunta – cadê a sua mãe, não vem buscar?*
>
> *Com os meninos, eu jogo porque eles têm problema que nem eu, com eles eu não tenho vergonha.* (Luís)

Compreende-se que é uma proposta de sociabilidade bastante limitada por não possibilitar interatividade com pessoas da própria comunidade, havendo contato apenas entre os próprios pacientes do serviço, reificando a segregação típica do "doente mental".

Porém, pode-se interpretar essa mesma situação a partir da perspectiva do exercício da masculinidade e de sua construção sócio-histórica, levando-se em conta que, como apresentado anteriormente, esses pacientes se sentiam alijados do modo de ser homem socialmente exigido.

Diante dessa marginalização das formas de "ser homem" desses pacientes, o futebol pode ser interpretado como uma prática afirmativa e de restabelecimento do exercício da masculinidade de modo afirmativo, como se pode observar no trecho do diário de campo, seguido por uma breve análise do observador participante:

> O instrutor propõe aos pacientes fazerem um desenho para o uniforme do time do CAPS, sugere que podem criar um distintivo para o time e marcar um jogo com o time do outro CAPS de Samambaia, no caso o CAPS AD. Depois disso ele disse aos garotos que precisava mostrar um vídeo para eles,

no celular. Todos chegam perto dele e ele coloca o hino do flamengo para tocar. Alguns reclamam e revoltados se afastam. Um diz, "aqui é Curintia" reclamando. Por volta de 5 participantes cantam junto com o instrutor. *Percebo que essa identificação desses meninos com um homem mais velho envoltos pela cultura do futebol provoca uma reinclusão social importante para esses garotos. Creio que se fossem com garotos que não passam pelos mesmos sofrimentos mentais eles teriam mais dificuldades em ser aceitos para jogarem em um time. Fico pensando na alegria de Maurício (paciente entrevistado) ao fazer o gol como um exercício de sua masculinidade.* (Diário de campo – CAPS III -Samambaia).

Conforme Gastaldo (2005), a cultura do futebol, incluindo o jogo e a torcida por algum time, compõe a performance masculina do homem brasileiro, dando destaque ao papel do jogo na construção da identidade:

> Tradicionalmente, a participação em jogos, competições e desafios é um traço característico do papel de gênero masculino nas mais diversas culturas. Desde grupos tribais ao redor do mundo, em grupos rurais e em nossa sociedade urbana moderna, boa parte dos significados articulados ao "ser homem" se relaciona com aceitar os desafios propostos por outros homens. (p. 109).

Observamos que propor esses desafios, em um ambiente em que os pacientes com sofrimentos mentais se sentem mais seguros, induz a uma afirmação da masculinidade e a um sentimento de prestígio e inclusão, possibilitando uma sociabilidade positiva entre homens a qual, pelo relato de alguns entrevistados, não foi vivenciada de maneira favorável e inclusiva no decurso da vida.

É necessário aprofundar o estudo do papel do futebol na reabilitação psicossocial de homens jovens com sofrimento mental, levando-se em conta a importância da cultura futebolística na construção da masculinidade do homem brasileiro e discutindo as possibilidades de uso dos padrões de gênero como resgaste identitário (ZANELLO, 2018).

É claro que se corre o risco de uma reafirmação de padrões identitários que limitam o exercício da masculinidade a modelos hegemônicos, baseados na cultura da virilidade e da competição, impedindo o reconhecimento e a legitimação da performance de masculinidades marginalizadas e invisíveis, como é o caso das exercidas por homens com transtornos mentais.

Apesar desse risco, tanto o diário de campo quanto as entrevistas permitiram constatar a positividade da prática do futebol como uma atividade de afirmação e prestígio que permite o exercício de uma masculinidade possível num contexto em que esses jovens eram, inicialmente, excluídos e/ou marginalizados. Assim, verifica-se um potencial terapêutico ao se incluir masculinidades marginalizadas em práticas próprias das masculinidades hegemônicas.

A despeito dessa potencialidade, observou-se a ausência de discussões sobre os padrões de gênero no âmbito dos serviços pesquisados, em que não se abordavam os impactos das exigências e dos ideais de modelos hegemônicos de masculinidade sobre a saúde mental dos homens. Todos os artigos que abordavam a prática do futebol no âmbito do Caps utilizados neste estudo (ABIB *et al.*, 2010; BIFFI; NASI, 2015; FURTADO *et al.*, 2018; WACHS; FRAGA, 2009) não realizaram uma discussão sobre as questões relativas a gênero e masculinidades envolvidas nessas atividades.

Esses achados demonstram a potencialidade da oficina terapêutica de futebol na reabilitação psicossocial de homens usuários de Caps, a partir da reinclusão social e cultural em uma atividade de grande importância no processo de construção da masculinidade e do que representa ser homem no Brasil. Realimenta, assim, o exercício de uma masculinidade possível, visto que esses pacientes são marginalizados em relação do modelo de masculinidade hegemônica devido à vivência de sofrimentos mentais.

No estudo multicêntrico de Robertson *et al.* (2018b), que buscou estratégias efetivas de promoção da saúde mental masculina, os autores apontam a importância em se desenvolver atividades que valorizem o "fazer" em detrimento da "fala", visto que, para a maioria dos homens, um foco inicial na atividade, em vez de "falar", é uma maneira mais segura de facilitar a participação. Os elementos sociais e recreativos dessas atividades não devem ser subestimados em termos de seu produção de bem-estar (ROBERTSON *et al.*, 2018b).

Os achados de Robertson *et al.* (2018b) corroboram os resultados deste estudo, ao indicar a importância da realização de atividades práticas relacionadas ao universo masculino para ampliar as possibilidades de reabilitação psicossocial de homens com transtornos mentais e comportamentais. Para os autores, esse tipo de oficina terapêutica permite que os homens mantenham aspectos da identidade masculina tradicional, ao mesmo tempo que se entregam ao requisito socialmente esperado para não serem vistos como necessitando de ajuda, o que normalmente os afasta dos serviços de atenção psicossocial. Por isso, a perspectiva de gênero é tão importante no trabalho de promoção da saúde mental com os homens.

O desenvolvimento de intervenções com foco na atividade amplia a adesão dos homens na ação, de forma não estigmatizante, facilitando a "conversa", que, devido à atividade, diminui seu potencial ameaçador (ROBERTSON *et al.*, 2018b). Por isso, recomenda-se a realização de ações complementares à oficina terapêutica de futebol, em que sejam discutidas, após a prática do futebol, a importância desse esporte na constituição da subjetividade dos usuários homens e como têm vivenciado o exercício de suas masculinidades, buscando-se uma reflexão sobre o que é ser homem. Essa reflexão não foi observada na prática do serviço pesquisado nem mesmo na literatura científica estudada para a produção desta análise.

### 5.2.2 Grupos de homens nos caps e problematização da masculinidade hegemônica

Observando as dificuldades de acesso e adesão dos homens ao cuidado em saúde mental, o Caps III desenvolvia havia três anos uma atividade alternativa para o acolhimento dos homens em serviços de saúde mental. Trata-se de um "Grupo de Homens" que ocorre todas as quintas-feiras às 19h, sendo um exemplo de trabalho específico para essa população e servindo como estratégia de problematização dos padrões hegemônicos de masculinidade. Esse grupo foi observado nesta pesquisa em quatro ocasiões, em que se encontrou uma grande demanda por atendimento desse tipo, visto que o grupo tinha grande participação, de 20 a 25 pacientes frequentes.

> O público dessa atividade é composto por homens mais velhos do que aqueles encontrados nas atividades diurnas do CAPS III. Trata-se de homens que trabalham e em algum momento passaram por tratamento psiquiátrico no serviço. A comunicação entre eles era intensa e pareciam se sentir muito à vontade naquele ambiente, expressando-se de modo bastante descontraído, aparentando confiar em um vínculo já existente. Quando o técnico de enfermagem, Luiz, que coordena o grupo, chega no ambiente, aparentam entusiasmo e fazem piada com o time de futebol do profissional. Luiz trouxe uma bola de basquete para fazer uma dinâmica. Nessa dinâmica cada participante passava a bola um para o outro e diziam em que momento se sentiam de bola cheia ou bola murcha. A dinâmica anima o grupo, que passa a interagir contando histórias pessoais de sucesso e de fracasso também. Observo que a dinâmica aparenta permitir que os homens abram espaço nas relações para falarem também sobre seus

> fracassos e fragilidades, o que é estranho ao modo tradicional das relações entre homens. (Diário de campo, CAPS III - Grupo de homens).

Essa atividade foi considerada bem-sucedida no acolhimento ao sofrimento mental masculino, em um serviço da RAPS, e demonstra a possibilidade de os Caps acolherem, de maneira diferenciada, as demandas em saúde mental masculina, tão marcadas pelo silenciamento e pela vergonha, próprios dos valores da Masculinidade Hegemônica. Avalia-se que a construção desses espaços de diálogos e trocas afetivas e emocionais entre homens pode contribuir para a expressão de outras masculinidades possíveis, menos enrijecidas e com menos receio de se emocionarem.

Mais uma vez, nossos achados são corroborados pelo estudo multicêntrico de Robertson *et al.* (2018b), que investigou ações efetivas de promoção de saúde mental para a população masculina, coletando informações inicialmente no Reino Unido e, posteriormente, na Austrália, no Canadá, na Nova Zelândia e nos Estados Unidos. Em todos esses países, foram identificadas e pesquisadas iniciativas específicas dedicadas à saúde mental masculina. Os achados desses autores sugerem que as intervenções que criaram "espaços masculinos seguros" colaboraram na promoção de confiança entre usuário e profissional de saúde, reduziram o estigma do sofrimento mental e facilitaram o envolvimento dos homens em intervenções de saúde mental. Esses espaços masculinos seguros são atividades terapêutica em grupo, que envolvem os homens, utilizando linguagens "sensíveis ao sexo masculino" com base em atividades operativas, "orientadas à ação". O referido estudo aponta que abordagens permitiam expressões positivas de emoções, facilitavam o engajamento social e proporcionavam uma base para a comunicação franca e direta.

> Tais abordagens foram frequentemente descritas como um "gancho" que poderia ajudar a superar o estigma inicial da saúde mental, ajudando a criar os espaços seguros mencionados anteriormente, removendo qualquer necessidade de estar muito rapidamente engajado em "abrir" emocionalmente. (ROBERTSON *et al.*, 2018b, p. 338, tradução livre).

Deve-se considerar também a importância do envolvimento dos pares, que, ao partilharem elementos identitários comuns, demonstravam maior familiaridade entre eles, proporcionando expressões positivas em relação à masculinidade. O estudo afirma que a interação entre pares aumentou a confiança na intervenção em saúde mental (ROBERTSON *et al.*, 2018b).

Os autores concluem destacando a importância da perspectiva de gênero e dos "estudos sobre masculinidades" como cruciais para facilitar maneiras positivas de trabalhar ao lado dos homens, aumentando os níveis de engajamento e os resultados bem-sucedidos (ROBERTSON *et al.*, 2018b).

A pesquisa desenvolvida para elaboração deste livro teve a oportunidade de investigar outra iniciativa de construção de espaço para expressão das subjetividades masculinas no âmbito de um serviço de saúde mental, acompanhando outro grupo terapêutico de homens, que foi criado no Caps AD III, durante a realização da pesquisa de campo. A investigação sobre os modos de sofrer dos homens e suas correlações com o exercício da masculinidade aparenta ter sensibilizado os profissionais e residentes em saúde mental do Caps AD III a iniciar uma atividade específica para expressão da subjetividade masculina em particular, o que levou à organização do grupo terapêutico "Papo de Homem", que ocorre toda sexta-feira à tarde, desde o início de 2019, e é coordenado por um enfermeiro e um residente em saúde mental. No período da pesquisa de campo, esse grupo terapêutico contava com a participação de oito pacientes em média, mas ainda não dispunha de pacientes regulares que formassem um grupo integrado e perene. Mesmo assim, essa atividade foi observada durante um semestre, o que proporcionou produção de material empírico suficiente para compreender as potencialidades e dificuldades presentes em desenvolver uma atividade terapêutica específica para o público masculino no âmbito de um serviço de atenção psicossocial para problemas decorrentes do uso de álcool e outras drogas.

A organização dessas iniciativas de cuidado aparenta facilitar a reflexão sobre as exigências dos padrões hegemônicos de masculinidade, problematizando-se e colocando em xeque comportamentos e hábitos exigidos para a comprovação do status de "ser homem".

Outros estudos internacionais, de Keohane e Richardson, afirmam que os homens preferem terapias que proporcionem uma atmosfera aberta, e não controladora, livre de julgamento, em possam manter seu senso de autonomia e autocontrole. Percebe-se que os próprios estudos sobre a temática de saúde mental masculina acabam por reproduzir padrões de gênero para garantir a participação dos homens em atividades psicoterapêuticas. Os autores do referido estudo afirmam ser essencial dar apoio terapêutico de uma maneira que não se questionasse a adesão do homem às normas masculinas em torno da autossuficiência ou controle emocional.

Com isso, observa-se que os serviços de saúde mental para desenvolver ações específicas para o público masculino acabam tendo que negociar e até se submeter a padrões de gênero inegociáveis para a maioria dos homens. Apesar disso, Seidler *et al.* (2018) demonstraram como a adaptação de intervenções de saúde mental para homens podem resultar em uma ampliação no envolvimento dos homens nos serviços, bem como na eficácia dos tratamentos.

Seidler *et al.* (2018) ressaltam que os padrões de masculinidade medeiam os resultados de saúde mental, influenciando a busca de ajuda e o envolvimento com o tratamento. Essa ideia é corroborada pela presente pesquisa e demonstra a importância da inclusão da perspectiva de gênero na atenção psicossocial a homens em sofrimento mental, seja decorrente de transtornos mentais ou de problemas com uso abusivo de álcool e outras drogas, visto que o ideal do que deve ser um "homem de verdade" influencia, de modo negativo na maioria das vezes, a interação dos homens com os serviços de saúde mental, assim como a relação dos homens com sua própria vida psíquica e emocional, dificultando o manejo das emoções e a busca por ajuda diante de experiências de sofrimento psíquico. Compreende-se que esse entendimento diz respeito tanto ao Caps AD III quanto ao Caps III.

Porém, levando-se em conta os estudos sobre saúde mental masculina apresentados, nos chamou atenção que no Caps AD III, onde 85% da clientela que fazia uso regular do serviço era do sexo masculino, não havia anteriormente nenhuma atividade que abordasse de modo específico as questões da masculinidade e/ou por que os homens têm muito mais problemas com álcool e drogas quando comparados às mulheres. Um relato do diário de campo exemplifica a ausência de reflexões sobre a temática de gênero e masculinidades no cotidiano das equipes do Caps AD.

> Percebo que os profissionais ao serem perguntados sobre diferenças entre homens e mulheres, remetem imediatamente a "diferenças pessoais", afirmando que diferenças não são do gênero e sim de características individuais. Isso dificulta a abordagem de questões relativas ao que é exigido e/ou daquele homem ou daquela mulher. Um exemplo da ausência de discussões de gênero no âmbito do CAPS-AD III, se dá quando exponho o tema de minha pesquisa para duas profissionais, me referindo a estudar gênero e, uma delas, imediatamente, começa a me relatar as dificuldades de atender as mulheres usuárias de drogas. Porém, quando lhe explico que estou abordando a temática sobre como os pacientes

> homens lidam com os ideais da masculinidade, a profissional se surpreende, dizendo que não havia pensado sobre esse assunto anteriormente (Diário de campo - CAPS AD III).

Talvez essa ausência de reflexão sobre os padrões hegemônicos de masculinidade ocorra justamente pelo fato de esse serviço de saúde mental especializado em álcool e drogas se propor, em especial, a reabilitar os pacientes para retomarem suas funções laborativas e de sustento da família.

> Durante a observação de um grupo terapêutico, que conta com pacientes regulares e frequentes, observo falas dos profissionais, incentivando que eles têm que se afastar da droga e/ou do álcool para voltarem a trabalhar e se reaproximarem da família, especialmente dos filhos, devendo voltar a sustentar a família e lutarem para conseguir um bom emprego. Assim, há um reforço para que retomem o lugar-padrão esperado de um pai de família, trabalhador, que sustenta a casa e tem controle sobre si e sobre os outros. Percebo que o CAPS reforça o padrão de masculinidade estabelecido. Não se flexibiliza a exigência de sustentar a casa por exemplo, mesmo nas condições socioeconômicas precárias desses pacientes. Poderíamos politizar o problema do desemprego e não colocar a responsabilidade sobre o indivíduo que perde o emprego por beber ou usar drogas (Diário de campo CAPS AD III, Grupo terapêutico).

Constata-se que havia pouca reflexão crítica por parte dos profissionais do Caps AD III sobre as relações de gênero e saúde mental, em particular sobre qual modelo de masculinidade é produzido e reproduzido como devir nos processos terapêuticos desenvolvidos nesse serviço de atenção psicossocial. Efetivamente, essa reflexão por parte da equipe se deu apenas a partir da apresentação da pesquisa em uma reunião dos profissionais do serviço e culminou na posterior formação do grupo terapêutico "Papo de Homem".

Dessa maneira, os serviços davam pouca visibilidade às transformações no exercício da masculinidade decorrentes da vivência do transtorno mental. Mesmo no Caps AD, onde a maior parte da clientela era masculina, não foram identificadas discussões sobre o que é ou deveria "ser homem", em nenhuma atividade observada, a não ser no grupo "Papo de homem", criado a partir da realização da presente pesquisa no serviço. Com isso, corrobora-se os achados de Zanello (2015), os quais apontam que as práticas de saúde mental não só não reconhecem as questões de gênero envolvidas na experiência do sofrimento mental, como também reificam iniquidades de gênero invisíveis aos olhos dos serviços.

Conforme Zanello *et al.* (2015), observa-se que os serviços que compõem a RAPS pouco abordam as diferenças de gênero, não desenvolvendo atividades específicas para homens e/ou mulheres. Em um estudo etnográfico desenvolvido por Vasconcelos e Seffner, em um Caps AD de Aracajú-SE, os autores alertam que, em nossos tempos, em nossa cultura patriarcal, ainda operam processos de subjetivação masculinos que articulam os homens a um modelo heterossexual, burguês, branco e trabalhador, provedor, com controle sobre a mulher e os filhos, viril, devendo-se acrescentar "[...] uma pitada de músculos torneados, três colheres de muita iniciativa e uma ideia na cabeça: a do homem empreendedor de si mesmo" (2011, p. 901), devendo ainda beber muito e consumir drogas, mas com autocontrole, sem fracassar.

Os autores afirmam que esses são os ingredientes que devem estar disponíveis e atuantes na performance esperada de um "homem de verdade" e que os alcoolistas, em particular, e usuários de Caps AD seriam corpos desviantes desse padrão, devendo ser corrigidos e disciplinados, "[...] ou melhor, utilizando uma nomenclatura politicamente correta, reabilitados" (VASCONCELOS; SEFFNER, 2011, p. 898).

A referida pesquisa critica o modelo de reabilitação proposto pelo serviço de atenção psicossocial que, no entendimento de Vasconcelos e Seffner, reproduz uma ordem moral, que se traduz em projetos pedagógicos articulados com o objetivo de produzir "homens de verdade", que "[...] fazem uso controlado das drogas, são pais de família, sustentam suas casas, não perambulam pelas ruas da cidade, não têm tempo livre, têm seu tempo dividido entre o trabalho e a gestão de sua casa" (2011, p. 898).

Vasconcelos e Seffner relatam que, em um grupo focal, um paciente disse: "o CAPS me ajudou a voltar a ser homem" (VASCONCELOS; SEFFNER, 2011, p. 898); uma fala recorrente no presente estudo, em que os pacientes esperam a ajuda do Caps para voltar a se sentirem homens e restabelecerem suas posições dominantes na família e no trabalho. Por isso, o referido estudo é de extrema importância para a nossa investigação por terem achados congruentes, que reafirmam o perigoso papel do Caps em adequar os sujeitos ao padrão de gênero hegemônico, a partir de tecnologias de gênero (ZANELLO, 2018) e pedagogias corporais (LOURO, 2018), que adequam e corrigem esses sujeitos para voltarem a ser "úteis" ao modo de produção capitalista neoliberal, mesmo que nunca se insiram verdadeiramente nas linhas de produção, mantendo-se a margem e fazendo parte da massa de desempregados, necessária para reprodução e acumulação do capital. "Mas como ser homem de verdade num tempo de escassez de trabalho? Por que não se falar de invenção de novas relações, inclusive com os mesmos membros familiares?" (VASCONCELOS; SEFFNER, 2011, p. 899).

Incluímos esses questionamentos para pensarmos juntos sobre os projetos terapêuticos propostos nos serviços de atenção psicossocial e sobre que tipos de respostas o serviço oferta às queixas dos usuários homens. Para isso, também se elencam algumas questões a serem elucidadas pela presente pesquisa: como podemos propor restabelecer a função laboral se, muitas vezes, esses sujeitos adoeceram pela condição de desemprego e subemprego que experienciam? Como podemos propor o restabelecimento desse lugar do homem na família se os novos arranjos familiares não condizem mais com esse ideal de chefe de família ainda vigente no "Super-Eu" de nossos entrevistados?

Em se tratando do objetivo de tratamento observado no Caps AD III, que busca o restabelecimento da função laboral, observou-se que esses sujeitos se sentiam menos homens por não terem trabalho, renda, e por não sustentarem suas famílias. Porém, eram homens pertencentes a classes populares que historicamente têm relações trabalhistas precárias, que não garantem sustento mínimo, nem a eles nem às suas famílias. Com isso, pode-se afirmar que seria mais oportuno construir um projeto terapêutico que fomentasse uma problematização sobre consciência de classe social (LUKÁCS, 2003), levando-os a refletir sobre suas condições materiais e subjetivas no mundo do trabalho, o que promoveria uma experiência mais emancipatória e promotora de cidadania (FREIRE, 1997; HIRDES, 2009), deslocando esses homens da condição de "fracasso", diante da exclusão econômica que vivem, para uma condição de problematização e possível transformação da realidade que habitam.

O serviço de saúde mental acaba por disciplinarizar esses sujeitos para buscarem os mesmos subempregos e continuarem se sentindo menos homens, caso não alcancem esse objetivo, em vez de construir um espaço de questionamento e reflexão sobre a lógica excludente do sistema capitalista e as precárias condições de vida da classe trabalhadora.

De outro ponto de vista, em relação à família, observou-se que o serviço reproduzia expectativas de que o sujeito recuperasse seu lugar de chefe de família e provedor, não sendo identificados questionamentos sobre o papel dos homens na esfera doméstica nem um olhar sobre os novos arranjos familiares contemporâneos, mantendo-se a expectativa da imagem ideal de pai e único provedor.

Observou-se pouca problematização por parte do serviço sobre as relações de poder entre homens e mulheres, que foi questionada apenas durante a realização do grupo de família, com a participação de mães de usuários, as quais estavam sobrecarregadas no cuidado dos maridos e filhos, porém esse tema será discutido com maior profundidade no capítulo 6. No entanto, repensar as novas relações familiares e atualizar a expectativa dos homens sobre o lugar que ocupam no ambiente doméstico pode ser, por exemplo, um caminho interessante para a prevenção da violência doméstica associada ao uso abusivo de álcool, que é permeada por padrões tradicionais de exercício da masculinidade (VALDÉS; OLAVARRÍA, 1998).

Em última análise, pode-se deduzir que os serviços de reabilitação psicossocial que não se dispõem a refletir sobre os projetos terapêuticos que propõem e constroem junto a seus pacientes correm grandes riscos de reproduzir os modos de subjetivação hegemônicos que, no âmbito do exercício da masculinidade, operam para restabelecer a eficácia laboral e sexual para os pacientes homens (ZANELLO, 2018), além de reiterar identidades masculinas viris e tóxicas para os próprios homens e para seus familiares.

Compreende-se que os grupos terapêuticos de homens observados nos dois serviços pesquisados são estratégias propícias para a problematização dos modelos de masculinidades e sobre que "homem" os pacientes desejam ser ou não ser, sendo uma possibilidade de desconstrução da Masculinidade Hegemônica.

## 5.3 PERSPECTIVA DE GÊNERO E MODELO DE ATENÇÃO PSICOSSOCIAL

Em geral, os resultados encontrados nos mostram a importância do Caps como espaço oportuno para o processo de reinvenção da sociabilidade de pacientes com transtornos mentais e apontam a necessidade de criação de ambientes receptivos aos homens, que tenham relação com os processos de subjetivação masculinos e possam servir de dispositivos de reflexão sobre os padrões de masculinidade, colocando-se em questão como a Masculinidade Hegemônica interfere e que efeitos causa na saúde mental e no bem-estar dos homens. Afinal, abordando-se a perspectiva de reabilitação psicossocial de Benedetto Saraceno e Ana Maria Pitta:

> Não se deve compreender a reabilitação apenas como um percurso individual do não saber ao saber, pois, é um processo orgânico de aumento das possibilidades de interações sociais,

> de afetos e resiliência. Trata-se criar redes de conexões. É
> habilitar, trocar identidades e assumir o protagonismo na
> invenção de caminhos que favoreçam muitos projetos de
> vida das pessoas. É transformar as relações entre os fortes e
> os frágeis (1999, p. 69).

Nessa investigação, julga-se que o encontro entre essa perspectiva de reabilitação psicossocial de Saraceno e Pitta (1999), aliada à perspectiva dos estudos de gênero, que nos levam a repensar nossas performances sociais como homens e como mulheres, permite a produção de uma clínica ampliada no âmbito da atenção psicossocial, que não apenas considera a singularidade dos sujeitos, como também dialoga com os ideais sobre o que deve ser uma mulher e um homem, presentes no imaginário social e nos ideais de eu de cada sujeito. Faria e Schneider (2019), assim como Pinho *et al.* (2009), defendem que:

> A potência da clínica psicossocial encontra-se associada
> ao reconhecimento do usuário dos serviços de saúde como
> um sujeito portador de direitos, como cidadão, em um
> ambiente que vise sua autonomia e criatividade (FARIA;
> SCHNEIDER, 2019, p. 19).

Constatou-se nesses achados que a ausência de uma perspectiva de gênero afeta negativamente o cotidiano dos serviços, limitando as dimensões psicossociais abordadas no âmbito do Caps. A revisão sobre gênero e saúde mental elaborada por Tahiana Alves reforça nossos achados, ao afirmar que

> Usuários dos serviços de saúde mental correm o risco de
> receber indiscriminadamente o mesmo tipo de interven-
> ção como se fossem um grupo universal e indiferenciado:
> pouco ou quase nada importa a sua identidade de gênero,
> orientação sexual, classe social, geração, entre outras espe-
> cificidades (2017, p. 19).

Por isso, é tão importante se incluir as discussões de gênero na proposta assistencial da atenção psicossocial, interrelacionada à necessidade de a RPB rever suas trajetórias e ganhar fôlego para consolidar o modelo de atenção psicossocial na direção preconizada por uma clínica ampliada, centrada no sujeito e em suas dimensões psicossociais (FARIA; SCHNEIDER, 2019).

Sugere-se aqui a inclusão de discussões sobre relações de gênero e padrões hegemônicos de masculinidade e feminilidade no escopo das reuniões de equipe de Caps, para que essa temática possa ser trabalhada no cotidiano do fazer dos serviços de saúde mental, a fim de que os serviços produzam respostas às queixas dos usuários, adequadas a suas condições psicossociais, promovendo saúde e novas possibilidades de vir-a-ser, e não apenas repliquem e adequem os sujeitos a modelos arcaicos e hegemônicos do que é ser homem ou mulher.

Nos grupos de homens observados nos dois serviços pesquisados, foi possível perceber a relevância de estratégias específicas para a população masculina que abordem suas especificidades e desenvolvam problematizações dos modelos hegemônicos de subjetivação masculinos.

Diante disso, corrobora-se as afirmações de Faria e Schneider (2019) quando apontam a necessidade de se ampliar as discussões sobre a eficácia do cuidado na atenção psicossocial, que mensurem a efetividade das práticas e seu impacto social, a partir de uma perspectiva ético-política de inclusão e promoção da cidadania.

# CAPÍTULO 6

# USO DE ÁLCOOL, SAÚDE MENTAL E MASCULINIDADES

*Procurou o homem, desde a mais remota antiguidade, encontrar um remédio que tivesse a propriedade de aliviar suas dores, serenar suas paixões, trazer-lhe alegria, livrá-lo de angústias, do medo ou que lhe desse o privilégio de prever o futuro, que lhe proporcionasse coragem, ânimo para enfrentar as tristezas e o vazio da vida.*

*(Lauro Sollero, 1979).*

A pesquisa de campo realizada neste estudo evidenciou a problemática do uso de álcool como um importante elemento de interferência na vida dos sujeitos entrevistados, em especial, no exercício da masculinidade e nas condições de saúde mental. Por isso, constituiu-se como uma categoria temática de análise, com intuito de ampliar a discussão sobre as relações entre uso de álcool e processos de subjetivação masculinos, buscando esclarecer algumas questões primordiais: por que os indivíduos que fazem uso prejudicial de álcool são majoritariamente do sexo masculino? Quais os sentidos atribuídos pelos homens ao uso abusivo de álcool e que relações essa substância tem com o exercício de suas masculinidades? Em que situações o uso de álcool, cotidiano, torna-se prejudicial à saúde e problemático para o sujeito e sua família? Quais as funções psicodinâmicas do uso de álcool na subjetividade masculina? O que produz o uso de álcool nas subjetividades desses homens entrevistados?

Para elucidar possíveis respostas a essas questões, no próximo item, abordaremos os significados que esses sujeitos atribuem ao uso de álcool, bem como a seus modos de beber, e como essas experiências de uso e abuso de substâncias alcoólicas interferem no exercício das masculinidades, explanando-se os sentidos atribuídos à bebida e aos espaços de uso de álcool, as situações desencadeadoras do uso abusivo e suas consequências, com ênfase na relação com a família e com a própria masculinidade. O objetivo de relatar os temas emergentes específicos a seguir é fornecer suporte empírico às maneiras pelas quais os significados associados à construção da masculinidade e ao uso de álcool têm relação com as condições de saúde mental dos homens frequentadores de serviços de atenção psicossocial[2].

Os homens bebem mais e têm mais problemas com o uso de álcool do que as mulheres. Conforme pesquisa de Vigilância de fatores de risco e proteção para doenças crônicas por Inquérito telefônico — VIGITEL (BRASIL, 2019b), realizada pelo Ministério da Saúde em 2018, que entrevistou 52.395 pessoas com mais de 18 anos nas capitais de 26 estados e no Distrito Federal, a frequência de consumo abusivo de bebidas alcoólicas (ingestão de quatro ou mais doses para mulheres, cinco ou mais doses para homens, em uma mesma ocasião em relação aos últimos 30 dias anteriores à data da pesquisa), no conjunto das 27 cidades, foi de 17,9%, sendo 26,0% em homens e 11,0% em mulheres. No DF, a diferença percentual de consumo abusivo de bebida alcoólica entre homens e mulheres é ainda maior, visto que 30,7% dos habitantes do sexo masculino do DF tinham feito uso abusivo de álcool nos últimos 30 dias, enquanto esse percentual cai para 11,7% no sexo feminino. A partir desses dados, é possível afirmar que o consumo abusivo foi mais de duas vezes mais frequente no sexo masculino (BRASIL, 2019b).

Tais dados corroboram o que é encontrado no mundo, onde os homens bebem pelo menos duas vezes mais do que as mulheres (WORLD HEALTH ORGANIZATION –WHO, 2018). Em 2018, a OMS divulgou o Relatório Global sobre Álcool e Saúde (WHO, 2018), com dados atualizados sobre uso de álcool no mundo, em que afirma que os homens teriam consumido 19,4 litros de álcool puro per capita, enquanto as mulheres, 7 litros. Além das diferenças nos padrões de consumo, a OMS aponta diferenças de gênero na mortalidade e na morbidade, relacionadas ao álcool, visto que a porcentagem de mortes atribuíveis ao álcool entre os homens era de 7,7% (mortes globais) em comparação a 2,6% de todas as mortes entre mulheres (WHO, 2018).

O referido relatório afirma que o uso nocivo de álcool estaria associado ao risco de desenvolvimento de problemas de saúde, tais como distúrbios mentais e comportamentais, incluindo dependência alcoólica, doenças não transmissíveis graves, como cirrose hepática, alguns tipos de câncer e doenças cardiovasculares, bem como lesões resultantes de violência e acidentes de trânsito. Em geral, 5,1% da carga mundial de doenças e lesões são atribuídas ao consumo de álcool, conforme calculado em termos de

---

[2] É importante a conexão entre uso abusivo de álcool e comportamentos violentos, e tendo ambos os comportamentos importantes relações com os exercícios das masculinidades, alertamos que o tema da violência será tratado em item específico mais adiante.

Anos de Vida Perdidos Ajustados por Incapacidade (DALY, sigla em inglês) (WHO, 2018). Especificamente em relação ao Brasil, ao analisar estudos sobre transtornos relacionados ao uso do álcool, a OMS estima que 4,2% dos brasileiros preenchem critérios para abuso ou dependência, sendo 6,9% entre homens e 1,6% entre mulheres (WHO, 2018), o que representa uma chance quatro vezes maior de um homem apresentar um transtorno mental relacionado ao uso de álcool.

> O uso nocivo do álcool também pode resultar em danos a outras pessoas, como membros da família, amigos, colegas de trabalho ou estranhos. Além disso, o uso nocivo de bebidas alcoólicas resulta em um fardo significativo em termos sociais, econômicos e de saúde (OPAS-Brasil, 2019, s/p).

Desde 2003, a Política Nacional para a Atenção Integral a Usuários de Álcool e Outras Drogas indicava que o uso abusivo de dessas substâncias representava forte impacto negativo sobre a saúde da população, encontrando ressonância nos diversos segmentos da sociedade

> [...] pela relação comprovada entre o consumo e indicadores sociais de defasagem escolar, baixo nível socioeconômico e rotina de violência, evidenciando o quanto tais indicadores derramam seus efeitos sobre o funcionamento subjetivo (BRASIL, 2003, p. 5).

Os estudos apresentados apontam para um problema de saúde pública que afeta especialmente os homens, porém ainda há pouca produção científica que aborde essas diferenças a partir da perspectiva de gênero, para se discutir o que leva os homens a terem maiores problemas com o uso de álcool, especialmente no Brasil. Com isso, em muitos estudos sobre o tema, há naturalização ou omissão dessas diferenças de gênero. Aqui, pretendemos aprofundar qualitativamente as questões relativas ao abuso de álcool e masculinidades, investigando os sentidos e significados que os pacientes dos Caps atribuem ao álcool e aos modos de beber, a partir de suas experiências enquanto sujeitos do sexo masculino que tiveram ou têm problemas com o uso dessa substância.

Com base em estudos do campo antropológico (HEATH, 1984, 1993; KUNITZ; LEVY, 1994; MENÉNDEZ, 2020; NEVES, 2004; SOUZA; GARNELO, 2007), investigamos o significado que o beber assume para um dado grupo social, em um determinado tempo, demonstrando os aspectos socioculturais das masculinidades no uso e abuso de álcool. Nos referidos estudos antropológicos:

> Um dos conceitos criticados é o de alcoolismo, sobretudo quando entendido como uma doença crônica, fatal, progressiva e com apresentação similar em qualquer contexto social. Ao restringir as pesquisas à dimensão do alcoolismo-doença, deixa-se de investigar outros aspectos importantes relacionados ao uso de álcool. (SOUZA; GARNELO, 2007, p. 1640).

Entendemos que os problemas relacionados ao uso do álcool ou à categoria uso prejudicial de álcool devem ser definidos como a "[...] um modo de beber, tido socialmente como associado a efeitos adversos, sendo fortemente influenciado por condicionantes socioculturais e históricos" (SOUZA; DESLANDES; GARNELO, 2010, p. 710), o que nos leva a entendê-lo como "[...] construções sociais orientadas por atitudes e crenças que definem prescrições e proscrições" (NEVES, 2004, p. 9). Por isso, optou-se por investigar como os entrevistados construíam suas maneiras de beber e que significados atribuíam a essa prática.

Nesse sentido, associamos os estudos sobre masculinidades aos modos como esses sujeitos fazem uso do álcool, visto que os padrões de masculinidade informam regras sociais que pautam a relação destes indivíduos com as bebidas alcoólicas (ZANELLA, 2014).

Para a pesquisadora Maristela Moraes (2012), o consumo de álcool no Brasil é considerado uma prática importante no processo de socialização masculino, e os bares são marcados como lugares onde os pares reforçam os modos tradicionais de exercício masculinidades, guiados pela força e coragem. A quantidade de bebida alcoólica consumida é considerada um sinal da força masculina adulta buscada pelos mais jovem e tida como prova e afirmação de virilidade. Esses achados de Moraes (2012) também são encontradas em estudos internacionais recentes realizados no Reino Unido, Estados Unidos, Nigéria, Romênia e Dinamarca (BRABETE; SÁNCHEZ-LÓPEZ; CUÉLLAR-FLORES, 2013; DUMBILI; WILLIAMS, 2017; HEROLD; HUNT, 2020; HUNT; ANTIN; FRANCISCO, 2019; PARKE *et al.*, 2018). Porém, essa demanda social é ambivalente, visto que ora demanda um uso pesado de álcool para "provar-se homem", ora estigmatiza o uso desmedido e problemático do álcool, quando o homem perde o autocontrole sobre a substância, sendo interpretado como sinal de fraqueza moral (ZANELLA, 2014), fragilidade, falta de força de vontade e outros rótulos que afastam o homem que faz uso prejudicial de álcool dos padrões ideais sobre o que deve ser um homem (MATOS, 2000).

## 6.1 SENTIDOS ATRIBUÍDOS AO USO DE ÁLCOOL E AOS MODOS DE BEBER

Entre os 16 pacientes entrevistados, 11 referiram ter tido problemas com uso prejudicial de álcool, sendo nove pacientes do Caps AD e dois do Caps III. Os últimos procuraram tratamento devido a outros transtornos mentais não relacionados ao uso de álcool, apenas relatando o abuso de álcool pregresso. Em compensação, os usuários do Caps AD estavam em processo de reabilitação, apresentando recaídas e desistências do tratamento recentes; três estavam em acolhimento integral para desintoxicação, e outros três viviam na UA, tendo histórico de viver, pelo menos um ano, em situação de rua.

Do total dos 11 entrevistados que analisaremos neste capítulo e que referiram fazer ou ter feito uso prejudicial e crônico de álcool, quatro relataram o uso concomitante de outras drogas, como cocaína, crack e merla (derivado da pasta base de cocaína), todos estavam em tratamento no Caps AD. Por isso, nossa análise está focada no uso do álcool, que é um problema para a maior parte dos nossos entrevistados (11). Ressalta-se que três dos 11 entrevistados ainda não tinham seu diagnóstico fechado, por estarem no acolhimento integral do serviço e iniciando o tratamento regular.

Ao serem perguntados sobre a função do álcool em suas vidas e/ou por que achavam que bebiam muito, sentidos comuns foram atribuídos aos modos de uso de álcool vivenciados por esses homens, que interpretavam o ato de beber como um refúgio ou consolo, como no caso de João que bebia demasiadamente como consolo para a dor causada pelo assassinato do filho. Relataram também que a bebida servia para esquecer os problemas, suportá-los e/ou terem coragem de conseguir falar sobre o que lhes incomodava. Considerando que todos os pacientes estavam em reabilitação, além desses sentidos atribuídos ao beber, sete interpretaram o uso de álcool como prejuízo, ameaça e/ou causador de destruição em suas vidas, entendendo que esses últimos significados tinham relação com a condição de vida em que se encontravam.

Ao considerarem a bebida alcoólica um refúgio, afirmaram que:

> *A bebida, ela é um refúgio, era lá que eu procurava ajuda.* (Vidal)

> *Era para esquecer, tudo... na verdade o que fazia era aumentar mais problemas.* (Johnny)

> *Só desgraça. Só coisa ruim. Porque minha mulher saiu fora mais por causa de bebida, também [...] então, essa pinga só traz prejuízo [...] a gente quando está com uns problemas acha que a bebida ameniza os problemas da gente.* (Milton)

A ideia de que a bebida alcoólica traz coragem para agir em diversas situações foi bastante recorrente; relataram que, quando alcoolizados, tinham comportamentos que, sóbrios, tinham vergonha de expressar, como conversar com mulheres ou pedir dinheiro, aparentando experienciar maior sensação de segurança e autoestima.

> *Eu não uso maconha, crack, essas coisas. Só cachaça mesmo, pra criar coragem. Pedir uma roupa, pedir uma comida, pedir um dinheiro pra comprar um cigarro. E pedir um dinheiro pra tomar uma cachaça [...] eu só peço se tiver travado, beber uns 3, 4, aí pronto. Aí, o dinheiro começa a cair.* (Geraldo – vive em situação de rua).

> *A cachaça me faz sentir de várias formas. Faz o cara ser rico, o cara é rico, o cara é valente, o cara é homossexual, faz o cara virar isso. Faz o cara virar fazendeiro. Umas quatro, cinco coisas a cachaça fazem. Faz ficar bravo, faz ficar besta demais a pessoa quando bebe, pega as coisas dos outros. A cachaça tem vários significados mesmo [...] eu mesmo quando bebo fico mais ousado, antigamente, sem beber eu tinha vergonha de falar, conversar assim, mais solto.* (Zeca).

> *Tem uns que bebem para chorar, outros bebem para brigar, outros bebem para...bater na mulher...outros pegam...várias situações. Várias situações. Eu, por exemplo, chorava mais do que tudo, quando bebia.* (Oscar)

Destacando a função desorganizadora do uso do álcool em suas vidas, os pacientes também interpretaram a bebida alcoólica como uma ameaça, desgraça, prejuízo e/ou destruição da vida. Esses sentidos, que atribuíam especialmente à cachaça, podem ser observados nos relatos a seguir:

> *Na vida minha...para mim é uma ameaça, que eu não sei controlar...* (Almir)

> *Que para mim poder conversar com as pessoas tinha que beber para poder ter coragem, eu sem a bebida, sou uma pessoa totalmente diferente. Eu com a bebida, eu com a droga...eu sou um homem animal, um homem sem respeito, um homem sem moral.... O álcool só faz destruir...* (Gonzaga)

No relato de Oscar, em que admite que bebia para chorar, percebe-se que ele atribuía à substância psicoativa a conhecida função de desinibir emoções ou sentimentos, flexibilizando ou destravando barreiras socioculturais impedidas para o gênero masculino, como chorar ou expor fragilidades, bem como para reaproximarem-se de elementos afirmativos da Masculinidade

Hegemônica, como serem agressivos, valentes, conquistadores e sentirem-se "ricos". É interessante notar que, na maior parte das entrevistas, houve o relato de que, *"com a cachaça, você cria coragem para tudo"*, como nos afirmou Zeca, o que também pode ser considerado outro elemento constitutivo dos padrões de masculinidade, levando-os a se sentirem "mais homens".

Partindo dos pressupostos de que as referências de sentir-se mais ou menos homens estão associados à masculinidade hegemônica (CONNELL, 1997) e que esse modelo ideal de ser homem está relacionado a outras dinâmicas sociais, como classe, raça e sexualidade (CONNELL; MESSERSCHMIDT, 2005), pode-se entender o uso de álcool como uma estratégia de reaproximação desse padrão ideal de homem e de exercício de masculinidade. Para esses entrevistados que performam masculinidades subalternas, marcadas e depreciadas pelas dificuldades de inserção no mercado de trabalho e de serem provedores, a ingestão do álcool em grandes quantidades passa a ser uma possibilidade de reafirmação social. Nesse contexto, o uso de álcool se torna uma alternativa para resgatar poder e prestígio social (NASCIMENTO, 2016), como explicitado na fala a seguir:

> *Estou aqui no CAPS conversando com as pessoas aqui e eu vejo muito cara batalhador que se sente menos...porque às vezes não consegue bancar a família, não consegue ser aquilo que esperavam que a gente fosse, né?, e...e aí vai... e começa...e aí começa a se perder [...] e quando a gente bebe para caramba a gente é um cara legal também...* (Jeremias)

É importante destacar que, no contexto das classes populares, os valores masculinos hegemônicos têm importância para os homens por lhes conferir vantagens estipuladas por sua condição de gênero, visto que suas condições de dominação, em outras esferas sociais mais amplas, são escassas e sob constante "ameaça" por não poderem comprovar suas masculinidades. Para Muszkat: "A valorização do masculino lhes agrega valor simbólico importante, uma vez que, quanto menos liberdade e capital simbólico tiverem no âmbito social, maior será o apego a este outro capital" (2008, p. 32).

Na pesquisa atual, o uso de álcool em grandes quantidades pode representar esse outro Capital que reaproximaria os homens das classes populares dos padrões hegemônicos de masculinidade. Identifica-se aqui uma intersecção entre gênero, pobreza e classe, na qual a situação de empobrecimento e desemprego levaria esses sujeitos a compensar características masculinas, exacerbando comportamentos de risco (BRABETE; SÁNCHEZ-LÓPEZ; CUÉLLAR-FLORES, 2013; DUMBILI;

WILLIAMS, 2017; LORIMER *et al.*, 2018; PERALTA; TUTTLE; STEELE, 2010). No estudo estadunidense de Fugitt e Ham (2018), que entrevistou 65 homens entre 21 e 29 anos em um bar-laboratório simulado, encontrou-se que o consumo de álcool pelos homens, em contextos sociais precários, pode ser fortemente motivado pelo desejo de confirmar o status masculino, sendo mais nocivo quando se sentem ameaçados no exercício da masculinidade.

Observou-se que essa associação com o uso problemático de álcool é maior entre homens que têm crenças e expectativas em conformidade com as normas hegemônicas masculinas, mensuradas no estudo de Iwamoto *et al.* (2011) a partir do Inventário de Conformidade com Normas Masculinas (CMNI-29). Esse inventário foi adaptado e validado para a realidade brasileira por Silva *et al.* (2019), que também encontraram associação entre conformidade com normas masculinas e uso prejudicial de álcool entre 341 homens universitários de Minas Gerais e São Paulo, que foram entrevistados sobre hábitos de consumo de álcool e responderam ao inventário adaptado. Os autores constataram que, assim como em estudos internacionais, no Brasil, "[...] existe vínculo entre o endosso de algumas normas masculinas, como ser agressivo, vigoroso, ter maior controle emocional e o consumo de bebidas pelos homens" (SILVA *et al.*, 2019, p. 3496).

Esses estudos são corroborados por Courtenay, que argumenta que, ao assumirem maiores riscos à saúde, os homens se legitimam como o sexo "mais forte", e isso ajuda a sustentar e reproduzir as iniquidades em saúde e as estruturas sociais que, por sua vez, reforçam e recompensam os hábitos prejudiciais à saúde dos homens (COURTENAY, 2000; PARKE *et al.*, 2018).

Neste capítulo, os excertos do diário de campo do Caps AD serão bastante úteis para compreendermos melhor a relação entre uso de álcool e masculinidades na perspectiva dos pacientes do serviço de saúde mental pesquisado, visto que o Caps AD mantém, em sua rotina semanal, um grupo terapêutico chamado "Papo de Homem", do qual participam apenas pacientes homens e são abordados temas relativos à masculinidade. Esse grupo terapêutico ofertou conteúdos esclarecedores para essa análise, especialmente para entendermos por que os homens bebem mais e qual a função do álcool na psicodinâmica masculina.

Com as observações do referido grupo terapêutico, foi possível entender a função do álcool no exercício da masculinidade a partir da perspectiva dos participantes, que responderam como se sentiam quando bebiam:

> Os 9 participantes ao serem perguntados sobre: "O que sinto quando bebo? Responderam que a cachaça arrancava as mágoas de dentro de si e fazia esquecer os problemas, além ficarem alegres, falantes, dispostos a dançar, sentindo-se ricos e contando muitas vantagens. '-Eu sempre tive dificuldade de chegar em mulher, daí fui bebendo e perdendo a timidez, e fui chegando nas mulheres' (Renato). Relatam também que a cachaça os deixava corajosos, destemidos, afoitos, desaforados, bravos e violentos, comprando briga com todo mundo (Diário de campo CAPS AD - Grupo papo de homem).

Embora seja importante não essencializar o "beber masculino" como uma prática uniforme, o que claramente não é, esses achados sugerem que as práticas de beber podem, pelo menos em parte, ser entendidas como uma maneira de alguns homens, em diferentes contextos culturais, demonstrarem formas de masculinidade idealizadas para assumir posições de poder (PARKE *et al.*, 2018). Por conseguinte, o uso dessa substância psicoativa lhes possibilita alterar o estado de consciência e acessar comportamentos e sentimentos anteriormente interditados, que idealizavam performar como parte do exercício de suas masculinidades.

Retomando-se o significado atribuído ao álcool, declarado por Zeca, de que, *"com a cachaça, você cria coragem para tudo"*, é importante aprofundarmos o entendimento dessa intersecção entre uso de álcool, ter coragem e exercício da masculinidade.

Para isso, utilizamos um interessante estudo qualitativo produzido por Peralta *et al.* (2010) nos Estados Unidos, que entrevistou 11 homens heterossexuais, de classes populares com histórico de perpetração de VPI, que apontaram interrelações entre o uso de álcool, comportamentos de risco e o sentimento de coragem ou "invencibilidade" causado pelo álcool. Para os autores, os quais entendem que a coragem representa um signo de poder, ser "corajoso" e se envolver em comportamentos de risco tem relação com aproximar-se de elementos da masculinidade hegemônica. Os participantes do referido estudo afirmaram que, ao fazer uso de álcool, adquiriam uma *"coragem líquida"*, que, na perspectiva dos autores, pode ser entendida como uma forma de hipermasculinização, na qual os homens passariam a sentir-se mais fortes, viris e invulneráveis ao ingerirem álcool (PERALTA; TUTTLE; STEELE, 2010). Além disso, no mesmo estudo, é afirmado que o uso de álcool, aliado ao envolvimento em situações de violência, doméstica e/ou comunitária, é elemento que compõe a performance masculina, sendo uma expressão da heterossexualidade normativa, especialmente para homens com escassos recursos econômicos, que colaboram para o estabelecimento e a manutenção da identidade de gênero e o controle e domínio das relações de poder sobre as mulheres e outros homens.

Com isso, essa "coragem líquida" representaria uma solução e/ou alternativa diante das dificuldades e deficiências vivenciadas pelos homens nos padrões de performances masculinas (PERALTA; TUTTLE; STEELE, 2010), visto que relataram fazer uso da substância para resolver problemas que os incomodam, seja tomando *"coragem"* para enfrentá-los, seja tentando esquecê-los, como se pode observar na fala de Almir:

> *Por causa de problema... às vezes tem uma coisa dentro de casa, para conversar, resolver esse negócio ali...aí eu vou beber uma para eu criar coragem para resolver... e aí é onde tá meu erro, tem que encarar o perigo sem beber.*

Observa-se que o uso da bebida alcoólica é tido pelos entrevistados, e pela literatura produzida sobre a temática, como uma ferramenta precária de expressão emocional e para resolução de problemas relacionais (PARKE *et al.*, 2018), em especial quando abordamos as dificuldades de diálogo e de expressão emocional típicas dos processos de subjetivação masculinos, que empobrecem o vocabulário emocional dos homens (NASCIMENTO, 2001), dificultando o reconhecimento de emoções na relações sociais (DONADON, 2015).

Deve-se destacar que, por meio da "fuga dos problemas", o álcool é utilizado nos contextos sociais e familiares descritos como forma de alívio das pressões sociais vivenciadas por esses sujeitos (SALDANHA; ALAYDE, 2013), principalmente ao considerarmos as humilhações e discriminações decorrentes da exclusão social que nossos entrevistados vivenciam. Diante disso, o uso abusivo do álcool também pode ser entendido como uma "[...] tentativa desesperada de fugir de um cotidiano intragável ainda que o consumo progressivo apenas aumente o desprezo social e a degradação subjetiva e objetiva" (SOUZA, 2016, p. 37).

O presente estudo encontrou sentidos atribuídos ao uso de álcool bastante semelhantes aos apresentados no estudo de Peralta *et al.* (2010), que também estudaram homens majoritariamente negros e desfavorecidos socioeconomicamente, sendo aceitável enunciar que homens desprovidos de direitos devido a barreiras de classe social e/ou raça exacerbam ainda mais as características danosas da masculinidade hegemônica, especialmente as relacionadas ao uso de álcool, devido à sua impossibilidade de cumprir com papéis tradicionais esperados (MESSERSCHMIDT, 2019; PERALTA; TUTTLE; STEELE, 2010). Em resumo, quando os marcadores sociais da masculinidade hegemônica estão ausentes ou são escassos, o uso de álcool se apresenta como modo de incorporação dos modos de ser e agir como homem.

Ao analisar os trechos do diário de campo referentes ao grupo de homens observado, encontrou-se um entendimento de que a bebida alcoólica pode representar desde refúgio, fuga, consolo e/ou coragem para enfrentar certas condições estressoras do cotidiano, o que corrobora a afirmação de que, em diversas culturas, o uso de álcool sempre esteve relacionado à transcendência do espírito humano ou, ainda, à anestesia do sofrimento corporal e/ou mental (LIMA, 2008).

Um dos trechos do diário de campo do Caps AD traz a perspectiva de um participante do grupo papo de homem sobre as relações entre masculinidade e uso de álcool, que é esclarecedora para nossa análise: "A sociedade quer que a gente beba pra mostrar que é homem. Tem que provar que é forte e encara!" (Diário de campo CAPS AD, grupo papo de homem).

Esse excerto demonstra a delicada e ambígua relação que os homens mantêm com o uso de álcool. Por um lado, são demandados a fazer uso de grandes quantidades dessa substância como forma de sociabilidade masculina, visto que a alcoolização se associa ao reconhecimento da internalização da identidade masculina (NEVES, 2004), por meio de provas de virilidade, valentia e coragem, constantemente exigidas. Pode-se afirmar que a ingestão de álcool seria um meio/processo de aprender códigos de conduta masculinos, cultural e socialmente, aceitos.

> Por outro lado, quando esse consumo se torna um problema, esse uso passa ter conotação negativa, associando-se a uma imagem de fraqueza moral e individualização de um problema que é julgado e o usuário é "condenado" à exclusão social (RONZANI; FURTADO, 2010, p. 331).

É na situação de estigmatização descrita por Ronzani e Furtado (2010) que os aspectos positivos do uso de álcool se transmutam, trazendo consequências danosas às condições de vida dos entrevistados. No discurso dos pacientes, é interessante notar que, ao mesmo tempo que relatam os aspectos positivos, de desinibir, ampliar a sociabilidade e divertir, apontam os aspectos negativos especialmente relacionados a ficar sem dinheiro e a situações de violência doméstica e/ou comunitária. Para Lima (2008), essa dubiedade e ambivalência presentes no discurso dos entrevistados podem ser entendidas a partir da compreensão de que os significados atribuídos ao uso de álcool são interpretados por uma moral vacilante, na qual ora é incentivado e entendido como práticas de lazer e diversão, ora é considerado pernicioso e destrutivo, prejudicial à família e à capacidade produtiva do sujeito.

Porém, antes de abordarmos as consequências negativas do uso de álcool para esses homens, para suas famílias e para a sociedade como um todo, temos que entender melhor a função dos processos de alcoolização na construção social das masculinidades.

## 6.2 SOCIABILIDADE MASCULINA E PROCESSOS DE ALCOOLIZAÇÃO

Abordando-se os aspectos que os pacientes atribuem como positivos no uso de bebidas alcoólicas, é indispensável abordarmos a função dessas substâncias psicoativas nos processos de socialização masculina e como e onde se dão essas experiências sociais entre homens. Sobre isso, encontramos um excerto do diário de campo que nos apresenta como os pacientes do Caps entendem o bar, principal espaço em que se dão os processos de alcoolização masculinos, como importante lócus do processo de socialização masculina.

> Hoje, 7 homens participam do grupo, que está abordando o tema de práticas de lazer e autocuidado. Os profissionais perguntam aos homens sobre o que faziam em seu tempo livre e logo o assunto chega ao "Bar", passando a conversarem sobre o papel do bar na vida deles, dizendo que sem ir ao bar não têm nada pra fazer, não têm com quem conversar, sentindo-se entediados. Relatam também que o bar é um lugar para conversarem, relaxarem e esquecerem das humilhações, Dinho relata: - *No bar, todo mundo é igual, lá no bar não existe juiz, policial, psicólogo, mendigo! Lá tá todo mundo qualificado na mesma linha! Lá não tem diferença, lá ningué*m pode humilhar ninguém! [...] *No bar a malandragem de rua tem o mesmo valor que um doutorado!* Os outros participantes concordam com ele. Em outro momento, Dinho relata que, devido à sua dificuldade de falar sobre seus problemas, o bar é um lugar onde todo mundo te ouve (Diário de Campo Caps AD III, grupo papo de homem).

Destacamos aqui dois elementos a serem discutidos sobre as representações sociais associadas ao bar no discurso de nossos entrevistados, um relacionado diretamente à sociabilidade masculina, que está associada a vínculos de solidariedade e apoio entre homens que são performados no ambiente do bar, e outro relacionado ao bar como espaço de expressão e escuta da subjetividade masculina, onde os homens revelam sentimentos e emoções silenciadas nos ambientes domésticos e laborais.

Para entendermos melhor a função do bar e dos processos de alcoolização no exercício da masculinidade de nossos entrevistados, partimos da compreensão de estudos antropológicos sobre o tema, os quais indicam que, em várias sociedades, o álcool mantém seu papel de "lubrificante social", em que a bebida é utilizada para facilitação de um jogo de trocas e vínculos sociais (NEVES, 2004).

A historiadora Maria Izilda Santos Matos, em seu estudo sobre as representações de gênero presentes no discurso médico e musical sobre uso de álcool e o alcoolismo no início do século XX, condensado no livro *Meu lar é o botequim: Alcoolismo e Masculinidade* (2000), afirma que os homens valorizam o bar como ponto de encontro, identificado como espaço de solidariedade e cumplicidade masculina "[...] que alimenta e reproduz a manutenção das relações de poder entre os gêneros, em especial na ocupação do espaço público pelos homens" (MATOS, 2000, p. 82).

O estudo das representações sociais do uso de álcool e do bar como espaço de sociabilidade na construção social da masculinidade e suas interações com a saúde mental masculina não pretende enaltecer uma prática que hoje pode ser considerada um problema de saúde pública, correlacionado a inúmeros determinantes sociais de saúde, mas busca compreender o que faz dos bares e da embriaguez algo tão persistente no cotidiano da vida dos homens, em especial quando nos referimos aos de classes populares. Tornando-se necessária a investigação das representações sociais do uso de álcool para além do estigma, indagando sobre os significados e as funções sociais desses costumes (CARVALHO, 2014).

Pode-se afirmar que o bar é um espaço social de produção e reprodução dos padrões de gênero vigentes, no qual os processos de subjetivação masculinos são performados e atualizados, seguindo rituais populares (CARVALHO, 2014; DA MATTA, 1978), que compõem scripts associados à construção social da masculinidade. Para Dumbili e Willams (2017), o uso de álcool, no contexto do bar, é um recurso para a performance de gênero masculina e serve para acumular capital social e conquistar a aprovação de seus pares homens e a admiração de mulheres em contextos heterossexuais.

Em nossa análise, os participantes consideraram o bar um espaço de lazer, de alívio das tensões do cotidiano e de esquecimento das humilhações, e associaram essas últimas experiências à premissa de que "*No bar, todo mundo é igual*", utilizando a mesma frase da famosa canção do cantor Reginaldo Rossi, sem associá-la à música durante a realização da atividade em grupo. Ainda destacavam a função do bar como mediador nas relações de poder entre homens, apaziguando as tensões causadas pelas desigualdades e hierarquias sociais, relacionadas, principalmente, às opressões de classe social e/ou provocadas por categorias profissionais relacionadas ao controle social de corpos marginalizados, como se pode observar ao igualarem categorias como policial, juiz e psicólogo a mendigo e ladrão. Constatou-se que o bar representa um espaço em que não se sentem oprimidos, em que as hierarquias são flexibilizadas e podem interpretar outros scripts sociais que não estão relacionados a comportamentos hegemônicos masculinos, como o exercício laboral, ganhar dinheiro e sustentar a família. As condições de opressão de classe e raça vivenciadas por esses homens negros com acesso muito restrito a emprego e renda os levam a experienciar no bar uma condição idealizada de relação social menos desigual, em que a experiência da rua e da periferia possui determinado capital social, como se pode detectar no valor atribuído à malandragem.

Em pesquisa qualitativa realizada nos bares da cidade de São Paulo no início dos anos 1990, a pesquisadora Denise Jardim relata que, na perspectiva de homens frequentadores de "boteco":

> O reconhecimento de uma igualdade entre os frequentadores não elimina a possibilidade de diferenças e hierarquias nas relações; pelo contrário, possibilita que estas hierarquias estejam em jogo durante as interações. É ali, mesmo através do reconhecimento das distâncias e distinções, que se estabelecem cumplicidades entre homens. Do ponto de vista de um sistema baseado na honra, e coerente com ele, os participantes destas conversas nos "botecos" devem se reconhecer como iguais para participar dos eventos (1991, p. 92).

É importante destacar que outras pesquisas também identificam o sentimento de igualdade e solidariedade entre os frequentadores de bares como forma de sociabilidade masculina (CARVALHO, 2014; JARDIM, 1991; LIMA, 2008; MATOS, 2000). Esses sentimentos são avaliados positivamente pelos participantes do grupo terapêutico observado na presente pesquisa, por mais que a relação com o álcool e com o bar lhes tenha causado problemas de saúde. Os referidos estudos indicam que o uso de álcool no contexto do bar também tem a função de válvula de escape e alívio das tensões sociais, como no caso de Carvalho (2014), a qual sustenta que a suspensão das pressões sociais causada pela embriaguez entre homens possibilitaria uma:

> Utopia de comunhão e abundância, horizonte livre de privações e dificuldades, como se o tempo do trago, do mé ou da cerveja com os amigos significasse uma trégua na luta diária pela sobrevivência (2014, p. 11).

A autora ainda afirma que a bebida alcoólica tem uma função de libertação e redenção das condições socioeconômicas dos sujeitos de sua pesquisa, permitindo uma fuga momentânea das condições materiais precárias vivenciadas por esses homens de classes populares (CARVALHO, 2014; MATOS, 2000, p. 83), visto que, devido às dificuldades de obter trabalho e renda, sentem-se "menos homens" por não exercerem socialmente os scripts de "trabalhador" e "provedor", encontrando no álcool uma fuga diante dessas situações depreciadoras de suas subjetividades. Pode-se conectar essa última afirmação com as falas de Vidal e João, que consideram o uso de álcool refúgio e consolo, respectivamente.

Essa função de o uso de álcool proporcionar uma flexibilização das regras sociais permite aos entrevistados menor controle sobre a expressão de suas subjetividades, o que os leva a falar mais e tocar em assuntos que não exteriorizariam caso tivessem sóbrios ou no ambiente doméstico/familiar, como observamos na seguinte fala:

> Eu só poderia me expressar se fosse com uma companheira, de confiança, que me ame, ou então sobre efeito de álcool. Com álcool, até quem tá do lado serve pra ouvir nosso problema. (Milton)

Para Maria Izilda Matos (2000), o bar seria um espaço em que é permitido aos homens desabafar e falar sobre seus sofrimentos, como as decepções amorosas. A autora destaca a escassez de espaços sociais em que os homens expressem emoções e sentimentos, estando compelidos pelos processos de construção social da masculinidade a demonstrar sentimentos exclusivamente no bar e nas canções de samba, produzidas nesses ambientes boêmios (MATOS, 2000, p. 99). É claro que essa expressão emocional também é limitada pelos padrões de performance de gênero, nos quais devem afirmar suas masculinidades a partir do relato de proezas sexuais e de sucesso na aquisição de trabalho e renda, além de duelarem em discussões sobre futebol e política.

Apesar disso, os relatos apresentados na presente pesquisa demonstram que os participantes se sentem escutados nesses ambientes. Por isso, chegam a afirmar que "o bar é um lugar onde todo mundo te ouve" (Diário de Campo Caps AD III, grupo papo de homem). O fato de se sentirem "acolhidos" pode significar que, ao passarem por situações de sofrimento psíquico, procuram esses estabelecimentos para lidar, mesmo que de modo precário, com esses possíveis conflitos emocionais e/ou relacionais, visto que não se sentem com a mesma liberdade de expressar sentimentos, seja no espaço doméstico, seja no público, principalmente quando estão sóbrios.

Dessa forma, o uso de álcool nos bares representa um rito próprio do exercício da masculinidade, com grande importância na produção e reprodução das relações sociais entre homens e com relevância intrapsíquica, visto que nesse hábito expressam sentimentos e se sentem ouvidos, ambas sensações que não relatam experienciar em outros espaços.

Antes de abordar as situações desencadeadoras do uso prejudicial de álcool, deve-se ressaltar que o uso abusivo dessa substância nas periferias das grandes cidades, como é o caso do campo investigado nesta obra, tem também relação com a escassez de práticas e ambientes de lazer e cultura, onde a população poderia fazer uso de seu tempo livre para realizar atividades que lhes proporcionassem bem-estar físico e mental, sem serem limitadas ao uso de bebidas alcoólicas como atividades de lazer e diversão; os próprios entrevistado chegaram a afirmar que naquela região só havia bar e igreja.

## 6.3 SITUAÇÕES DESENCADEADORAS E CONSEQUÊNCIAS DO USO ABUSIVO DE ÁLCOOL

> Enganam-se os que dizem, de maneira simplista, que o sofrimento desses homens decorre da dependência química, da droga, da pinga, da pedra-noventa, da cachaça, do álcool, desse mal, desse diabo líquido. Ou dos diabos em folha (maconha), em pó (cocaína), em pedra (crack), injetável, às vezes esses diabos se encontram articulados... O sofrimento desses homens é, sobretudo, éticopolítico, é tecido na trama desse apagamento, desse processo de mortificação social, de estigmatização que passa a acompanhar suas experiências, depois da metamorfose do homem em bêbado (drogado) animal, alijado de sua família, de sua casa, de seu trabalho, de sua vida, de uma suposta masculinidade. (VASCONCELOS; SEFFNER, 2011, p. 899).

É importante colocar em análise que os pacientes do Caps AD já faziam uso de álcool e outras drogas regularmente muitos anos antes de passarem a apresentar problemas com essas substâncias, que justamente começaram a ocorrer a partir de eventos de vida estressantes, como desemprego, perda familiar, conflitos conjugais e familiares, testemunho de violência doméstica e/ou comunitária, como nos relata Vidal:

> Porque o que me levou a usar droga e a bebida foi um problema familiar. Porque uma criança ela vai crescendo escutando coisas horríveis, chega uma hora que ela quer caçar um refúgio pra aquilo ali.

Os 11 entrevistados que apresentaram problemas com uso de álcool relataram diferentes situações estressoras experienciadas antes de passarem a fazer uso de substâncias de modo problemático ou abusivo. Entre eles, três, Gonzaga, Almir e Zeca, passaram a beber mais depois que se separaram. Gonzaga e Zeca relataram que experiências de traição por parte das companheiras desencadearam as respectivas separações. Zeca passou a ter o que a literatura chama de ciúmes alcoólico, chegando a agredir a ex-esposa.

Observa-se que conflitos conjugais decorrentes dos afazeres domésticos e da educação dos filhos também estão relacionados ao abuso de álcool. Milton e Zeca relataram que bebiam para tomar coragem de falar o que pensavam sobre os afazeres domésticos e a educação dos filhos. Há uma forte relação de dominação e controle em relação às mulheres e às filhas nessas situações, em especial quando estão alcoolizados.

Geraldo utilizava a bebida para perder a vergonha de pedir dinheiro, pois vivia em situação de rua, mas é interessante notar que, no decorrer da entrevista, relatou que buscara ajuda no Caps, depois que ficou sabendo que sua mãe, que morava no Maranhão, tinha falecido. Porém, não associava o falecimento da mãe ao fato de ter ido buscar ajuda psicossocial. Essa ausência de relação causal entre uma situação estressora com o uso abusivo de álcool também é percebida no relato de outro paciente, Jorge, que perdeu o irmão por suicídio e, depois de certo tempo, passou a ter problemas com álcool, fazendo uso em demasia.

É importante dizer que as situações dos conflitos conjugais ocorrem em consonância ao uso de álcool, e os pacientes acabam por atribuir à bebida o fim dos relacionamentos, como é o caso de Almir e Zeca. É interessante observar que, nos relatos dos pacientes, não é possível perceber o que surge primeiro, o abuso da bebida alcoólica ou os conflitos conjugais decorrentes de situações de âmbito doméstico. Porém, para a maioria, há um consenso de que a bebida alcoólica prejudica e destrói o casamento e a família.

Jeremias também nos relatou que as dificuldades econômicas, decorrentes do sustento do terceiro filho, que tinha 6 meses, e da perda de seu emprego, o levaram a sentir-se menos homem e só querer saber de "bebida e droga". Um tema que é recorrente na fala dos entrevistados são as interações entre o abuso de álcool e as dificuldades econômicas; em nossa pesquisa, essas duas situações são concomitantes e agravam-se mutuamente.

> Carlos começou a beber depois que separou, a mulher mandou ele embora! E piorou quando foi demitido do cargo que ocupava. "-*Eu não soube lidar com a frustração! Eu me sentia um lixo!* (Diário de campo Caps AD – Grupo Papo de Homem).

No caso de Vidal, quando relatou que bebia devido ao racismo sofrido por parte da família paterna, observa-se uma elaboração cognitiva/emocional decorrente de um processo terapêutico vivenciado no Caps, que fez com que ele ampliasse sua percepção sobre as opressões e violências sofridas na sua trajetória de vida e passasse a atribuir nome e sentido a experiências que lhe causaram sofrimento e que tinham relação, inconsciente, com o ato de fazer uso abusivo de álcool e outras drogas.

> *Eu ficava agitado, com raiva, porque o povo ficava falando pra mim que eu era feio e que eu era não sei o que, e eu ficava mais triste e ia encher a cara* (Vidal)

Observa-se que as situações em que os homens se sentem humilhados, por sua raça/cor, condição social e/ou empregatícia, têm relação com o uso abusivo de álcool. Analisando-se trechos do diário de campo no Caps AD, é possível perceber que os pacientes relataram que "*se sentem muitas vezes humilhados e o álcool ostira desse sentimento, fazendo-os se sentir ricos, soltos e descontraídos*" (Diário de campo Caps AD III - Grupo Papo de Homem).

É importante destacar que outra situação estressora recorrente no relato de nossos entrevistados tem relação com a perda de filhos, seja por adoecimento ou por assassinato. João perdeu o filho assassinado que estava envolvido com o tráfico de drogas, e Milton perdeu uma filha de 7 anos que tinha problemas neurológicos. Em ambas as situações, os dois entrevistados sentiam-se culpados pelo fim que os respectivos filhos tiveram. No caso de João, a família da ex-esposa o culpabilizava pelo fato de o filho ter se envolvido com o tráfico.

Nesta análise, também incluímos a entrevista de Oscar, que apesar de ser acompanhado no Caps III, devido à queixa de insônia, tinha um histórico grave de uso prejudicial de álcool, com múltiplas consequências para a saúde dele e de sua família. Além disso, tinha uma experiência pessoal que pode ser destacada como alternativa diante do uso prejudicial de álcool. O paciente relatou o assassinato de seu filho, envolvido com o tráfico de drogas, como situação estressora que o levou a fazer mais uso de bebida alcoólica. Afirmou que, depois que depois que perdera o filho, teve que mudar de bairro para fugir dos traficantes e disse que: *"até hoje eu continuo chateado, como se estivesse apunhalado com um punhal no peito".*

Resumindo, observa-se que as situações de violência urbana, especialmente relacionadas a conflitos com o tráfico e/ou com a polícia, têm fortes relações com o surgimento de transtornos mentais.

O fenômeno da morte também foi identificado como fator predisponente para o consumo de substâncias psicoativas, na revisão integrativa de Takahara *et al.* (2017), principalmente quando essa perda ocorria precocemente ou era relacionada a parentes de primeiro grau, assim como encontrado em nossa pesquisa. Em relação aos impactos de mortes violentas sobre a saúde mental da população, observamos o seguinte relato no diário de campo:

> No grupo de terapia comunitária, uma mulher jovem relata que há um mês perdeu um bebê natimorto. Só descobriu que a criança estava morta dentro dela, uma semana antes da data prevista do parto. Diz que tinha hipertensão gestacional e que fez mal pro filho dela. Chora muito. Seu Oscar se levanta para pegar lenços para ela. O relato da jovem sobre a perda da criança é eleito o tema do grupo. O psicólogo pergunta ao grupo quem mais teve a perda de um ente querido. Ricardo responde que sente muita tristeza em ter perdido a visão, mas nada é pior do que perder um bebê. Duas mulheres relatam que perderam filhos assassinados já crescidos. Enquanto Ana, uma senhora de uns 50 anos, relata uma história muito triste, na qual em uma briga com o marido que estava bêbado, ele jogou seu filho de 8 dias no chão, com força e o bebê veio a falecer. Dona Ana ainda complementa dizendo que a terapia em grupo foi muito importante para ela e a fez parar de pensar em suicídio [...] Mais uma mulher comenta que o filho levou dois tiros por causa de tentativa de assalto e diz que não gosta da casa dela, porque o local é muito violento. *No total, quatro mulheres e um homem passaram por quadros depressivos depois de terem o filho ou namorado assassinado.* Diante de tantas experiências de sofrimento, o psicólogo faz uma grande síntese do que foi falado, reconhecendo e legitimando a história de cada um e

> desejando que a paciente que havia perdido o bebê durante a gestação pudesse aprender um pouco com cada experiência relatada. (Diário de campo – CAPS III).

Conforme esse trecho, observamos que a experiência de perda/luto provoca diferentes problemas de saúde mental em mulheres e homens. Analisando-se o que foi observado no Caps III e no Caps AD, é possível supor que mulheres, diante de perdas decorrentes de mortes violentas, passam a apresentar sintomas depressivos e/ou ansiosos, enquanto homens, como visto mais detalhadamente em nossa pesquisa, passam a fazer uso prejudicial de substâncias psicoativas. Pode-se dizer que são estratégias psíquicas que tentam lidar com o luto e com a dor decorrente das perdas causadas pelas situações de violência.

Deve-se destacar aqui a magnitude do impacto negativo das mortes violentas, cotidianas na região estudada, na saúde mental de familiares e sobreviventes. Em um país com uma das maiores taxas de homicídios do mundo, é importante darmos visibilidade também às comorbidades não imediatas decorrentes das mortes violentas para a população, especialmente para os que vivem nas periferias das grandes cidades. Voltaremos a esse tema de modo mais aprofundado ao abordarmos as relações entre uso de álcool, violência e masculinidades.

Sistematizando as situações desencadeantes do uso abusivo de álcool, observou-se que o desemprego, as dificuldades financeiras, os conflitos conjugais e as perdas familiares são entendidas pelos entrevistados como causas relacionadas ao uso abusivo de álcool, sendo interpretadas como fatores associados à interação com essa substância seja como causa, seja como consequência. Porém, em ambas as situações, essas experiências são negativas ao exercício da masculinidade, colocando em xeque o prestígio e o status social do sujeito. Aliás, ser considerado um dependente químico provoca preconceito e discriminação, colocando-os em relações de menor poder e descredibilidade junto aos familiares e colegas de trabalho, sendo rotulados como doentes sem possibilidade de tratamento.

As situações relacionadas ao uso abusivo de álcool apresentadas têm importante relação com o modo como os homens lidam com suas emoções diante dos revezes da vida. Percebeu-se que, ao se depararem com situações estressoras que abalam seu senso de masculinidade, passaram a fazer um uso desmedido de substâncias psicoativas, utilizando o álcool como uma forma de não entrar em contato com a emoção e/ou sofrimento ou justamente para conseguir expressar o que lhes incomodava ou lhes fazia sofrer. Em um estudo que entrevistou homens de meia-idade de classes populares no Reino Unido, Parke (2018) observou que os homens que ingeriam álcool com maior frequência o faziam para aliviar preocupações e lidar com problemas pessoais, como desemprego e/ou problemas de saúde. Para a autora, os participantes não expressaram uma distinção clara entre beber para relaxar e beber para lidar com problemas e preocupações, relatando que se embriagavam para desabafar.

Entre os pacientes do Caps AD, foi possível observar que, durante o tratamento, eles passaram a identificar melhor os motivos pelos quais tinham passado a fazer uso prejudicial de substâncias psicoativas, tornando consciente e passando a reconhecer as situações disparadoras de sofrimentos e conflitos emocionais que os levavam a beber compulsivamente, com intuito inconsciente de fugir do sofrimento ou de restabelecer um poder ou condição de prestigio perdida devido à vivência de eventos estressores no decorrer da vida.

Para Matos (2000, p. 99), "[...] o uso de álcool tem a finalidade de proporcionar uma fuga dos problemas amorosos, no qual o boêmio apaixonado afoga os sentimentos". O que a autora nomeia como "afogar os sentimentos" é ser compreendido, na literatura psicanalítica, como "passagem ao ato", definida por Etchegoyen (1987) como um movimento de expulsão do sentimento na forma de descarga, alívio de tensão. Macedo e Werlang (2007) entendem a "passagem ao ato", também conhecida como "acting-out", como a impossibilidade de contenção da angústia via representação simbólica, que é expressa via comportamento/ação.

Psicanalistas que têm estudado os processos de subjetivação masculinos afirmam que os homens podem não chegar a perceber suas experiências de sofrimento, por atuarem a angústia não simbolizada por meio de atos inconscientes, aliviando a tensão psíquica e a descarga da libido por meio da ingestão desmedida do álcool e/ou de atos violentos contra si, contra outros homens ou contra parcerias íntimas (LIMA, 2008; SILVA; MACEDO, 2012). Assim, pode-se afirmar que a ausência de introjeção emocional dessas experiências de sofrimento relatadas anteriormente leva esses pacientes à "passagem ao ato" como resposta diante da tensão e/ou angústia vivenciada, mas não expressa e/ou simbolizada psiquicamente.

Com isso, a impossibilidade ou dificuldade de atribuir representação psíquica ao conflito, seja pelo impedimento de demonstrar emoção exigido pelos padrões de masculinidade (ALBUQUERQUE; SCHRAIBER; BAR-

ROS, 2013), seja pela escassez de vocabulário para nomear sentimentos (NASCIMENTO, 2001), faz com que a passagem ao ato seja um recurso relevante no psiquismo masculino.

> Consequentemente, o sujeito pode padecer psiquicamente, **mas como não lhe é permitido sentir a sua dor, ele acaba agindo a sua dor**, seja na ausência de ação (depressões) ou na ação total (adições, impulsividades, compulsões)" (SILVA; MACEDO, 2012, p. 212, grifo dos autores).

Paradoxalmente, ao procurar restabelecer um senso de controle durante momentos de sofrimento psíquico, e como uma alternativa para não pedir ajuda ou buscar cuidados de saúde, muitos homens voltam ao álcool e a outras substâncias para aliviar a dor emocional e mental (KEOHANE; RICHARDSON, 2018).

Sobre a tentativa de lidar com o sofrimento psíquico, Keohane e Richardson (2018) descrevem como os homens escolhem "agir" ao bloquear os problemas, geralmente resultando em "agir" por meio de comportamentos agressivos e de risco.

É importante ressaltar que aqui estamos aprofundando a compreensão da função psicodinâmica do uso de álcool no psiquismo dos homens e suas relações com os padrões impostos pela Masculinidade Hegemônica, que muitas vezes provoca dificuldades de compreensão e diagnósticos de transtornos mentais na população masculina. Para Hornstein (2008), muitos homens deprimidos não são diagnosticados, pois expressam seus sintomas no consumo de álcool e em atos violentos, refugiando-se e disfarçando seus vazios e insatisfações, não dando espaço e tempo para a emersão/simbolização de suas fragilidades e vulnerabilidades psíquicas. Esses achados corroboram as ideias de Zanello (2018), que afirma que os diagnósticos psiquiátricos são gendrados e correspondem a determinada estrutura sócio-histórica. Contudo, deve-se dar destaque à ideia de que a impossibilidade de sentir a dor, a angústia e/ou o sofrimento leva os homens a agir/atuar comportamentos inconscientes para alívio da tensão psíquica, em especial no uso de substâncias psicoativa e em atos violentos.

Por isso, ainda é possível supor que o uso prejudicial de álcool também pode ser considerado um tipo de automedicação que os homens assumem diante de conflitos emocionais (HORNSTEIN, 2008). "No caso dos homens, percebe-se que este problema é agravado, na medida em que o álcool tem uma conotação positiva para a masculinidade, indicando força e resistência" (SILVA; MACEDO, 2012, p. 212).

Essa desconexão das preocupações do cotidiano provocada pelo uso da bebida alcoólica também foi abordada por Freud (1921), o qual afirmou:

> Não só a produção imediata de prazer, mas também um grau altamente desejado de independência do mundo externo, pois sabe-se que, com auxilio desse 'amortecedor de preocupações', é possível, em qualquer ocasião, afastar-se da pressão da realidade e encontrar um refúgio num mundo próprio, com melhores condições de sensibilidade (FREUD, 2011a, p. 27).

É interessante notar que Freud aborda o uso do álcool como um refúgio, atribuindo o mesmo significado dado por Vidal ao explicar sua relação com a cachaça. No livro *Mal-estar da Civilização* (2011a), Freud afirma que a civilização usa drogas para suportar as agruras da vida. Lacan (1992) o complementa afirmando que essas substâncias psicoativas são consumidas de modo rápido e repetitivo, com o objetivo de suspender momentaneamente a castração e o mal-estar, próprios da civilização moderna. Assim esse refúgio expresso pelos entrevistados pode ser interpretado como um gozo autoerótico, que busca liberar o sujeito de ter que lidar com os impasses da castração de seus desejos e ideais, assim como com as contingências que envolvem o ato.

Hornstein (2008) aprofunda essa questão, afirmando que o uso de álcool proporciona uma sedação da dor, relacionada também a uma posição narcísica, visto que os homens, por meio do uso de substâncias, buscariam alcançar uma fantasia de completude e satisfação, encontrada apenas num campo ideal e desconectado da realidade.

Essa fantasia de completude e onipotência produzida pelo uso de álcool tem relação com uma estrutura narcísica masculina, que mantém os sujeitos do sexo masculino impelidos a posições de dominância, controle e de satisfação de prazer imediato. Por isso, que os homens se sentiriam mais corajosos ao fazerem uso de bebida alcoólica, uma vez que essa posição narcísica lhes afastaria de suas vulnerabilidades, limitações reais e do desamparo identitário (MUSZKAT, 2008), ofertando-lhes a já apresentada "coragem líquida" (PERALTA; TUTTLE; STEELE, 2010). Em nosso estudo, observamos que essa coragem líquida proporcionada pelo álcool é utilizada como meio de reaproximação do ideal de Eu, abordado no capítulo 4, visto que oportuniza o acesso a sensações de poder, prestígio e valentia, além de encorajar os homens a buscar retomar suas posições de privilégios nas relações de poder, especialmente em relação às mulheres. Pode-se considerar o modo como os homens fazem uso abusivo de álcool um meio de perpetuação de iniquidades de gênero.

Em contraponto à função de investimento psíquico narcísico proporcionado pelo uso de álcool, é necessário abordarmos também as situações de humilhação social relatadas pelos pacientes do Caps AD e relacionadas como desencadeadoras do uso prejudicial de álcool.

Essa associação nos leva a uma interpretação do uso abusivo da substância como aquilo que os gregos denominavam de Phármakon, elemento fronteiriço entre o remédio curativo e o veneno mortífero (DERRIDA, 1997), que tivesse a função de alterar a natureza do corpo. Nessas situações o álcool seria utilizado como Phármakon para o alívio da dor causada pela vivência de uma realidade intolerável (CANTERO, 2007; KEHL, 2004). Além disso, em um cenário de pauperização e marginalização do consumo, o álcool representa uma mercadoria acessível diante do imperativo de consumo imposto pela sociedade capitalista (KEHL, 2004).

Jessé de Souza (2016) amplia a discussão, explicando que não são as consequências negativas das substâncias psicoativas que produzem a "prisão do vício", e sim as condições de exclusão social, que induzem à raiva e aos ressentimentos produzidos nas experiências de discriminações e opressões cotidianas, que não são expressas como indignação diante das violações de direitos humanos e sociais, mas vivenciadas a partir de experiências desorganizantes e de ruptura dos laços sociais e de apoio dos sujeitos e suas famílias, assim como disse nosso entrevistado: *"Quando a gente bebe, eu esqueço o problema, mas ao invés de aliviar e resolver o problema, eu crio um maior ainda!!"* (Almir).

É interessante notar como todos os entrevistados têm uma visão crítica e negativa sobre o uso da bebida alcoólica, afirmando que *"a bebida não leva ninguém a lugar nenhum"* (Milton) e elencando uma série de dificuldades e prejuízos de diversas ordens causados pelo uso abusivo dessa substância, com maior destaque para os danos à relação familiar, à situação conjugal, à relação com trabalho, devido a faltas e demissões, e à relação com o dinheiro, comprometida pelos gastos com álcool e outras drogas. Além disso, se envolvem mais em situações de violência comunitária e contra parceira íntima, decorrente de conflitos conjugais interrelacionados ao uso de álcool, como podemos observar a seguir:

> Quando eu comecei a usar drogas, o meu relacionamento foi por água abaixo. Eu perdi a minha moral, eu perdi a minha dignidade, eu perdi tudo, eu perdi também a confiança da minha esposa, a confiança dela comigo [...] interferiu também no meu dinheiro também, que foi pouco...que eu pego mais para

> *cachaça do que para casa, eu quero pegar o meu dinheiro e falar –*
> *bora mulher, para as compras... vou fazer isso, vou fazer aquilo...-*
> tá aqui o meu contracheque! Eu não quero pegar nem um
> tostão para droga... *Não quero!* (Jeremias)

> *Esse problema me desgastou com minha família, com esse problema*
> *eu arranjei umas confusões que não era pra arrumar.* (Vidal).

> É que o álcool tira sua moral, o álcool para mim é a pior
> coisa do mundo. Ele acaba com tudo. Acaba com a moral,
> dá tristeza, dá depressão, dá tudo. (Jorge)

> *Aquela temporada eu bebia, fumava...eu jogava futebol, eu fazia...*
> *tudo que não presta assim, em matéria de beber, fumar... prosti-*
> *tuição... atrapalhando a minha família, que eu já tinha três filhos*
> *nessa época [...] eu torturava minha família.* (Oscar)

> *Igualmente, já perdi a minha família que vivia junto comigo e*
> *hoje não está mais. A bebida faz a gente perder a dignidade, perde*
> *a moral, perde tudo...entendeu?* (Milton)

> *O álcool é o seguinte, ele atrapalha e ao mesmo tempo ele te con-*
> *trola* (João).

Destaca-se que os entrevistados consideraram a perda de moral, respeito e dignidade consequências decorrentes do abuso de álcool. Pelo menos quatro deles consideraram ter perdido a família por causa da bebida. Além disso, dois moravam na UA, dois viviam em situação de rua, e um morava sozinho em um sítio. Observa-se que o uso abusivo de álcool fragiliza os laços sociais, em especial as relações familiares, que passam a ser marcadas por conflitos e situações de violência. As relações de poder dos homens para com as parceiras intimas é questionada e, frequentemente, rompida, sem antes produzir danos à saúde das companheiras, ex-companheiras e filhos e filhas. Além disso, foi possível perceber que o uso abusivo do álcool estava correlacionado à perda do emprego e à separação; para quatro entrevistados, essa desestruturação os levou a viver em situação de rua.

A bibliografia produzida sobre consequências do uso abusivo de álcool indica associação entre consumo excessivo entre homens e transtornos de humor, irritabilidade, impulsividade, agressividade exacerbada e sentimentos de culpa e vergonha relacionado ao estigma do abuso de substância (PARKE *et al.*, 2018), não nos esquecendo das consequentes complicações fisiológicas, principalmente as relacionadas à cirrose e a outras complicações hepáticas e gastrointestinais.

Numa perspectiva mais ampla sobre as consequências negativas do uso de álcool, as autoras Marques e Mângia (2013) afirmam que:

> Como consequência da dificuldade de estabelecer o controle sobre o uso, entre outras, percebe-se que os sujeitos perdem contratualidade nos processos de trocas sociais. Nos relatos, identificamos que, frequentemente, suas opiniões não são consideradas, e sua força de trabalho é desqualificada nas relações cotidianas. São rotulados como bêbados, e suas identidades invalidadas e reduzidas à substância que consomem (p. 441).

Essa perspectiva é condizente com a do psicanalista Joel Birman, o qual afirma que, na dependência química, a substância psicoativa passa a ter um valor soberano na regulação da existência do sujeito (BIRMAN, 2001, p. 223), passando a consumi-lo e diminuindo drasticamente sua autonomia, principalmente em relação a suas práticas de autocuidado e autoatenção (MENÉNDEZ, 2020), o que agrava a situação de depreciação desses pacientes nas relações familiares e sociais; perdem legitimidade e poder em seus discursos e são subalternizados e enquadrados restritamente à condição de dependência química vivida.

Além de transtornos comportamentais e psíquicos, o uso abusivo de álcool tem relação com uma série de problemas sociais, como gastos excessivos com bebidas alcoólicas, substituição da alimentação pelo uso de bebida alcoólica e envolvimento com situações de criminalidade e outras situações de violência doméstica e comunitária.

Na fala dos entrevistados, observou-se uma culpabilização do álcool sobre as consequências negativas que tiveram em suas vidas, o que desresponsabiliza o sujeito sobre suas atitudes quando alcoolizados. Alguns entrevistados disseram que, se não fosse o álcool, ainda poderiam estar com suas famílias, não se autorresponsabilizando pelas repercussões de seus atos diante de conflitos conjugais e familiares. Percebe-se que os entrevistados atribuem uma inconsequência inconsciente causada pelos efeitos do álcool, relacionada ao processo de "passagem ao ato" descrito anteriormente, que os levaria a agir sem pensar, tomados pelos efeitos da bebida. É possível afirmar que, ao assumirem a identidade de alcoolistas e serem tratados como tal, desresponsabilizam-se de sua ação como sujeitos, colocando o álcool como mediador de suas relações sociais com o mundo, como se dissessem: "Não fui eu, foi a cachaça".

Os entrevistados aparentavam encontrar saídas para suas angústias apenas no uso abusivo de álcool, assujeitando-se, passando a ser objetos da substância e tornando a dependência alcoólica uma suplência na estrutura subjetiva, que busca amparar sua identidade social masculina e sua angústia em "ser homem", "[...] requerendo a sustentação da posição fálica abalada pelo avanço do feminino na cultura contemporânea" (CRUZ; NUÑEZ; DIAMANTINO, 2015, p. 63).

Porém, observa-se que o uso abusivo de álcool tem relação com o desejo de retomar posições de poder e de reaproximação da masculinidade hegemônica, o que explica por que, mesmo inconscientemente, os entrevistados assumiam comportamentos, muitas vezes, violentos e/ou danosos à saúde para sentirem-se mais homens, ainda que isso causasse consequências negativas a si e a seus familiares. Em última análise, é possível dizer que as consequências negativas, especialmente as situações de violência, têm maior relação com as exigências da masculinidade hegemônica do que com o uso de álcool propriamente dito, como poderemos observar com maior profundidade no capítulo 7, no qual serão abordadas as consequências relacionadas ao aumento da agressividade e à vivência de situações de violência, perpetrada e/ou sofrida. Em revisão sistemática, elaborada por Maria Cecília Minayo, vários estudiosos têm consensuado que:

> O álcool é a substância mais ligada às mudanças de comportamento provocadas por efeitos psicofarmacológicos que têm como resultante a violência [...] Estudos experimentais mostram que o abuso de álcool pode ser responsável pelo aumento da agressividade entre os usuários (MINAYO; DESLANDES, 1998a, p. 37).

## 6.4 ESTIGMATIZAÇÃO DO USO PREJUDICIAL DE SUBSTÂNCIAS PSICOATIVAS

Buscando compreender como ocorre a estigmatização do usuário de álcool e outras drogas, assim como ocorre com o homem que experiencia transtornos mentais, estigmatizado como "doente mental", abordamos agora, em específico, os efeitos da condição de uso prejudicial de substâncias psicoativas sobre o exercício da masculinidade, indagando como esses sujeitos vivenciam a adicção e seus efeitos sobre os outros campos da vida, como família e trabalho. Além disso, abordaremos as diferenças entre os estigmas vivenciados pelos pacientes do Caps III e do Caps AD III.

Diante da análise do material coletado, é possível afirmar que os transtornos mentais decorrentes do uso de álcool interferem no exercício da masculinidade, não apenas desestruturando a vida socioafetiva do sujeito, como também interferindo em seu prestígio social. A maior parte dos usuários com problemas com álcool afirmou que a bebida representava um prejuízo, por lhes levar à perda da "moral" e da "dignidade".

Verificou-se também que, assim como observado entre os pacientes do Caps III, há um processo de estigmatização do usuário de substâncias psicoativas que interfere no seu prestígio social e na credibilidade que eles têm em relação a familiares e outras pessoas com quem convivem.

É importante ressaltar que há diferenças entre os apoios familiares recebidos pelos pacientes com transtornos mentais do Caps III e pacientes com problemas decorridos do uso de álcool e outras drogas. Os últimos têm o suporte familiar ameaçado de rompimento caso recaiam, o que não foi observado entre os pacientes com transtornos mentais do Caps III, mesmo que tivessem um novo surto psicótico. A estigmatização do usuário de álcool e outras drogas como "sem-vergonha" ou "vagabundo" se mostrou presente e prejudicial à manutenção do apoio familiar ao tratamento.

> *Esse problema interferiu porque tinha umas pessoas que tinham uma visão assim de mim de um cara trabalhador e você se envolver com droga você fica tipo queimado. Tem muita gente que usa droga, mas é bem de vida aí ninguém tem preconceito com ele, mas quem precisar ganhar as coisas na vida sofre mais preconceito (Vidal)*

> *Interfere em eu ser homem porque se beber eu perco o juízo, eu perco o sentido, eu não sei o que eu faço [...] porque se beber já não é homem, não tem moral para nada. Se fumar uma droga já não tem moral para nada...nem dentro de casa nem na rua. Então, é homem aquele cara que não bebe, que tem os compromissos dentro de casa (Almir)*

> *Nessa situação que nós passamos por aqui...nós não somos vistos igual a gente era antigamente, antes de entrar... muita gente, da minha família fala que eu vivo aqui no meio dos doidos, de gente louca, que não presta, que não vale nada. Não, aqui não é doido, aqui é gente...dependente de coisa química, né? Dependente químico, de bebida, de droga... que tem problema de saúde (Milton)*

Além de menor apoio familiar, esses os usuários possuem piores condições socioeconômicas, em especial relacionadas à geração de renda e moradia, vivenciando maiores vulnerabilidades sociais e menos recursos familiares e comunitários para lidar suas enfermidades, quando comparados aos pacientes do Caps III.

Constata-se que o uso desmedido e problemático da substância acaba afastando esses homens dos padrões de Masculinidade Hegemônica, visto que perdem o controle sobre si mesmos e sobre as mulheres e familiares (ZANELLA, 2014). Aqui o autocontrole é enfatizado como uma característica necessária para "provar-se homem", pois o descontrole, evidenciado pelo uso desmedido da bebida alcoólica, é associado à fraqueza (ZANELLA, 2014).

Essa constatação é reforçada na fala de um dos entrevistados:

> *A gente tá acostumado a se proteger e proteger nossa família, quando se vê vulnerável, toma um susto. Você acha que controlou tudo, mas falhou em uma cerca, aí você é surpreendido. Nós homens não gostamos de sermos surpreendidos ou se sentir vulneráveis.* (Pablo)

A ausência do autocontrole, bem como a associação da dependência química à fraqueza e à estigmatização social, induz esses homens a serem rotulados como indignos de confiança, sem caráter, sem palavra, o que também pode ser entendido como sem honra.

Pode-se afirmar também que o referido estigma sobre o dependente químico, que é visto socialmente como drogado e/ou bêbado, provoca um processo de desumanização, como vemos na fala de Milton. Para Nascimento, "[...] são percebidos limites tênues entre doença e "pouca vergonha" ou "vadiagem" (2016, p. 59).

Para Ronzani e Furtado (2010), essa ambivalência entre os valores atribuídos ao uso de álcool, se dá pela forma da glamorização e incentivo para o uso abusivo para certos grupos, promovido pela mídia e presente no imaginário social, o que cria um valor positivo sobre o uso pesado dessa substância.

> Por outro lado, quando esse consumo se torna um problema, esse uso passa ter conotação negativa, associando-se a uma imagem de fraqueza moral e individualização de um problema que é julgado e o usuário é "condenado" à exclusão social. (p. 331).

*É importante dizer que o mesmo processo de estigmatização sofrido pelos pacientes com transtornos mentais do* Caps III, descrito e discutido no capítulo 4, se dá entre os pacientes do Caps AD, porém com um agravante, devido à culpabilização e à responsabilização sobre sua condição de adicção, sendo julgados pelo seu "desvio de conduta". Nesse caso, constata-se que a estigmatização do usuário de álcool e outras drogas provoca uma situação de vida mais precária quando comparada à estigmatização do "doente mental", que a princípio não é responsabilizado por seu adoecimento, como acontece com os usuários de substâncias psicoativas.

A condição de dependência química aparenta afastar esses homens dos lugares mais privilegiados da Casa do Homens, visto que passam a ter dificuldades em cumprir com práticas de legitimação da masculinidade, como o trabalho, o sustento da família, a honra e a firmeza de caráter. Em relato do diário de campo dos grupos terapêuticos observados, os pacientes referiam querer resgatar a confiança das pessoas: "Porque em bêbado ninguém confia! Eu quero que as pessoas deixem de me olhar como se eu fosse vagabundo".

Para Amaral (2000, p. 46), com a estigmatização do usuário abusivo de álcool, a sociedade promove um sentido ambivalente em relação ao uso de substâncias:

> Ao invés de desestimular o uso da droga, reforça-o por meio do rebaixamento contínuo da autoestima desses indivíduos, negando-lhes o acolhimento e a aceitação social estimulando-os a integrar-se com outros indivíduos marginalizados por diferentes desvios e/ou estigmas, encontrando em outros toxicômanos a sua identidade grupal. (p. 46).

Na revisão integrativa desenvolvida por Fernandes e Ventura (2018), na qual foram analisados 180 artigos relacionados ao estigma e autoestigma sobre os usuários de álcool e drogas ilícitas, as autoras afirmam que o uso dessas substâncias psicoativas é estigmatizado socialmente provocando discriminação, preconceito, exclusão familiar e social, menor acesso a serviços de saúde e associação ao ócio e à criminalidade.

> Os usuários de álcool e drogas ilícitas que internalizam o estigma são depressivos, evitam o tratamento, sentem-se incapazes de procurar emprego e possuem pobres relações interpessoais. Nessa perspectiva, especificamente os usuários de drogas ilícitas possuem um grande número de parceiros sexuais e de parceiros para consumo de drogas, possivelmente por se entenderem e dividirem as experiências discriminatórias que vivenciaram e vivenciam (FERNANDES; VENTURA, 2018, p. 182).

*É possível evidenciar maior vulnerabilidade individual, social e programática desses pacientes quando identificamos que*, em comparação aos pacientes com transtornos mentais, eles *têm menor apoio e presença dos familiares durante o tratamento, menor adesão e frequência do serviço especializado em álcool e outras drogas e condições socioeconômicas e de habitação mais precárias.* Por exemplo, três dos nove pacientes entrevistados estavam em situação de rua antes de chegar ao acolhimento integral do Caps AD ou à UA.

Os estudos sobre essa temática também apontam que o estigma leva esses homens a ter maiores dificuldade de buscar os serviços de saúde e, quando recaem, voltando a utilizar substâncias psicoativas, têm mais dificuldade de adesão ao tratamento (FERNANDES; VENTURA, 2018; MORA-RÍOS; BAUTISTA, 2014; ROCHA; HARA; PAPROCKI, 2015; RONZANI; FURTADO, 2010), como visto no capítulo 5, salientando-se as barreiras para o acesso ao cuidado em saúde mental, relacionadas à estigmatização dos usuários de serviços comunitários de saúde mental.

Não obstante, observou-se que os próprios usuários exclusivos de álcool consideram o uso de drogas ilícitas um desvio grave, "vadiagem" ou "falta de caráter", reforçando o estigma e a discriminação sobre o usuário de drogas ilícitas. Deve-se destacar que, na perspectiva da estigmatização apresentada nesta pesquisa, a política de "guerra às drogas", reforçada pela nova política de drogas (BRASIL, 2019a), vulnerabiliza ainda mais esses pacientes, associando-os à promiscuidade, à marginalidade e à criminalidade, bem como os rotulando como irrecuperáveis (ALVES, Y., 2017).

Além desse tipo de discriminação e estigmatização social, reconhecemos que o uso de substâncias psicoativas de modo desmedido e abusivo torna esses homens sujeitos não confiáveis, levando-os à perda da honra masculina, que se fundamenta sobre a firmeza da palavra, do compromisso, do respeito com os outros homens e da disciplina (PITT-RIVERS, 1977; ZANELLA, 2014).

Pitt-Rivers (1977) entende que a honra, construída culturalmente, inspira uma conduta com reconhecimento social, que estabelece o nexo entre indivíduo e sociedade, que é acionada dentro de universos simbólicos específicos de cada gênero e se mantém como elemento estruturante do prestígio social dos homens.

Pode-se supor que a perda da honra é um importante prejuízo à saúde mental desses homens e deve ser problematizada, repensada e ressignificada, para que seja possível construir outras relações com o exercício da masculinidade, assim como com o uso de substâncias psicoativas.

Neste estudo, não entendemos que os homens sejam "vítimas" desses processos de estigmatização do uso abusivo de álcool e de outras drogas, mesmo porque esse uso desmedido é também valorizado dentro dos processos de subjetivação masculinos e, muitas vezes, é empregado para justificar ações e comportamentos que prejudicam familiares e pessoas próximas, como é o caso das situações de violência doméstica e comunitária. Contudo, não podemos nos furtar a reconhecer que essa estigmatização provoca prejuízos à saúde mental masculina, construindo maiores barreiras para restabelecerem a autonomia e autocontrole frente à adicção.

## 6.5 RELAÇÕES FAMILIARES, INIQUIDADES DE GÊNERO E USO ABUSIVO DE ÁLCOOL

A maior parte dos entrevistados identificou que o afastamento da família lhes provocou uma série de consequências negativas. Para Jorge, por exemplo: *"Fora da família a gente se menos, se sente fraco, aí a bebida toma conta"*. É interessante notar que vários entrevistados colocaram a família em oposição à bebida alcoólica, destacando a instituição familiar como elemento de proteção contra o uso abusivo de álcool e/ou caminho para a reabilitação.

Na literatura estudada, as relações familiares são consideradas fatores tanto de risco quanto de proteção para o uso abusivo de álcool, visto que têm relação com conflitos emocionais, relacionais, sentimentos de rejeição, traição e humilhação, dificuldades econômicas e outras situações estressoras de vida que operam como "gatilho" do uso abusivo de álcool (MEDEIROS *et al.*, 2013; SANTOS *et al.*, 2016; SCHENKER; MINAYO, 2003; TAKAHARA *et al.*, 2017). Contudo, também podem representar, na vida dos sujeitos que fazem uso abusivo de álcool, fatores de proteção por possibilitar amparo, apoio econômico, psicossocial e emocional, além de maior adesão ao tratamento (RONZANI; FURTADO, 2010; SANTOS *et al.*, 2016; TAKAHARA *et al.*, 2017).

Em nossa pesquisa, cinco entrevistados destacaram que vários parentes se afastaram depois que passaram a ter problemas decorrentes do uso de bebida alcoólica, assim como encontrado na revisão integrativa desenvolvida por Takahara *et al.* (2017), em que muitos usuários, dos 15 estudos nacionais e internacionais selecionados e analisados, relataram sentimentos de abandono familiar. A autora define esse abandono como perda ou distanciamento de relacionamento entre membros da família, o que foi bastante frequente no presente estudo, em especial em relação a filhos e irmãos. O mesmo não pode ser dito das parceiras íntimas dos entrevistados, pois, em três casos, as companheiras afetivo-sexuais superaram as dificuldades e, mesmo depois de passar por situações de violência, mantiveram-se ao lado deles:

> *Nenhum parente meu veio me visitar no Acolhimento, só minha mulher que nunca desistiu de mim! Meu irmão já me esqueceu!* (Jeremias)

> *Só tô vivo por causa dela! Ela já me viu cheirando de tudo e ela continua do meu lado.* (Gonzaga)

Nesse contexto, a função da parceira íntima parece ser bastante relevante, visto que chegam a afirmar que *"sem mulher a gente se perde"* (Gonzaga). Aqui devemos ressaltar o grande investimento emocional e material das parceiras íntimas no cuidado e na manutenção das condições de vida e saúde de seus companheiros.

Também foram constatados conflitos relacionados ao questionamento da autoridade masculina sobre os outros membros da família, principalmente quando esses homens buscam ter controle sobre o modo como as mulheres cuidam da casa e/ou educam os filhos. Almir e Milton relataram vários conflitos conjugais decorrentes de desentendimentos com as esposas sobre o modo como elas educavam os filhos, em especial quando se tratava do controle da sexualidade das filhas, como vemos na situação relatada a seguir:

> *Antes da separação tinha muitas discussões quando a filha mais velha ia dormir na casa do namorado. - Aquilo não era coisa de mulher direita, mas quando minha filha decidiu sair de casa, minha esposa foi junto com ela, daí eu fiquei só. Desde antes da separação, Milton saia para beber e voltava irritado para "tirar satisfação" com a filha mais velha e com a esposa: E depois que ela faleceu começou assim...a gente começava a conversar de boa, aí entrava todo mundo em discussão, um saía para um lado, o outro para outro...acabava em nada* (Milton)

O questionamento da autoridade do homem como chefe de família foi visto como uma situação conflitiva em pelo menos quatro entrevistas, e em três estavam associadas ao uso de álcool por parte dos homens, que buscavam resolver esse tipo de conflito doméstico por meio do uso da substância.

Esses conflitos aparentam ter se tornado mais frequentes a partir da ampliação da participação feminina no mundo do trabalho e as conquistas relacionadas à liberdade sexual nos últimos 60 anos, levando ao questionamento da dominação masculina nas esferas domésticas e públicas. Para Arilha (2005), a reconfiguração familiar proposta pelas lutas sociais ancoradas no feminismo e nos movimentos em favor dos direitos sexuais deslocou o lugar de poder dos homens nos arranjos familiares.

Em seis entrevistas, observou-se que a problematização, o questionamento, da dominação masculina por parte das companheiras causou situações de conflito, que culminaram em violência doméstica e consequentes separações. Para Schraiber *et al.* (2009), essas situações de violência contra mulher surgem como um comportamento de reconquista do poder nas relações de gênero, questionadas pelas mudanças sociais e de empoderamento feminino.

Ainda assim, percebe-se que, mesmo diante de situações em que o uso abusivo de álcool ocorre concomitantemente a situações de violência doméstica, muitas vezes, as esposas se mantêm no papel de cuidadoras desses homens. O mesmo ocorre quando buscamos informações sobre as mães desses pacientes, que continuam a acompanhar os filhos em busca de tratamento para o uso abusivo de álcool, ainda que sem participação paterna.

O diário de campo traz elementos importantes para se analisar o impacto do uso de álcool sobre a família, pelo fato de a pesquisa ter observado o grupo terapêutico de familiares dos pacientes do Caps AD, como se apresenta a seguir:

> No grupo de familiares do CAPS-AD de hoje, vejo 8 mulheres e um casal, uma das mulheres diz que vem para o grupo para descansar, só aqui ela consegue ficar sentada. "Em casa, eu não paro!". Esse relato dispara a conversa sobre a sobrecarga de trabalho doméstico e familiar das mulheres. Essas mulheres relatam também agressões verbais, físicas e financeiras por parte dos filhos com problemas com álcool e drogas. Há apenas uma participante que está aqui porque o marido é paciente do CAPS, todas as outras mulheres são mães de usuários álcool e/ ou drogas. Três dessas mulheres relataram crises de ansiedade, dizendo que têm muita coisa para dar conta e que tem hora que não aguentam de nervoso. Afirmam que não mais o que fazer com os filhos. Uma delas diz: "- Os filhos tão matando os pais! Meu filho está há um ano na Comunidade Terapêutica, só assim tenho paz!". A assistente social que coordena o grupo diz que as mulheres estão muito sobrecarregadas e pergunta onde estão os pais? O único homem responde que deveria ter uma atividade para alinhar pai e mãe, "Porque elas se doam demais, o pai dá 30 e a mãe dá 80, ai fica difícil!, dando a entender que as mães mimam os filhos, porém as mulheres não se contrapõem a opinião dele. Até a reforçam dizendo que "Realmente, tem mãe que estraga filho!!!". O mesmo homem reclama do filho dizendo: "Os pais se matam para dar o melhor

para os filhos e não têm retorno que esperavam. Ele não é metade do que eu esperava!!!" (Diário de Campo CAPS-AD III - Grupo de Família).

Enquanto as mulheres relatam suas experiências de sofrimento diante da sobrecarga de trabalho ao cuidar da casa e dos filhos e culpando-se pela condição de adicção do filho, observa-se que, além da ausência dos pais, o único que participa se mantém numa posição de avaliação do desempenho do filho diante da expectativa paterna. Observa-se que a função de cuidar e se responsabilizar pela condição de adoecimento dos filhos está restrita às mulheres, enquanto o homem avalia o desempenho feminino no cuidado parental. Destaca-se aqui uma grande iniquidade de gênero, em que, mesmo com graves agravos à saúde mental decorrentes do uso de álcool e outras drogas, os homens continuam tendo apoio familiar por parte de suas avós, mães, companheiras e/ou ex-companheiras, que se mantêm no papel tipicamente feminino de cuidar do sexo oposto. Dona Mercedes, também presente no grupo de família, disse que, apesar de o neto não querer mais ir para o Caps, ela continua indo: *O filho desiste, a gente continua!*".

É possível afirmar, pelos dados apresentados, que as mulheres ocupam uma posição de responsabilização pelo cuidado de seus companheiros e/ou filhos com problemas decorrentes do uso de álcool, reproduzindo o que Zanello (2018) denomina de dispositivo materno, que pode ser definido como a naturalização da capacidade de "cuidar" como atributo exclusivamente feminino, em que as mulheres são educadas e coagidas socialmente a estar sempre disponíveis e a se sacrificar pelos filhos e pelo marido. Para a autora, nossa cultura atribui características femininas ao cuidado e às tarefas domésticas, além de exigir das mulheres comportamentos voltados aos outros, e não a si. Além disso, a autora afirma que o dispositivo amoroso constrói processos de subjetivação para as mulheres se sacrificarem por amor a outrem. Conforme Glenn *apud* Zanello (2018, p. 151): "A mãe ideal é muda e infatigável, docilmente a serviço do marido e dos filhos. O que se ensina a elas é que, somente servindo aos homens, elas serão algum dia escolhidas por eles".

Pode-se dizer que a intersecção entre o dispositivo amoroso e materno, proposto por Zanello, induz as mulheres a uma submissão para assegurar o amor do outro, o qual a legitima e prestigia como mulher em nossa sociedade. Esses mecanismos produzem para os homens uma condição de privilégio na esfera doméstica e nos relacionamentos afetivos, visto que as mulheres investem mais energia na relação amorosa e na execução das tarefas domésticas, sobrecarregando-se na divisão sexual do trabalho doméstico, como pode ser observado em outro trecho do diário de campo:

> Na recepção, observo muitas mulheres virem marcar consultas para os parceiros que têm problemas decorrentes do uso de substâncias, assim como, ouço relatos de ex-mulheres que colaboram no cuidado com o paciente. Percebo que essas mulheres continuam visitando-os mesmo quando passam por longas internações, não observando o mesmo comportamento entre os pais de usuários. Vejo em vários espaços do CAPS que os homens rejeitam lidar com os problemas do campo do privado e do doméstico, atribuindo às mulheres a resolução dessas questões, que ficam sobrecarregadas e sozinhas nessa tarefa. Além disso, ainda observo que as mulheres continuam tentando "salvar" os filhos ou maridos, tentando afastá-los da cachaça. (Diário de Campo Caps AD III, recepção do CAPS).

É possível afirmar que, além das violências domésticas contra parceira íntima decorrentes do uso de álcool vivenciadas, as companheiras dos pacientes do Caps AD III ainda se sobrecarregam por passarem a exercer cuidados constantes a de seus maridos em tratamento. Deeke *et al.* (2009) explicam essa situação, afirmando que a condição de dependência química "[…] estimula o sentimento de responsabilização sobre o parceiro, visto como doente" (p. 255), levando essas mulheres a se manter em relacionamentos permeados por conflitos relacionais e atos de violência doméstica.

Apesar dessas iniquidades de gênero, nas relações de cuidado, percebe-se que as brigas conjugais ocasionadas pelo uso de álcool interferem na rotina doméstica e nas relações de troca e solidariedade (MAUSS, 1974), como se constata na seguinte fala:

> *Aí, às vezes, quando eu faço bebo ou cheiro... que não agrada a minha esposa...ela fica com raiva, fica uma semana, quase um mês sem conversar comigo. Aí eu tenho que lavar as minhas roupas, aí eu tenho que fazer comida, porque ela não vai fazer, né? Enquanto está brigada comigo assim ela não faz nada disso* (Jeremias)

Todavia, quando o casal não está em conflito, os padrões desiguais de distribuição das tarefas domésticas se reproduzem, mesmo diante da situação de desemprego de Jeremias, o que demonstra como o "[…] casamento implica na naturalização de um acúmulo de tarefas por parte das mulheres por via do dispositivo materno" (ZANELLO, 2018, p. 123). Além disso, a divisão sexual do trabalho "[…] localiza o trabalho do homem fora da casa, remunerado, e o da mulher dentro, sem remuneração e nem mesmo o status do trabalho" (CLÍMACO, 2009, p. 156), sendo a apropriação do trabalho doméstico gratuito das mulheres um dos elementos intrínsecos da dominação masculina (SEDGWICK, 2015).

Nos estudos antropológicos de Clímaco (2009), o autor identifica que os homens têm ampliado sua participação na distribuição sexual do trabalho doméstico nas últimas décadas, porém essas mudanças não colocam em xeque a posição de poder inata dos homens nas relações familiares. Com base nos estudos de Welzer-Lang (2001), Clímaco (2009) afirma que a dominação masculina no âmbito doméstico tem se flexibilizado, mas perdura e é uma forma de reprodução das iniquidades de gênero, em especial em relação às tarefas de cuidados com os outros.

Ao abordarmos a sobrecarga de trabalho doméstico e emocional, definida por Medeiros *et al.* (2013) como o estresse emocional e econômico ao qual as famílias se submetem quando estão imersas em situações extremas, observa-se que afeta, em especial, as mulheres e tem relação com a manutenção de uma posição de privilégio masculina, como um dos entrevistados relata: *"A mulher vai ficando doida quando a gente gasta toda a grana em cachaça! A mulher é mais responsável! A gente não se importa se tá sem comida, sem casa!"* (Jorge).

Apesar de esses homens se afastarem dos padrões de Masculinidade Hegemônica por terem problemas decorrentes do uso de álcool, ainda mantêm posições de privilégio na relação com as mulheres, que continuam garantindo-lhes cuidado afetivo e doméstico, mesmo quando estão em condição de desprestígio, por não cumprirem com suas funções socialmente esperadas de trabalhar e sustentar a casa.

Todavia, observou-se que, para quatro entrevistados, os problemas decorrentes do uso de álcool tiveram relação direta com o rompimento da relação afetiva e afastamento da família, o que os levou a viver em situação de rua. Mesmo que as mulheres se mantenham cuidando desses homens por longo tempo, observou-se que pelo menos quatro deles não contavam mais com nenhum apoio familiar, vivenciando uma maior vulnerabilidade individual e familiar e demonstrando a gravidade dos problemas decorrentes do uso de álcool como fator de desorganização da vida e do núcleo familiar dos sujeitos.

Sem diminuir a importância das situações de violência doméstica como causadoras do rompimento conjugal e afastamento da família por parte dos homens, é importante analisarmos as relações entre a vivência do transtorno comportamental relacionado ao álcool e a impossibilidade de trabalho com o lugar que esses homens ocupam no cenário familiar e doméstico. Zanello, Fiuza e Costa (2015) associam o comprometimento laboral decorrente do transtorno mental a um perda identitária e performática dos homens no cenário familiar, considerando que "ou ele é provedor, ou ele não é nada" (p. 244).

Olavarría (2001), um dos principais autores dos estudos sobre masculinidades na América Latina, corrobora as ideias de Zanello, ao afirmar que o trabalho e a aquisição de renda legitimam o exercício de poder masculino sobre a família. Sintetiza o autor:

> Para los varones sus recursos de poder y autoestima más conscientes están sustentados, en gran medida, en el trabajo que ejercen. El trabajo les da recursos: prestigio, poder y autoridad; les permite tener dinero y el poder que da el dinero; ser proveedor, cumplir con sus responsabilidades de varón con la familia y decidir sobre sus vidas y las de los suyos; con trabajo su opinión es como la ley en el hogar. (OLAVARRÍA, 2001, p. 56).

Com isso, a impossibilidade de prover compromete a atuação e a autoridade masculina no contexto familiar e doméstico, o que pode ter colaborado para que esses homens viessem a viver em situação de rua. Neste estudo, três desses quatro entrevistados que viveram em situação de rua se separaram e saíram de seus domicílios sem outra opção de moradia, assim como demonstrado nos estudo de Olavarría (2001), que também encontrou homens que abandonaram a família por não serem capazes de mantê-la, refugiando-se no uso abusivo de substâncias e/ou no envolvimento com a práticas ilícitas.

Compreende-se assim que a autoridade de chefia da família, fundada sobre o trabalho, sobre o provimento da esposa e dos filhos e sobre o controle da sexualidade feminina, é um símbolo de afirmação da masculinidade valorizada entre os pares e determinante na participação dos homens na vida doméstica e familiar.

Ainda abordando o exercício da masculinidade nas relações familiares, Olavarría (2001) destaca que outro mandato referente à masculinidade que os homens devem cumprir diz respeito à paternidade, devendo ser modelo de conduta e honra para os filhos, especialmente os meninos. Porém, à medida que a paternidade é legitimada pelo provimento material dos filhos e filhas, torna-se extremamente difícil de ser exercida pelos homens pobres, como já apresentado no caso de Jeremias, que não consegue comprar fraldas para o terceiro filho e, devido a isso, se sente "menos homem".

No presente estudo, ao abordarmos a temática da relação com os filhos, no diário de campo e nas entrevistas coletadas, foram identificados dois sentidos diferentes atribuídos à paternidade na relação com o uso abusivo de álcool. Um deles diz respeito a se sentirem culpados pelo falecimento de um dos filhos, como podemos observar nas narrativas de João, Oscar e Milton. Os dois primeiros sentem-se culpados pelos assassinatos dos filhos, e o último culpa-se pela doença congênita que levou sua filha de 8 anos a óbito. Nesses casos, observou-se que a avaliação de terem sido pais insuficientes ou negligentes, seja essa avaliação real ou não, provocou intenso sofrimento psíquico, atenuado e anestesiado por meio do uso de álcool. Outro sentido que relaciona paternidade ao uso de álcool diz respeito ao processo de reabilitação desses sujeitos, em que o olhar de aprovação dos filhos ganha importância para reconstruírem suas trajetórias de vida, como se vê na fala de um dos pacientes do grupo de homens:

> Ficar com meu filho me ajuda por ter a admiração dele, me ajuda a não recair! Quero reconquistar minha família, mas qualquer discussão faz eu voltar pra cachaça (Diário de campo, Grupo de Papo de Homem – Caps AD III).

Assim como na fala anterior, Zeca relatou que não chegou a suicidar-se por causa das filhas, visto que sentia muita falta delas e que queria se reabilitar antes de reencontrá-las. O relato de que não se suicidaram por causa dos filhos foi recorrente, tanto nas entrevistas quanto no diário de campo.

Percebe-se assim que o exercício da paternidade pode representar uma alternativa potente e fortalecedora no processo de reabilitação desses pacientes, que voltam a desejar mudar seus comportamentos para serem exemplo de educação para filhas e filhos e modelo de homem para os meninos. Além disso, passam a desejar recuperar seu lugar de "homem" no ambiente familiar e doméstico: *"Quero recuperar minha família e um emprego, para parar de me sentir menos homem que os outros"* (Jeremias).

Pode-se inferir que o exercício da paternidade proporciona a esses homens uma reaproximação com os ideais hegemônicos de masculinidade, o que pode ser incentivado durante o tratamento desses pacientes, podendo representar o exercício de uma masculinidade possível, independentemente das opressões de classe, situação econômica e raça. Quanto a isso, numa reflexão sobre as mudanças nos arranjos familiares contemporâneos e sobre atual crise da identidade masculina, Cruz *et al.* (2015) consideram que o exercício da paternidade pode representar uma âncora de segurança identitária para homens privados e marginalizados de outros signos de prestígio do masculino, como trabalho e renda e afetados pela efemeridade e instabilidade das relações socioafetivas pós-modernas.

O estudo longitudinal estadunidense produzido por Kerr *et al.* (2011), que avaliou anualmente 206 homens, de 12 a 31 anos, em condições de vulnerabilidade, valida a proposição de Cruz (2015), ao afirmar que a paternidade pode ser uma mudança nas trajetórias do uso de substância psicoativas pelos homens, pois o casamento e o nascimento dos filhos foram associados ao uso menos frequente de substâncias psicoativas.

É interessante destacarmos os elementos positivos e promotores de saúde do exercício da paternidade, por terem relação com um exercício saudável e possível da masculinidade e representar uma forma de cuidado de mão dupla, tanto para os filhos como para os pais.

Assim como discutido anteriormente com os estudos de Olavarría, nos tempos atuais, ainda há a necessidade de se desassociar a noção de provedor como pré-requisito para uma relação afetiva com os filhos (SOUZA; BENETTI, 2009), embora se observe que a ideia de "paternidade responsável", que tem se proposto desde os anos 1970 do século passado, tem ampliado seu alcance para grande parte da população e permite maior investimento afetivo outrora reprimido nas gerações passadas e delegado exclusivamente à mãe (VALENTE; MEDRADO; LYRA, 2011). Para esses autores, essa nova paternidade permite ao homem tecer ligações emocionais mais intensas e precoces com os filhos.

Contudo, não podemos nos furtar a ressaltar a magnitude do abandono paterno no país. Um estudo do Conselho Nacional de Justiça de 2013, com base no censo escolar de 2011, estimou que existiam 5,5 milhões de crianças sem nome do pai na certidão de nascimento, sem levar em conta as ausências emocionais dos pais, que, devido às dificuldades de expressão emocional e contato afetivo (NASCIMENTO, 2001), mantêm-se distantes da proximidade afetiva e familiar, atribuindo a educação e o cuidado dos filhos às mulheres.

Com a frequente ausência e distância masculina nos cuidados com os filhos, 10,3 milhões de crianças brasileiras com menos de 4 anos em 2015, 83,6% (8,6 milhões) tinham como primeira responsável uma mulher, seja mãe biológica, de criação ou madrasta, de acordo com o Suplemento Aspectos dos cuidados das crianças de menos de 4 anos de idade, da Pnad 2015 (IBGE, 2017). Apesar disso, é importante reconhecer que um maior número de homens tem começado a se dedicar mais ao cuidado de outras pessoas. Em 2012, os homens representavam 12,7% dos cuidadores principais de crianças, e em 2016 esse percentual foi de 16,2%, um aumento de 27,6%, (IBGE, 2017).

Para os pesquisadores do Instituto Papai de Recife-PE (VALENTE; MEDRADO; LYRA, 2011), é possível afirmar que a sociedade tem fabricado uma paternidade fundada no cuidado dos outros e nas trocas afetivas, que pode despertar nos homens uma sensibilidade latente que a cultura machista os impede de experimentar. Para o presente estudo, representa uma alternativa ao exercício de uma masculinidade possível, que pode construir resiliência e maiores condições de autonomia desses sujeitos em sua relação com o uso de álcool, além de contribuir para a formação dos filhos.

No entanto, essa alternativa só será válida caso haja uma reflexão sobre os padrões de gênero que moldam o comportamento masculino na esfera doméstica. Por exemplo, percebe-se também que, nos casos de Jorge, Zeca e Milton, que passaram a ter problemas decorrentes do uso do álcool após vivenciarem conflitos domésticos relacionados à educação de filhas e enteadas, eles se sentiram incomodados ao terem sua autoridade questionada. No caso de Milton, a filha mais velha não se submetia a sua autoridade e controle, indo dormir na casa do namorado. É possível afirmar que a perda de controle e de autoridade sobre os filhos, especialmente do sexo feminino, criava conflitos e incomodava os entrevistados no exercício da paternidade, visto que sentiam sua masculinidade ameaçada.

Justamente por isso, é possível se supor que o uso abusivo de álcool pode ser um sintoma de um desarranjo e/ou conflito presente nas relações familiares e no modo como os homens têm ocupado os espaços domésticos (SANTOS *et al.*, 2016; SCHENKER; MINAYO, 2003). Logo, para se desenvolver estratégias de cuidado para esses homens com problemas decorrentes do uso de álcool, que também reduzam danos e cuidem dos familiares, que são afetados negativamente por esse agravo à saúde masculina, como demonstrado anteriormente, é necessária a inclusão da família no projeto terapêutico desses pacientes, reconhecendo-se que, "[...] sem o apoio da família, as chances de recuperação diminuem e a adesão ao tratamento, bem como os seus resultados, ficam comprometidos" (SANTOS *et al.*, 2016, p. 41).

Revisões científicas sobre a temática apontam que as abordagens que envolvem a participação familiar no tratamento por uso abusivo de álcool são consideradas mais efetivas do que os tratamentos exclusivamente individuais (SCHENKER; MINAYO, 2003). Porém, tão importante quanto a participação da família nesses projetos terapêuticos, é a inclusão da perspectiva de gênero na abordagem dos homens usuários abusivos de álcool e de suas relações de poder e privilégios nas relações afetivas e familiares, para que as demandas e exigências dos padrões hegemônicos de masculinidades sejam menos danosas e "tóxicas" para si mesmos, para as parceiras intimas e para seus filhos e filhas.

Além disso, a inclusão da família nos projetos terapêuticos de homens com problemas com substâncias psicoativas deve problematizar as iniquidades da divisão sexual dos trabalhos domésticos e das funções de cuidado na família, para não reiterar a responsabilidade do cuidado dos entes familiares sobre as mulheres.

# CAPÍTULO 7

## COMPORTAMENTOS VIOLENTOS NA RELAÇÃO: SAÚDE MENTAL E MASCULINIDADES

*Na subida do morro me contaram*
*Que você bateu na minha nêga*
*Isso não é direito*
*Bater numa mulher*
*Que não é sua*
*Deixou a nêga quase nua*
*No meio da rua*
*A nêga quase que virou presunto*
*Eu não gostei daquele assunto*
*Hoje venho resolvido*
*Vou lhe mandar para a cidade*
*De pé junto*
*Vou lhe tornar em um defunto*

*(Na Subida do Morro – Moreira da Silva)*

O uso de substâncias psicoativas não apenas tem impacto negativo sobre a saúde mental dos homens (KESSLER *et al.*, 1997) e de suas famílias, como também tem forte associação com a alta incidência de atos violentos (agressões e homicídios), tanto sofridos quanto perpetrados (ALBUQUER-QUE; SCHRAIBER; BARROS, 2013). Esses atos colocam as causas externas como segunda maior causa de morte entre os homens e aumenta muito o número de internações hospitalares (LAURENTI; JORGE; GOTLIEB, 2005) e morbidades imediatas e não imediatas, além da ocorrência de violências domésticas e feminicídios perpetrados por homens, especialmente contra parceiras íntimas.

Percebe-se que há uma tríade de interações entre sofrimento mental, uso de substâncias psicoativas e violência, provocando fortes agravos à saúde da população, principalmente nos casos de violências, com mortes, lesões e sofrimento mental. Freitas *et al.* (2008) citam a associação entre homens, violência e uso abusivo de álcool:

> Estudo multicêntrico, envolvendo sete cidades da América Latina (Salvador e Rio de Janeiro no Brasil) e Madri, na Espanha, mostrou que indivíduos mais frequentemente vítimas da violência urbana são do sexo masculino, mais jovens e que consomem álcool (p. 819).

Enquanto isso, para Minayo e Deslandes (1998b), estudos consistentes apontam o uso de álcool como importante fator de risco em situações de violência, porém seu papel específico nessa relação ainda não é claro. Neste tópico aprofundaremos essa discussão a partir da perspectiva de gênero e dos estudos sobre masculinidades.

Este tópico pretende analisar as situações de violência vivenciadas por pacientes com problemas decorrentes do uso de álcool e inter-relaciona-las com as suas condições de saúde mental e com o exercício da masculinidade, buscando elucidar questões sobre o uso da violência como forma de manutenção de poder e de afirmação da virilidade, domínio e submissão de mulheres e de outras masculinidades marginalizadas (CECCHETTO, 2004; SCHRAIBER; GOMES; COUTO, 2005), refletindo-se também sobre como a resolução de conflitos, por meio de situações de violência, impacta negativamente as condições de saúde mental dos homens entrevistados, de suas companheiras e de seus familiares.

A violência medeia a relação dos homens com seus próprios corpos e com sua saúde em dois grandes contextos situacionais: de um lado, nas relações de sociabilidade entre homens, que adquirem conformações extremamente perversas e nas quais o recurso à violência se justifica e se banaliza; de outro lado, na esfera doméstica, espaço das relações afetivo-sexuais, em que a assimetria de poder e a dominação do polo masculino se expressam em atos violentos contra as parceiras. Para ambas as situações, a abordagem de gênero deve ser buscada e aprofundada. Assim, no contexto doméstico ou não, a compreensão explicativa da violência deve ser situada no fato de que ela tem um enraizamento profundo na construção de uma identidade social para meninos e homens.

A prática da violência é, então, reforçada no processo de socialização dos homens, podendo ser considerada um elemento fundante dessa formação identitária (SCHRAIBER; GOMES; COUTO, 2005), requerendo, ao longo da vida, uma reafirmação cotidiana, em termos da reiteração de masculinidade. Percebe-se que as brigas de rua, assim como as várias formas de dominação sobre as parceiras íntimas, dão legitimidade à masculinidade, tanto no plano das práticas — enquanto ocorrências — quanto no plano simbólico — enquanto narrativas. Pode-se dizer que há uma naturalização dos padrões de comportamento agressivo dos homens, muitas vezes, justificados por razões biológicas e fisiológicas. Assim, baseados na revisão de diversos estudos socioantropológicos, Schraiber, Gomes e Couto afirmam que há "[...] um 'ethos' masculino que associa violência à própria construção da masculinidade" (2005, p. 13).

Esclarece-se que a temática das situações de violência, especialmente as relacionadas a conflitos familiares, foram reveladas, nos discursos dos entrevistados, quando foram questionados sobre sua relação com a bebida alcoólica. Eles atribuíram os conflitos familiares que desencadearam situações de violência ao uso de álcool, principalmente em situações de violência contra parceira íntima, assim como o envolvimento em brigas de rua e/ou no bar, em que agrediram e/ou foram agredidos por amigos, conhecidos e desconhecidos.

Caracterizando as situações de violência vivenciadas pelos entrevistados que tinham problemas decorrentes do uso de álcool (11), oito deles relataram alguma experiência de violência, sofrida e/ou perpetrada; seis relataram ter se envolvido em brigas de rua mais de uma vez na vida, e quatro deles viviam, ou tinham vivido, em situação de rua, demonstrando o cotidiano violento dessa população. Dois desses seis entrevistados também tinham se envolvido em brigas com familiares quando estavam embriagados.

## 7.1 VIOLÊNCIA CONTRA PARCEIRA ÍNTIMA E USO DE ÁLCOOL

Em relação à violência contra parceira íntima, seja de tipo verbal, física e/ou sexual, cinco entrevistados relataram que chegaram a agredir fisicamente a companheira ou ex-companheira. No caso de Gonzaga, ele não admitiu que agrediu a ex-esposa, mesmo tendo sido condenado a cumprir pena alternativa de prestação de serviços comunitários, a partir da acusação dela, que envolvia violência física e sexual. Além disso, Gonzaga relatou que já "perdeu a cabeça" em briga com a referida ex-companheira.

Almir foi encaminhado ao Caps pela justiça devido à sua condenação na Lei Maria da Penha e tinha ordem judicial para não se aproximar da ex-mulher, porém relatou que a agrediu apenas uma vez com um tapa, não admitiu ter perpetrado outras agressões físicas, que estavam registradas em seu prontuário individual no Caps AD III. Em relação à violência verbal, quatro entrevistados relataram ter agredido verbalmente suas parceiras íntimas; Oscar relatou somente violência verbal e negou ter agredido fisicamente a esposa.

Mesmo diante da frequente ocorrência de agressões físicas contra parceira íntima, os homens evitam tocar no assunto ou admitir tê-la praticado, mesmo em situações que foram condenados por esses atos; mas três dos cinco homens que relataram, de alguma forma, experiências de agressão física contra parceira. Além disso, esses mesmos três entrevistados confidenciaram terem planejado assassinar a respectiva ex-companheira.

Para explanarmos sobre essa grave situação de risco de feminicídio, apresentaremos o caso de Gonzaga que ilustra bem as correlações entre uso abusivo de álcool, VPI e exercício da masculinidade.

Gonzaga, 61, pardo, é jardineiro e tinha carteira assinada numa empresa responsável por serviços de urbanismo no DF. Foi abordado para participar da entrevista durante o grupo "papo de homem" no Caps AD III, onde estava em tratamento havia um ano, tendo sido encaminhado pelo serviço social da empresa pública onde trabalhava. Relatou que havia dado um carro bem conservado para a esposa e, posteriormente, descobriu que ela usava o veículo para sair com um amante. Contou que, quando descobriu, discutiram, e ela saiu de casa, acusando-o de tê-la agredido física e sexualmente. Ele desmentia, defendeu-se da acusação judicial, dizendo que nunca lhe encostara a mão. Após tê-lo denunciado por violência doméstica, a ex-esposa saiu de casa e foi para o Ceará. A decisão judicial o proibia de se aproximar dela e dos filhos.

Gonzaga contou que, depois da separação, começou a fazer uso abusivo de álcool e cocaína, que o deixavam muito "doidão", gastando todo dinheiro em bebida e drogas. Revoltado e ainda indignado com a traição, comprou um revólver. Nesse período, já estava falando sozinho e passou a conversar com a própria arma, tendo planejado tirar férias e ir ao Ceará para assassinar a ex-esposa e depois se suicidar. Afirmou que falava para o revólver: *"Você não pode falhar! A gente vai lá derrubar ela e você não pode fraquejar!"*.

Gonzaga ficava conversando com o revólver dentro de sua sala no trabalho, até que seu chefe percebeu que ele não estava nada bem e o encaminhou para o serviço social da empresa, que o orientou a procurar o Caps AD III para tratamento e para deixar de pensar naquele tipo de "besteira". Gonzaga, que já havia marcado férias para ir ao Ceará, relatou que, se não fosse o Caps, teria feito uma grande "besteira" na vida dele e da ex-esposa. "Não cheguei nesse ponto porque eu fui atrás de ajuda!". Para completar, relatou de modo trágico: *"A minha ideia era ir lá no Nordeste, chegar para presenteá-la com uma flor e em seguida tirava a vida dela e tirava a minha"*.

Observa-se que, além das consequências de aumento da agressividade relacionada ao uso de álcool e outras drogas, o planejamento do ato violento tem forte relação com valores e crenças próprias da masculinidade hegemônica, relacionados à defesa da honra por ter sido traído e à retomada do poder por meio de símbolos fálicos como o revólver, que também não poderia falhar. Com isso, o uso abusivo de álcool e outras drogas, com a resolução de conflitos por meio de atos violentos, por mais extremos que sejam, surgem no mundo subjetivo de Gonzaga como forma de retomar seu senso de masculinidade, mesmo que isso lhe custasse a vida, conforme ele mesmo relatou:

> *Porque eu tava muito para baixo. Me sentindo um rato! Um covarde! Tava perdendo a aquela vontade de viver...já pensando em besteira, em loucura...e através dessa loucura foi onde eu fui procurar ajuda* [...] Não cheguei nesse ponto porque eu me rendi e fui atrás de ajuda... *eu negava, achava que não precisava, que eu falava mesmo – eu não preciso disso, não! - Eu sou muito é homem, eu aguento! eu sou isso e sou aquilo* [...] *ainda bem que não cheguei naquele ponto... foi a melhor coisa que eu fiz na minha vida! Foi conversar! Que para mim poder conversar com as pessoas antes tinha que beber para poder ter coragem* (Gonzaga).

Encontramos aqui mais um excerto do campo desta pesquisa, em que um homem busca a resolução de um conflito emocional e relacional a partir da "passagem ao ato", em que pretende, a partir de um comportamento violento, aliviar e expurgar a angústia que lhe fazia sofrer, pois não encontrava outra saída possível e adequada socialmente para vivenciar a dor e a decepção do fim de uma relação amorosa, sem exterminar o "objeto" que lhe causou aquele sofrimento.

Além dos símbolos fálicos de defesa da honra e da dominação masculina presentes na narrativa de Gonzaga, precisamos aprofundar o entendimento sobre a misoginia contida na ideia de assassinar a ex-esposa. É possível afirmar que esse tipo de violência é utilizada muitas vezes como ferramenta para "[...] recolocar elementos associados à honra, autoridade e poder na relação, quando esta é questionada ou está em crise" (COUTO; SCHRAIBER, 2005, p. 700). Em breves palavras, a violência é uma maneira de se reaproximar da Masculinidade Hegemônica e pode representar, diante de desvantagens sociais ou econômicas, outra forma de reiterar essa masculinidade. Por exemplo, homens das chamadas classes populares compensariam sua marginalização socioeconômica por meio da exacerbação da virilidade e da agressividade, como vimos no caso de Gonzaga.

Infelizmente, essa narrativa de Gonzaga é recorrente entre os entrevistados desta pesquisa de campo, pois houve outras três situações em que mulheres foram ameaçadas e agredidas fisicamente, quando decidiram pela separação. No caso de Johnny, a ex-namorada mudou-se de bairro para se afastar das ameaças dele, que queria reatar o namoro; no caso de Zeca, a ex-esposa pediu a separação após sofrer agressões físicas recorrentes ocasionadas pelo ciúme alcoólico: *"eu achava que ela estava me traindo. Aí eu chegava bêbado e brigava com ela. Era cada briga que ia acabar em morte, ou eu ou ela"* (Zeca).

Os depoimentos de violência perpetrada contra parceiras íntimas foram relatados sempre acompanhados de situações em que o entrevistado estava sob efeito de álcool, relatando que chegaram a brigar, estapear, xingar, ameaçar ou desfazer de suas companheiras quando estavam embriagados, atribuindo a agressão à substância psicoativa, ou ainda que planejaram matar a ex-companheira quando estavam alcoolizados.

A violência contra parceira íntima pode ser definida como ameaças, tentativas ou o ato de violentar, física, sexualmente e/ou por abuso emocional, um parceiro íntimo, mulher ou homem, atual ou anterior (CENTER FOR DISEASE CONTROL – CDC, 2008), e é considerada um tipo de violência de gênero e/ou doméstica (SCHRAIBER *et al.*, 2005). A maior parte dos estudos categoriza as situações de violência em três possíveis formas, também denominadas tipos de violência: psicológica (ou emocional), física e sexual. Considera-se violência psicológica insultos, depreciação, ameaças verbais e/ou formas de cárcere privado. São considerados atos de violência física chacoalhões, tapas, socos, chutes arremessos de objetos que possam machucar e/ou uso de qualquer arma branca ou de fogo. A violência sexual caracteriza-se por obrigar a parceira ou o parceiro a ter relações sexuais contra sua vontade ou fazer práticas sexuais que este ou aquela não aprove (SCHRAIBER *et al.*, 2005). No que diz respeito à prática de violência contra parceiras íntimas, estudos internacionais indicam que homens solteiros, desempregados, com baixa escolaridade e afrodescendentes estão mais propensos a se envolverem nessas formas de violência (MAGDOL *et al.*, 1997; MECHEM *et al.*, 1999), assim como encontrado no perfil dos homens entrevistados na presente pesquisa. Além disso, Zancan, Wassermann e Lima (2013) afirmam, com base em uma revisão bibliográfica integrativa, que o consumo de álcool aumenta a probabilidade de ocorrência de VPI praticadas por homens, demonstrando, com base em uma série de estudos internacionais, que:

> Uma grande proporção de indivíduos está sob efeito de álcool quando as agressões acontecem e que indivíduos com problemas relacionados ao álcool, consumido excessivamente, têm maior possibilidade de se envolverem em relacionamentos violentos.(ZANCAN; WASSERMANN; LIMA, 2013, p. 69).

Além de situações mais graves, encontramos outros excertos que demonstram a função das violências verbais como elementos de reprodução das iniquidades de poder nas relações conjugais, como se pode observar na fala de Oscar, que aparenta ter percepção do dano causado pela agressão verbal à companheira:

> *Eu nunca toquei a mão, nunca bati, nem bebendo..., mas tem palavras que machucam mais do que porrada. Eu superei meus vícios, porque eu torturava minha família quando bebia.* (Oscar)

Oscar, que frequentava o Caps havia pelo menos dez anos, demonstrava uma elaboração mais apurada sobre as consequências negativas dos conflitos conjugais, especialmente quando sob a égide das bebidas alcoólicas, comparando suas atitudes a uma prática de tortura à família.

No caso de Jeremias, que se sentia "menos homem" devido à impossibilidade de sustentar a família, como já relatado, verifica-se que, ao fazer uso do álcool, buscava restabelecer uma posição de poder enfraquecida devido à sua condição empregatícia e à dependência química. Porém, quando embriagado, passava a criticar a esposa, fazendo comentários pejorativos sobre a aparência e os cuidados relativos à beleza dela.

> *Comecei a desfazer da minha esposa. Eu começo a chegar na minha esposa e falar...com ela...também eu começo a machucar ela. Machucar é assim...com palavras...começo a falar alto e tudo...e os vizinhos começam a ouvir...está entendendo?, aí eu começo a falar – que nada, mulher, vai se vestir direito, que nada, mulher vai arrumar o cabelo.* (Jeremias).

Observa-se que tanto o ato de criticar quanto o conteúdo das críticas à esposa passam pelas concepções tradicionais sobre o que é ser homem e o que é ser mulher. Ao estar embriagado, o referido sujeito tentava restabelecer o controle masculino sobre o corpo feminino, tendo como alvo uma exigência típica dos padrões tradicionais sobre como uma mulher deve agir, nos quais são valorizadas as mulheres que cuidam da aparência e da vestimenta, sendo objetificadas diante do olhar masculino. Entende-se que esse não é fato isolado, visto que a literatura produzida recentemente aponta o uso de álcool e da violência como estratégias masculinas para restabelecimento do poder sobre as mulheres (NOVAES, 2013), bastante questionado a partir dos anos 1970 no Brasil.

Em relação às ofensas verbais e psicológicas contra mulher apresentadas, Rita Segato (2003) entende que as violências de ordem moral, usualmente consideradas menos danosas, são as que mais colaboram na reprodução das relações de poder entre homens e mulheres, pois praticadas por meio de normas religiosas, morais ou exigências de beleza, e ditas em tom de brincadeira, miram na moral das mulheres, forçando-as a acatarem a relação de submissão.

Abramsky *et al.* (2011) reforçam essa associação entre violência e padrões de gênero, afirmando que a transgressão de normas de gênero e a falha em atender às expectativas culturais de boa feminilidade e de masculinidade bem-sucedida estão entre os gatilhos mais importantes para a ocorrência de VPI.

O uso da violência como forma de dominação e submissão das mulheres e de outras masculinidades subalternas faz parte dos processos de subjetivação dos homens na identificação do que seja masculinidade. Em outros termos, o comportamento violento é considerado parte da masculinidade hegemônica; os meninos são socializados nessa prática como etapa da formação de suas próprias masculinidades. Tais estudos apontam que a violência é uma questão de gênero (NASCIMENTO, 2001; SCHRAIBER; GOMES; COUTO, 2005).

Jeremias também está entre os entrevistados que relataram ter sofrido algum tipo de violência, visto que foi ameaçado pelo pai de sua esposa, que o obrigara a se casar com, pois a filha ainda era uma adolescente ao conhecer Jeremias: *"se eu não ficasse com ela não ia ficar com mais ninguém, ele apontou um revólver pra mim...queria me matar por isso tudo"* (Jeremias). Essa ameaça aparenta operar como protetora contra violência física contra a esposa, tal qual o apoio familiar da parceira, como se pode notar a seguir:

> *Quase já quis pegar ela e quebrar no pau, mas eu não fiz isso, sabe por quê? por causa da família dela...entre a família dela e eu, está entendendo? Porque se eu fizer isso [...] vai chegar os irmãos dela que é de parte de mãe...e vai me matar ou vai me bater, está entendendo?* (Jeremias)

Constata-se que o exercício da violência também é permeado por uma hierarquia e disputa de poder entre os homens, afinal o entrevistado não agredia a esposa por medo da reação de seus familiares homens.

O exercício da violência, que muitas vezes serve para o restabelecimento da honra e do prestígio social, também depende do status ocupado por esse sujeito na dinâmica e complexa relação de poder entre os homens envolvidos (CONNELL, 1995).

Retomando o tema da misoginia presente nas relações conjugais violentas e que representa um elemento estruturante dos processos de subjetivação masculinos, a observação do grupo terapêutico "Papo de homem" permitiu entender um pouco mais sobre como os pacientes do Caps AD significam os conflitos conjugais entre casais heterossexuais e as violências presentes nessas relações, marcadas fortemente por elementos misóginos:

> No grupo "papo de homem" de hoje, o tema é violência contra mulher e lei maria da penha, o enfermeiro que coordena o grupo pergunta aos sete homens presentes sobre quem conhece a lei e um dos participantes responde: -Essa lei maria da penha é usada contra os homens. Minha mulher me agrediu e quando eu reagi, ela me denunciou, contando várias inverdades - enquanto Almir o complementa dizendo que: -Tem muito homem que mata a mulher por causa da maria da penha. A lei não deixa o homem chegar perto da mulher, aí ele vai lá e mata ela! *Observo que há um grande incômodo masculino com a lei Maria da penha, sentem-se ameaçados e acusam as mulheres de usarem a lei contra eles, mesmo não tendo feito nada contra elas.* Como contraponto, um homem um pouco mais jovem que os demais, por volta de 25 anos, diz que tem que relevar e pular fora da relação se a mulher não quer mais: - O cara se acha o máximo, e não aguenta levar um chifre de tabela? Tem gente se achando demais, mas na verdade são todos covardes e daí saem matando mulher porque elas não querem mais. Tem um monte de mulher aí, gente, não precisa disso não" (Diário de campo Caps AD III - Grupo Papo de Homem).

Muitos pacientes do Caps AD foram encaminhados pela justiça devido a situações de violência doméstica relacionada ao uso abusivo de álcool, apesar de o serviço não ter nenhum grupo específico para atender esses autores de violência contra mulher. Porém, foi possível verificar que, no grupo de homens, eles ficaram mais à vontade para expor suas concepções sobre as relações de poder entre homens e mulheres. Alguns deles negaram ter praticado violência contra as parceiras íntimas, o que dificultou a abordagem e possíveis mudanças de comportamentos nas relações afetivo-sexuais.

Nossos achados são corroborados por Billand e Paiva, que, ao estudarem um grupo de reflexão de homens autores de VPI, afirmaram que "[...] a maioria dos homens autores de violência contra mulheres não se responsabiliza por seus atos espontaneamente" (2017, p. 2980). O mesmo estudo contribui na análise sobre as opiniões dos entrevistados sobre a Lei Maria da Penha, visto que os autores afirmaram que:

> O modo como essa lei rompe com as normas culturais vigentes faz com que a maioria dos participantes [de um grupo de homens autores de VPI], não compreenda o motivo da sua autuação, pois considera ter agido dentro de padrões morais socialmente valorizados para homens. (BILLAND; PAIVA, 2017, p. 2984)

Os trechos do diário de campo e de entrevistas expostos reforçam a ideia de Connell de que homens autores de violência contra parceira íntima "[...] têm posturas muito conservadoras quanto ao papel da mulher na família" (2016, p. 102), o que contribuiria para a naturalização e reprodução social da prática de VPI.

Há uma compreensão implícita por parte dos participantes de que as mulheres devem cumprir com as expectativas que eles têm sobre elas, agindo de modo passivo e submisso, assim como se espera a atitude uma "mulher direita". O não cumprimento dessas expectativas que os homens têm sobre as mulheres aparenta vulnerabilizar a violência doméstica (BILLAND; PAIVA, 2017).

Ao abordar exclusivamente as situações de violências sofridas por nossos entrevistados, observou-se que ocorreram especialmente no bar e em contexto familiar. Geraldo e Zeca associaram as brigas de bar à presença feminina; Geraldo contou que já tinha apanhado por ter mexido com "*mulher dos outros*", e Zeca disse que não aceitava provocação ao estar acompanhado de uma parceira íntima: "*Quando a gente está com mulher, a gente não aceita provocação porque senão ela vai achar que tu é frouxo!*". Complementou a ideia afirmando que as situações de violência, em contextos de festas e bares, têm relação com a disputa pelas mulheres, dizendo que: "*Se não existisse mulher, nem briga em festa acontecia! Os homens brigam por causa de mulher*".

Nota-se que as concepções que homens entrevistados e participantes do grupo observado têm sobre as mulheres interferem em suas vivências com situações de violência, seja contra parceira íntima, seja contra outros homens em locais públicos. Maria Izilda Santos Matos (2000), em seu estudo sobre a história do alcoolismo no Brasil, correlaciona o uso de álcool à mudança de comportamento em relação à companheira, afirmando que a substância psicoativa acentua a preocupação do homem com a fidelidade da parceira íntima. Para a autora:

> A identidade masculina se consubstancia na noção de honra, e esta era definida pela conduta moral feminina familiar (esposa fiel e filha virgem). Assim a virilidade, além da prática sexual implicava um importante teste de controle do comportamento feminino. (MATOS, 2000, p. 73).

Podemos ressaltar, a partir dessa afirmação, que a identidade masculina se reafirma a partir do controle da sexualidade e do corpo feminino, que se expressa de modo mais intenso e violento em estados de embriaguez. Para Russell Parry Scott (2010), esse comportamento estaria relacionado ao medo do homem de não ter controle sobre a circulação social da mulher, podendo ser traído e ter sua honra e masculinidade questionadas.

Destaca-se aqui a objetificação da mulher, que devem se comportar como "mulher direita" para garantir a honra masculina ou podem ser descartadas, como vimos no caso Gonzaga. O não cumprimento dessas exigências sociais colocou a ex-companheira em risco de morte.

Nossa análise sobre esses casos de planejamento de assassinato da parceira íntima, como detalhado no caso de Gonzaga, nos permite afirmar que o feminicídio tem a ver muito mais com controle do que com "amor". Esse outro feminino deve estar submetido ao desejo masculino e cumprir a expectativa do que deve ser uma "boa mulher". Caso contrário, essa parceira íntima pode ser "exterminada" para que seja extirpado o motivo que fazia o sujeito sofrer, para recuperar sua a honra e masculinidade.

Pode-se afirmar que a objetificação das mulheres, produzida pelo sistema patriarcal, que estipula um ordem de gênero que inferioriza o feminino (ALMEIDA, 2018a), permite aos homens não reconhecerem as mulheres como alteridade legítima, desumanizando-as, lhes retirando a autonomia, não as reconhecendo como sujeitos desejantes.

Para Miguel Vale de Almeida, foi:

> [...] a lenta degradação e contestação do patriarcado que tem permitido pensá-lo — ou seja, estamos a viver um período de transição histórica, de transformação da hegemonia, em que os conflitos, "ruídos" e disputas que sempre existiram se tomam mais audíveis e perturbadores (2018a, p. 184).

Por isso, compreender a VPI a partir da perspectiva de gênero, com ênfase nos estudos sobre masculinidades, nos permite construir aportes teóricos para o desenvolvimento de estratégias de prevenção da violência doméstica a partir da compreensão das psicodinâmicas produzidas pelos processos de subjetivação masculinos. Além disso, passamos a entender melhor o papel do uso de álcool no restabelecimento da dominação e autoridade masculina nas relações afetivo-sexuais, no contexto heterossexual pesquisado.

Não obstante, o caso de Gonzaga é exemplar para entendermos a relevância do acesso a serviços de atenção psicossocial para o acolhimento de situações de sofrimento psíquico relacionadas à ocorrência de VPI, que interfiram na triste realidade dos feminicídios no Brasil, visto que o país é o 5º lugar no ranking mundial de homicídios de mulheres, atrás apenas de El Salvador, Colômbia, Guatemala e Rússia (WAISELFISZ, 2015). Para além do acesso a serviços de saúde, observou-se que a garantia de serviço de saúde do trabalhador colaborou na identificação de um funcionário em sofrimento psíquico, o que demonstra a importância da garantia de direitos trabalhistas e sociais para a prevenção de transtornos mentais (FRANCO; DRUCK; SELIGMANN-SILVA, 2010; LUDERMIR, 2005).

## 7.2 VIOLÊNCIA, SÍMBOLOS FÁLICOS E EXERCÍCIO DA MASCULINIDADE

A partir de tantas histórias imersas em álcool e entumecidas de situações de violências de homens contra mulheres e contra outros homens, deve-se constatar que em geral há um *ethos* masculino caracterizado pelo "[...] uso de arma de fogo, o dinheiro no bolso, a conquista de mulheres, o enfrentamento da morte e a concepção de um indivíduo completamente autônomo e livre" (ZALUAR, 1999, p. 12).

Assim como no caso de Gonzaga, observou-se a relevância da representação fálica do revólver como dispositivo de valor e reconhecimento entre pares, com destaque para a necessidade de afirmação constante da virilidade e do controle contra mulheres, filhos e outras masculinidades marginalizadas (BAUBÉROT, 2013). Além dessa situação, encontramos no relato de Zeca, que já havia sido preso por tentativa de homicídio, a relevância da interação entre armas de fogo e exercício da masculinidade: *"Quando eu atirei no cara, a arma me fez ser mais homem que ele! Numa briga de bar! Eu não queria mais largar dela".*

Constata-se aqui que a arma de fogo é utilizada para intensificar a sensação de ser mais homem, aproximando esses sujeitos dos padrões da masculinidade hegemônica, expressos no fascínio pela arma e na possibilidade de duelos violentos com outros homens (CADILHE, 2018). Deve-se considerar que "[...] há uma associação, na linguagem ordinária, do pênis com um fuzil" (ZANELLO, 2018, p. 192). Com isso, estar com uma arma em punho pode significar ter o falo, associado imaginariamente ao pênis ereto e rígido, que ameaça os pares e proporciona prestígio. No caso de Gonzaga, observamos que ele ainda projetava sobre o revólver a necessidade de não falhar, tipicamente relacionada às exigências de um "homem de verdade". Deve-se ressaltar que nossa cultura patriarcal e falocêntrica associa a imagem do pênis ereto e rígido a um símbolo fálico de poder e dominação.

Alexandre Cadilhe, em um estudo sobre narrativas cariocas sobre masculinidades presentes em contos literários, afirma que:

> [...] a legitimação pelos pares, o recurso da violência e da força potencial representada pela arma, acompanhada de uma aparente frustação por não ter sucesso [...], acaba tendo como efeito uma atribuição de valor ao poder de portar uma arma. Não é somente o fascínio de manusear uma arma, e excitar-se com isso, mas o regozijo de ser admirado pelos seus colegas. (2018, p. 54).

É possível identificar uma busca por símbolos fálicos, aqui entendidos como instrumentos de poder e dominância, que afastem esses homens do "desamparo identitário" (MUSZKAT, 2008) presente na vivência dessas masculinidades subalternizadas. Oliveira e Fontenele (2019) argumentam que o masculino, apesar de detentor do instrumento de poder numa cultura patriarcal e falocêntrica como a nossa, seria dominado pela própria dominação, subordinando-se às próprias exigências de poder e controle. Já a psicanalista Noemi Moritz Kon (2010) afirma que, em nossa cultura, nada pode faltar ao homem, precisando ser completo, invulnerável e infalível. Para a autora, esse é o núcleo duro do discurso falocêntrico, que exalta a subjetividade masculina como detentora do poder por sua própria natureza e objetifica as mulheres, que devem estar a seu dispor.

Por isso, o envolvimento em situações de violência com armas de fogo e acidentes automobilísticos está associado à busca por essa sensação de poder proporcionada pela posse de símbolos fálicos, como carros e armas, além de mulheres, que também são objetificadas como símbolos de poder, a serem disputados e conquistados pelos homens, o que cria situações de conflitos entre homens, como relatado pelos entrevistados.

Não obstante, esclarece-se que os objetos fálicos fazem parte do processo formativo masculino, permeado pelas exigências da Masculinidade Hegemônica. Para Connell:

> As práticas corporais adotadas por meninos precocemente em busca do status de adultos e do prestigio masculino entre seus colegas são aquelas com os efeitos mais tóxicos sobre seus corpos – beber, fumar, dirigir imprudentemente, praticar a violência física e o sexo desprotegido.(2016, p. 145).

Essa interação entre exercício da masculinidade com símbolos fálicos e uso de álcool é uma das expressões da masculinidade tóxica e reafirma a ideia de que os homens assumem hábitos e comportamentos danosos à saúde em seu modo de se comportar e conduzir a vida, expondo-se mais a fatores de risco que geram adoecimentos. A antropóloga Márcia Thereza Couto (2004, p. 34) destaca "[...] que a exacerbação dos comportamentos de risco pelo homem guarda ligação com o modo como ele se sente – mais próximo ou distante – do referente hegemônico de masculinidade". Com isso, é possível afirmar que os referenciais identitários masculinos podem levar a agravos à saúde dos homens, em especial à saúde mental.

Vários estudos correlacionam a ocorrência de violência decorrente do uso de álcool como associada à existência prévia de transtornos mentais. Acierno, Resnick e Kilpatrick (1997) fizeram uma revisão dos estudos sobre os agravos à saúde provocados pelas várias formas de violência e afirmam que problemas psiquiátricos têm sido identificados como fator de risco para agressão física, sendo essa associação forte. Porém, é necessária muita cautela para não se medicalizar práticas associadas ao exercício da Masculinidade Hegemônica, que são um problema coletivo e social, e não individual e restrito ao campo da psiquiatria, principalmente ao considerarmos que os processos de subjetivação masculinos induzem os homens a envolverem-se em situações danosas a si e a quem está a sua volta.

As relações entre uso de álcool, violência e exercício da masculinidade têm raízes históricas, que necessitam ser mais bem compreendidas, para que sejam desnaturalizadas. No estudo de Matos (2000), que investigou a construção do conceito de "alcoolismo", a partir do poder-saber médico, no fim do século XIX e início do XX, a autora aponta que o discurso relacionado à loucura que o álcool produz nos homens, levando-os a atos inconsequentes e inconscientes, acaba por justificar socialmente as agressões decorrentes da embriaguez e reforça a ideia de um homem invulnerável e agressivo. No livro *Meu lar é o botequim*, Matos afirma que: "[...] a agressão passou a ser, para o homem, elemento de constituição que, sobreposto à virilidade, produz e alimenta a violência, muitas vezes, provocada por alucinações e delírios causados pelo álcool" (2000, p. 74).

Ainda em relação a outras situações de violência vivenciadas pelos entrevistados, dois relataram ter sofrido violência verbal e física provindas de familiares e relacionadas a racismo, como Vidal, que passou por situações de agressão física e verbal provindas de familiares paternos, que o acusavam de não ser filho legítimo e o xingavam com apelidos pejorativos à sua raça.

Essas associações entre exercício da masculinidade e violência estão interseccionadas com componente de raça/cor, visto que os dados expostos demonstram que agressões físicas e verbais também são motivadas por situações de racismo e discriminação.

Diante dessas situações, retoma-se a discussão sobre as relações entre violência e masculinidade. A literatura sobre o tema entende a violência como uma prática tipicamente inserida nos processos de formação dos homens e, em muitas sociedades, como rito de passagem para aquisição de atributos masculinos. Assim, é importante compreender a profunda interação entre modos de subjetivação masculinos e violência, que se expressam nas relações entre os gêneros, que opera, especialmente, por meio de "aspirações por prestígio, poder e competição" (NOVAES, 2013, p. 374).

Além disso, é necessário analisar a bibliografia já produzida sobre o impacto dos homicídios sobre as condições de saúde mental de famílias e comunidades, onde a violência relacionada ao tráfico de drogas e/ou policial é frequente e alarmante, ampliando-se a compreensão dos efeitos da violência urbana e considerando não só aqueles que a sofrem como também os sentimentos de medo, culpa e impotência provocados em toda população que experiencia com maior proximidade essas situações.

Essas graves situações de violência vão muito além das estatísticas de homicídios, interferindo negativamente nas condições de saúde mental de famílias enlutadas pelas mortes violentas, na maior parte das vezes de jovens homens negros. Porém, ainda pouco se conhece sobre os impactos não imediatos da violência sobre a saúde mental (ALBUQUERQUE; BARROS; SCHRAIBER, 2013; RIBEIRO *et al.*, 2009).

É de conhecimento público que o DF tem taxas de mortalidade por homicídios acima da média nacional (CERQUEIRA *et al.*, 2017), e essas ocorrências concentram-se em especial nas áreas mais pobres e periféricas. Entre os pacientes entrevistados, dois relataram que perderam seus respectivos filhos assassinados; tanto João quanto Oscar contaram que seus filhos foram assassinados por bandidos e/ou traficantes. Havia uma certa vergonha relativa ao possível envolvimento dos filhos em atividades ilícitas. Além disso, os dois pacientes sofriam consequências semelhantes a partir desses homicídios e apontavam o agravamento de transtornos mentais relacionados ao uso prejudicial de álcool como efeito negativo do sofrimento vivenciado por essas perdas. João e Oscar relataram terem tido que se mudar de cidade, acompanhados de familiares, para se protegerem e se afastarem dos assassinos de seus respectivos filhos.

> *Eu perdi um menino em 2007 para bandido...e eu fiquei muito revoltado. Eu tive que me mudar do Setor O para Samambaia, senão hoje não estaria vivo, com certeza...porque a minha aflição era muito forte e eu bebia e tal... até hoje eu continuo chateado, como se estivesse apunhalado com um punhal no peito.* (Oscar)

> *Deixei de ir trabalhar depois que perdi meu filho, só conseguia pensar nele e daí comecei a beber mais pra aliviar, a família da mãe dele ainda me culpa.* (João)

É importante ressaltar o efeito de desorganização da vida familiar como um todo decorrente do homicídio desses jovens, com consequências socioeconômicas, habitacionais e psíquicas. No relato da terapia comunitária do diário de campo e nos depoimentos dos entrevistados têm-se dados qualitativos relevantes para se compreender os prejuízos dos homicídios de jovens à saúde mental das famílias e comunidades das periferias de grandes cidades brasileiras. Além disso, como exposto no tópico anterior, a revisão integrativa de Takahara *et al.* (2017) associa o ocorrência de morte precoce de parentes próximos ao uso abusivo de álcool, o que pode representar uma tentativa precária de elaboração do luto e da melancolia provocada pela situação de violência.

Na maioria dos estudos pesquisados sobre o impacto da violência nos padrões de morbimortalidade, encontrou-se que a exposição a episódios de agressão tem associação, principalmente, com sintomas de sofrimento mental de várias intensidades e formas, especialmente em relação a situações de violência sofrida. Os estudos consideram tanto os transtornos mentais comuns quanto transtornos mentais mais graves, como distúrbios antissociais. Em todos esses estudos, a presença de sofrimento mental está em interação com o uso de substâncias psicoativas, destacando-se, entre elas, o álcool.

No estudo de Reed *et al.* (2009) com afrodescendentes nos EUA, encontra-se forte associação entre sofrer violência no espaço público e perpetrar violência contra parceira íntima; os homens pesquisados tinham uma percepção de que deveriam brigar para sobreviver. Essa percepção pode representar um possível sofrimento mental, visto que há grande exigência para alcançar os padrões de masculinidade hegemônica: ter de brigar e ser forte para ser homem.

Assim, é possível, nesse caso, que a violência associada ao uso de álcool seja uma ferramenta de alívio e "válvula de escape" diante das tensões provocadas pelo sofrimento mental, já que os homens devem manter as emoções contidas e silenciadas para se conservarem próximos do ideal de Homem, valorizado socio-historicamente, como afirma Nascimento (2001), corroborado pela recente pesquisa realizada pelo Instituto Papo de Homem (2019), com apoio da ONU-Mulheres, que entrevistou mais de 40 mil pessoas, com métodos mistos, abordando temas relacionados aos estudos sobre masculinidades.

É necessário retomar o caso de Gonzaga e entendermos que, apesar da recorrência dessas situações e de modos violentos de resolver conflitos, no entendimento dele, o acesso ao serviço de saúde do trabalhador, a assistente social da empresa pública e os cuidados em saúde mental, o Caps AD, foram os atores que preveniram que cometesse o ato que já havia planejado, evitando a ocorrência de mais um feminicídio, seguido de um suicídio. Assim, pode-se afirmar que os serviços de atenção psicossocial e os de proteção a direitos sociais, ao garantirem uma escuta qualificada da subjetividade masculina dos homens atendidos e suporte psicossocial, podem servir como potenciais estratégias de prevenção de diversos tipos de violência contra mulher.

É importante elucidarmos e buscarmos maiores conhecimentos sobre as relações entre acesso a serviços de saúde mental e proteção de direitos sociais e trabalhistas na prevenção da violência letal e não letal, especialmente ao abordamos a temática da violência doméstica. Afinal, observou-se que o Caps AD atuou na prevenção de desfechos trágicos, visto que três entrevistados confidenciaram terem planejado o assassinato das respectivas ex-companheiras, antes de chegarem ao serviço.

Além disso, os dois serviços pesquisados desenvolvem oficinas terapêuticas exclusivas para homens discutirem suas práticas de cuidado, de saúde e exercício da masculinidade, o que aparenta colaborar para o diálogo entre os participantes, que interagem nesses espaços de problematização de seus comportamentos enquanto homens, especialmente as situações de atos violentos contra as parceiras íntimas, como visto nos relatos do diário de campo. Para Billand (2017), que acompanhou grupos de reflexão de homens em sua pesquisa, é necessário construir espaços de diálogo entre homens que permitam a reflexão sobre os desencontros entre experiencias pessoais e suas expectativas em relação às mulheres. Sintetizando a ideia, "[.] precisamos criar espaços de socialização onde homens possam refletir sobre o fracasso dos seus projetos de felicidade (patriarcais), frustrados pelos ganhos de poder das mulheres" (BILLAND; PAIVA, 2017, p. 2986).

Os resultados encontrados por Billand e Paiva são corroborados pela pesquisa "As vozes nas redes: o que elas podem fazer pelo enfrentamento das violências contra as mulheres", realizada pelo Instituto Avon, que coletou conteúdos sobre assédio e violência contra a mulher em redes sociais (14.043.912 menções) entre 2015 e 2017. Nessa pesquisa:

> [...] um terço dos homens afirmaram que deixaram de praticar algum tipo de atitude violenta contra a mulher nos últimos tempos. E para metade deles, **o principal motivo para essa mudança foi ter uma conversa pessoal com pessoas próximas**, sendo que 35% foram influenciados por algum amigo ou parente homem e 22% por mulheres. (INSTITUTO AVON; FOLKS NETNOGRÁFICA, 2018, s/p, grifos do autor).

Os achados da presente pesquisa, corroborados pela bibliografia apresentada anteriormente, demonstram a relevância do desenvolvimento de estratégias de cuidado em saúde mental específicas para a população masculinas com formatos e pedagogias próprias que abordem necessidades de saúde relacionadas a violência, ao uso de álcool e ao exercício da masculinidade, que, como observado, estão interrelacionadas e prejudicam a saúde dos homens e de seus familiares.

Porém, um desafio maior ainda é o desenvolvimento de tecnologias de cuidado que ofertem apoio aos homens com necessidades de saúde decorrentes do uso de substâncias psicoativas, com ênfase no uso de álcool, levando-se em conta as condições que esse sujeitos performam suas masculinidades e como lidam com os padrões hegemônicos sobre ser homem.

É preciso nos perguntar qual a função psíquica do uso álcool na vida dos homens? Quais necessidades emocionais e existenciais o uso prejudicial de álcool nutre e eclipsa? Quais funções as bebidas alcoólicas assumem para o exercício das masculinidades, considerando-se que são tão preponderantes para suas performances?

Essas indagações podem servir para novas pesquisas sobre a temática de uso de álcool e masculinidades, bem como podem ser utilizadas no cotidiano das oficinas terapêuticas realizadas em Caps AD, com intuito de problematizar e elucidar a relação dos sujeitos com o uso de substâncias, buscando-se ampliar a autonomia e o autocuidado desses homens, criando possibilidades de tomada de consciência sobre a função subjetiva das substâncias psicoativas em suas vidas e para o exercício de suas masculinidades.

# CONSIDERAÇÕES FINAIS

Este livro pretendeu ampliar os conhecimentos dos Estudos sobre Homens *(Men's studies)* sobre a saúde mental masculina, fundamentado na perspectiva de gênero e considerando a interseccionalidade dessa categoria com raça, classe e origem, com base nas compreensões sobre exercício das masculinidades, saúde, sofrimentos mentais e uso do serviço de saúde de homens usuários de estabelecimentos de atenção psicossocial da periferia do DF e de observações participantes da rotina desses Caps.

Deve-se lembrar que o desenho inicial da pesquisa previa a análise da RAPS como um todo, partindo-se da atenção primária como porta de entrada prioritária. Porém, a ausência de interação entre Caps e UBS, durante as primeiras observações participantes, nos levou a concentrar o campo de estudo e a produção de dados nos serviços especializados da RAPS, os Caps. Contudo, ressaltamos que a falta de articulação entre os pontos de atenção da RAPS e a ausência de um projeto terapêutico comum para a região de saúde estudada foi um dos primeiros achados desta pesquisa.

Apesar disso, os dois Caps pesquisados em profundidade, tendo em conta suas especificidades, podem ser considerados espaços potentes de acolhimento do sofrimento mental da população do DF, visto que busca-vam desenvolver práticas não medicalizantes, coletivas com momentos de problematização sobre práticas disciplinares e manicomiais ainda pre-sentes no fazer desses serviços. As práticas de cuidado ofertadas e a ampla participação dos usuário-homens nas oficinas terapêuticas permitiram a produção de dados consistentes sobre como esses usuários se relacionavam com seus sofrimentos mentais, com suas masculinidades e com os serviços que frequentavam.

Deve-se ressaltar que as equipes de ambos os serviços se mostraram disponíveis para reflexões sobre a temática de gênero e saúde mental, interessando-se em discutir as relações entre a construção social da mascu-linidade e o sofrimento mental dos homens, o que facilitou a participação nas práticas assistenciais, assim como a identificação de informantes-chave para a realização de entrevistas semiestruturadas.

Ainda em relação aos serviços pesquisados, constatou-se que a dis-cussão sobre a perspectiva de gênero, no âmbito da atenção psicossocial, é incipiente e encontra pouca operacionalização no cotidiano das práticas de saúde mental, que pouco reconhecem as diferenças de gênero nos cuidados ofertados às pessoas em sofrimento mental, além de não considerarem essa dimensão na elaboração de projetos terapêuticos singulares, prática cotidiana dos dois Caps pesquisados. Observou-se, como esperado, a invisibilidade das questões de gênero nos serviços de saúde mental.

É possível dizer o mesmo sobre a literatura produzida no campo de estudo de Saúde Mental e Gênero, que ainda é escassa; os principais estudos, como os de Zanello (2017, 2018; ZANELLO; FIUZA; COSTA, 2015), são recentes. O campo da saúde mental e atenção psicossocial, com grande produção teórica e empírica no Brasil, aborda muito pouco a perspectiva de gênero como categoria analítica, conferindo pouca visibilidade às diferenças de gênero vivenciadas pelas pessoas com transtornos mentais.

Por isso, compreende-se que o presente estudo compõe um campo de pesquisa em construção (Saúde Mental e Gênero), que tem acumulado importantes aportes teóricos provenientes dos estudos feministas, com contribuições referentes à perspectiva interseccional, por exemplo, e dos estudos da RPB, que auxiliam na ampliação dos olhares sobre a complexidade envolvida na qualificação da clínica da atenção psicossocial.

Além disso, deve-se reconhecer que o aperfeiçoamento do aporte teórico dos Estudos sobre Homens e Masculinidades, em especial aqueles desenvolvidos no âmbito da Saúde Coletiva, como a produção do Instituto Papai (MEDRADO *et al.*, 2010) e do Grupo de Pesquisa e Intervenção Violência e Gênero nas práticas de saúde do Departamento de Medicina Preventiva da Universidade de São Paulo (COUTO; SCHRAIBER, 2013; FIGUEIREDO; SCHRAIBER, 2011; SCHRAIBER *et al.*, 2012), baseados nos estudos de Raewyn Connell sobre a construção social das masculinidades e no conceito de Masculinidade Hegemônica, permitiram que a presente pesquisa elucidasse as relações entre exercício das masculinidades e condições de saúde mental dos homens da periferia de Brasília.

Considerando-se que o objetivo principal desta investigação era analisar as relações entre homens, masculinidades e sofrimento mental no contexto da RAPS, avalio que tanto a literatura estudada quanto a pesquisa de campo, desenvolvida entre julho de 2017 e julho de 2019, possibilitaram o levantamento de um leque de sentidos e significados atribuídos pelos homens-usuários às experiências de sofrimento mental e de exercício da masculinidade, permeadas pelo uso de serviços da RAPS do DF.

Essa diversidade de dados coletados foi possível tanto devido à utilização tanto das entrevistas semiestruturadas quanto às observações participantes como técnicas de coleta de dados. A grande quantidade de conteúdos coletados nos impeliu a analisar exclusivamente as 16 entrevistas dos usuários, excluindo-se da amostra as dez entrevistas dos profissionais de Caps, visto que traziam elementos já conhecidos pelo campo dos estudos de gênero nas práticas de saúde.

Além disso, avaliou-se que as respostas às queixas de saúde mental dos homens e as concepções dos profissionais sobre gênero, masculinidades e saúde mental estavam contidas nos diários de campo, que garantiram informações suficientes para compreender como os serviços acolhiam os pacientes homens e que respostas ofertavam a eles.

Diante disso, as categorias temáticas apresentadas no capítulo 5 — Masculinidades, Sofrimento Mental e Desafios do Cuidado na Rede de Atenção Psicossocial —, que tiveram como fonte preponderantemente os diários de campo, permitiram responder aos objetivos específicos da pesquisa sobre a identificação de demandas relacionadas à saúde mental masculina e sobre como os serviços de atenção psicossocial anteviam as necessidades de saúde dos homens e que respostas ofertavam aos sofrimentos mentais dessa clientela, mesmo diante da ausência da análise das entrevistas dos profissionais de saúde.

Os demais objetivos específicos, referentes à identificação de questões relacionadas aos padrões de gênero na vivência do sofrimento mental e suas interações com o exercício das masculinidades, foram respondidos exitosamente pelas 16 entrevistas semiestruturadas, complementadas pelos excertos dos diários de campo dos dois serviços.

Deve-se destacar que a realização de um longo período de observações participantes, no cotidiano dos dois serviços pesquisados, permitiu a formulação preliminar uma etnografia das práticas de saúde no âmbito dos serviços de atenção psicossocial de uma região do DF. A composição dos conteúdos dessa etnografia com as entrevistas garantiu a formulação de categorias temáticas relacionadas diretamente ao escopo do projeto de pesquisa, como sofrimento mental e exercício das masculinidades; masculinidades, sofrimento mental e uso de serviços de atenção psicossocial, além de outras categorias formuladas a partir da análise de conteúdo do campo da pesquisa, como é o caso das discussões sobre estigma; interseccionalidades e masculinidades; uso de álcool, exercício da masculinidade e violências; futebol, masculinidades e reabilitação psicossocial.

Cabe destacar que, embora a referência de Masculinidade Hegemônica adotada buscasse apontar a pluralidade social existente nos exercícios particulares e concretos de ser homem na vida social, não encontramos uma diversidade relativamente a sexualidade e orientação sexual entre os sujeitos entrevistados, o que impediu que esse dado fosse incorporado à presente discussão acerca da saúde mental e sua relação com questões de gênero.

Considera-se a ausência de outras orientações sexuais não heterossexuais entre os entrevistados uma temática a ser aprofundada em outras pesquisas. Neste estudo, o recorte escolhido não permitiu uma diversidade maior de orientações sexuais. Essa ausência poderia significar que os achados desta pesquisa são restritos ao campo da heteronormatividade, porém foi observado, nos diários de campo dos dois serviços, um número muito pequeno de pacientes homens que se autodeclaravam ou que aparentavam ser homossexuais, especialmente no Caps AD III. Pode-se supor que a ausência de homens não heterossexuais nesses serviços tenha relação com aspectos da heteronormatividade, que exige que os homens performem identidades heterossexuais, por mais que suas práticas e desejos sejam destoantes, funcionando como um conjunto de práticas, discursos, valores e crenças instituído e vivenciado como a única possibilidade legítima de expressão da sexualidade e do gênero (SARAIVA; SANTOS; PEREIRA, 2020; WARNER, 1993).

Por outro lado, a pesquisa identificou e analisou os núcleos de sentido relacionados às interações entre os diversos tipos de sofrimento mental e as formas de vivência da masculinidade apresentadas por esses sujeitos investigados. Esses sentidos dizem respeito a esse contexto sociocultural e assistencial em que se encontram, o que nos serve como referência enquanto possibilidade sócio-histórica que pode surgir em outros contextos similares, homens brasileiros usuários de serviços de saúde mental.

Ao analisarmos como os padrões hegemônicos de masculinidade interferiam nos agravos à saúde mental, verificamos que as expectativas não realizadas sobre o que deve ser um "homem de verdade" interferem negativamente nas condições de saúde mental masculinas, levando os entrevistados a sentirem-se alijados da condição de homem e desafiados a assumir comportamentos de risco danosos à saúde para compensar o distanciamento da Masculinidade Hegemônica. Observamos também que esse processo de subjetivação opera como um Ideal de Eu a ser alcançado pelos homens, os quais têm que comprovar regularmente seus atributos masculinos, tentando aproximar-se de uma imagem idealizada.

Nossos achados revelaram uma psicodinâmica típica das subjetividades masculinas que buscam a contenção da angústia, provocada por exigências impostas pelos padrões hegemônicos de masculinidade, inalcançáveis para a maioria dos homens, por meio de mecanismos de defesa relacionados a negação, fuga e projeção, que servem como ferramentas de distanciamento do contato com as emoções e com os sofrimentos, que os fragilizariam e colocariam em xeque seus "atributos masculinos".

Essa necessidade de reafirmação dos atributos masculinos diante dessa idealização do que é "ser homem" desenvolve uma complexa relação entre homens concretos e o exercício das masculinidades. A distância entre o que se deve ser e o que se é leva muitos homens a comportamentos de negação e fuga de problemas e/ou emoções que os fragilizam subjetivamente, pois emocionar-se ou sofrer mentalmente é um abalo negativo à masculinidade, interpretado pelos usuários dos Caps como coisa de "fresco" ou "frouxo". Essas concepções também estão relacionadas ao dispositivo da eficácia, que demanda constantemente afirmações de virilidade e rigidez, especialmente no trabalho e no sexo. Dessa forma, emocionar-se e entrar em contato com a vulnerabilidade é tido como fracasso para a maioria dos homens, o que dificulta a adesão desses pacientes a propostas de cuidado em saúde mental que trabalhem com autopercepção e autoexpressão.

É importante ressaltar que, na presente pesquisa, os entrevistados apontaram uma série de elementos que os fazia se sentirem menos homens, chegando a afirmar que não eram homens ou que não eram de homens de verdade. No âmbito do Caps AD, esses elementos que os alienariam da condição masculina estavam especialmente relacionados à falta de emprego e de renda, à impossibilidade de sustento da família e ao uso desmedido e abusivo de álcool e outras drogas. No Caps III, os elementos que afastavam os pacientes da Masculinidade Hegemônica tinham especial relação com a impossibilidade de trabalhar ou de conseguir um emprego e com o estigma de ser um "doente mental" ou "louco".

Ainda em relação ao objetivo de conhecer as interações entre sofrimento mental e exercício das masculinidades em homens usuários de serviços de saúde mental, no capítulo 4, observamos que a hipótese de que a Masculinidade Hegemônica interfere negativamente nas condições de saúde mental foi confirmada. A hipótese de que a experiência de sofrimento mental afasta os homens das concepções hegemônicas de masculinidade também se mostrou válida, visto que ter um diagnóstico de esquizofrenia ou dependência química compromete negativamente o exercício da masculinidade dos usuários de Caps do DF.

Diante dos conteúdos discutidos no capítulo 4, percebemos também a necessidade de se aprofundar os estudos sobre masculinidades, relações de gênero e interseccionalidades, com destaque para as sobreposições de marcadores sociais relacionados à raça e classe social dos homens usuários de serviços de atenção psicossocial. Afinal, os achados deste livro chamam a atenção para as condições de saúde mental de homens negros, pobres e desempregados, marcados pelo silenciamento próprio dos modos de subjetivação masculinos e pelas opressões relacionadas à marginalização social e histórica que sofrem cotidianamente, por suas condições de classe e raça. Destaca-se aqui que os processos de alienação e de exclusão por suas condições de classe e raça têm forte relação com seus sofrimentos mentais, agravados pela estigmatização da doença mental e do uso abusivo de álcool.

No capítulo 5, retomando o objetivo de se discutir as respostas ofertadas pelos serviços ao sofrimento mental masculino, ao analisarmos os elementos encontrados nos discursos de usuários dos Caps III e Caps AD III, foi possível identificar práticas de promoção à saúde mental masculina efetivas e adequadas aos modos de subjetivação dessa população, possibilitando a partilha de estratégias bem-sucedidas de inclusão da perspectiva de gênero na rotina dos Caps, como exemplificado pelos grupos terapêuticos de homens pesquisados nos dois serviços. Esses grupos funcionavam de modo independente, sem a capacidade de se articularem e transformar o modo do serviço lidar com questões de gênero e masculinidades, mas funcionavam como um espaço de acolhimento e problematização dos modos de ser homem no âmbito da atenção psicossocial.

Por isso, reconhece-se ainda a necessidade de estudos específicos sobre a efetividade dessas oficinas terapêuticas no cuidado em saúde mental de homens usuários de Caps, visto que também foi identificada grande dificuldade das equipes e dos serviços em dar visibilidade às especificidades das demandas masculinas relacionadas à saúde mental, que, na maior parte das vezes, são atendidas sem um reconhecimento de suas dimensões de gênero.

Apesar disso, atividades diferenciadas, como os grupos terapêuticos de homens, permitem a interação e o diálogo entre uma diversidade de modos de ser homem, desconstruindo hierarquias masculinas por meio do contato e da troca de percepções emocionais e íntimas. Os serviços de atenção psicossocial são espaços estratégicos para colocar em interação realidades masculinas alheias, que não deveriam ser entendidas como subalternas ou hegemônicas, passando a permitir os lugares de fala e desejo de homens, pobres, gays, homens trans, negros, indígenas, com deficiência, entre outras situações de opressão e silenciamento (ROSOSTOLATO, 2018).

Compreende-se que produções científicas transdisciplinares, como a presente pesquisa, podem colaborar, de forma crítica e reflexiva, para a identificação das necessidades de saúde dos territórios, especialmente de setores excluídos da sociedade, ofertando às equipes da RAPS diálogos com outros campos do conhecimento, que possibilitem a ampliação de formas de ouvir e acolher o sofrimento.

Os capítulos 6 e 7 trouxeram três importantes achados deste estudo que podem contribuir para o conhecimento do campo científico sobre saúde mental masculina e sua relação com o uso de álcool, abordando desde seu uso cotidiano até as consequências de seu abuso.

Primeiramente, destaca-se o aprofundamento da compreensão sobre as funções psicodinâmicas das bebidas alcoólicas no psiquismo dos homens e suas relações com a construção sociocultural das masculinidades, destacando-se as questões de gênero no uso e abuso de álcool pelos homens, questionando e desnaturalizando as razões pelas quais os homens bebem mais e têm maiores consequência negativas com o uso de álcool, a partir de uma perspectiva psicossocial.

Diante disso, observou-se que, devido ao silenciamento das emoções, exigido e imposto pelos padrões hegemônicos de masculinidade, muitos homens podem não simbolizar e entrar em contato com seus sofrimentos, atuando a angústia não simbolizada e não nomeada por meio de atos inconscientes, como o consumo abusivo de álcool ou atos violentos contra mulheres, outros homens ou contra si mesmos. Nessa compreensão, há um alívio da tensão psíquica por meio da descarga da libido provocada pela "passagem ao ato"; não é permitido ao homem sentir a sua dor/sofrimento, ele age a sua dor, seja nas adições, impulsividades ou compulsões. Por isso, nessas situações, os entrevistados interpretavam o ato de beber como refúgio, consolo ou ainda para tomar coragem.

Essa "coragem líquida" os reaproximaria de um ideal de ego, garantindo-lhes sensações de poder prestígio e valentia, encorajando-os a retomar suas posições de privilégios nas relações de poder, reaproximando-se narcisicamente de uma autoimagem de "homem de verdade".

Em segundo lugar, e em complemento ao relatado anterior, observou-se que o uso de álcool e a busca por uma fantasia de completude e satisfação, encontrada apenas num campo ideal e desconectado da realidade, levam muito homens a restabelecer suas posições opressivas de poder por meio de afirmações de virilidade e atos agressivos e violentos, especialmente contra parceiras íntimas. Relembramos que a raiva é uma das poucas emoções permitidas para a performance hegemônica masculina, o que fortalece as práticas violentas como ferramentas de resolução de conflitos interpessoais, ainda mais quando consideramos o escasso vocabulário emocional masculino disponível para a expressão de sentimentos nas relações interpessoais, em especial em situação de desencontro e desavença.

Em terceiro e último lugar, é importante darmos destaque ao potencial que os serviços de atenção psicossocial têm em reduzir danos relacionados à interação entre masculinidades tradicionais, uso de álcool e atos violentos, como visto no capítulo 7. As situações de violência em que os entrevistados se envolveram, incluindo três ocasiões em que planejaram um feminicídio, demonstraram que o acesso em tempo oportuno a serviços de saúde mental, nos quais os sujeitos possam verbalizar seus sofrimentos, construir narrativas sobre suas vidas e nomear suas sensações e percepções de si e dos outros, pode servir como fator de proteção a diversas formas de violências interpessoais e autoprovocadas, especialmente a violência doméstica contra parceira íntima e a prevenção do suicídio.

Entende-se que os achados desta pesquisa podem contribuir para a promoção da saúde mental masculina, assim como para o desenvolvimento de tecnologias leves de acolhimento e apoio psicossocial a usuários homens no cotidiano dos Caps.

Considerando-se que este estudo se trata de um percurso investigativo e analítico sobre a RAPS no DF, é possível tecer algumas recomendações tanto para a gestão da saúde em nível local e federal quanto para instituições de pesquisa sensíveis à qualificação da política nacional de saúde mental e políticas de promoção da igualdade de gênero, como é o caso da Política Nacional de Atenção Integral à Saúde do Homem (PNAISH).

Dessa forma, recomenda-se às instituições de ensino, pesquisa e extensão:

- ampliar e garantir recursos para pesquisas em saúde mental que abordem a perspectiva de gênero, desnaturalizando-se as diferenças nas formas de sofrer de homens e mulheres;

- aprofundar os estudos sobre a construção sócio-histórica do saber psiquiátrico e suas relações com a medicalização de formas de sofrer de homens e mulheres;

- adensar os conhecimentos teóricos e empíricos sobre psicodinâmica dos homens e suas relações com os padrões hegemônicos de masculinidade, que aprofundem a compreensão sobre "passagem ao ato" e sobre os mecanismos de defesa envolvidos no silenciamento das emoções;

- buscar novas pesquisas que inter-relacionem os estudos sobre homens e masculinidades a questões relativas a raça, classe, origem e orientação sexual, interseccionalizando-se a abordagem das masculinidades, enriquecendo a compreensão e dando visibilidade à diversidade de formas de "ser homem";

- incluir a perspectiva de gênero em estudos sobre saúde mental e uso prejudicial de álcool, desnaturalizando-se as formas de uso de álcool e destacando que os modos de beber são gendrados, além de terem importantes funções psicodinâmicas e relacionais na construção sócio-histórica das masculinidades.

Recomenda-se à gestão da Secretaria de Saúde do DF:

- ampliar a RAPS, com ênfase em serviços de cuidado em liberdade e comunitário, que acolham as necessidades de saúde de populações vulneráveis, como se observou na capacidade do Caps AD III para o acolhimento da população em situação de rua ou de outras vulnerabilidades sociais;

- ampliar e qualificar as equipes de NASF e investir na articulação entre serviços de atenção primária e especializados, garantindo a comunicação e interação entre os serviços da RAPS;

- incluir a temática de gênero nas formações de trabalhadores para atenção a usuários de álcool e outras drogas;

- ofertar qualificação sobre gênero e saúde mental para trabalhadores de serviços de atenção psicossocial e de APS;

- ofertar qualificação sobre a PNAISH para trabalhadores de serviços de atenção psicossocial e de APS;

- promover educação socioemocional da população masculina, por meio de programas e projetos de desenvolvimento de habilidades sociais e emocionais que promovam educação sentimental para meninos, rapazes e homens, com intuito de contrapor o referido silenciamento das emoções;

- garantir acesso à atenção psicossocial de homens envolvidos em situações de violência, especialmente em casos de violência contra parceira íntima.

Recomenda-se ao Ministério da Saúde:

- ampliar a RAPS, seguindo as diretrizes da Lei 10.261/2001, que direciona o modelo assistencial em saúde mental, priorizando o cuidado em liberdade das pessoas com transtornos mentais, por meio de serviços de base territorial e comunitária;

- ampliar a quantidade de Caps com leitos de acolhimento, considerando-se que esses serviços podem garantir o acesso a cuidados em saúde para populações em situações de vulnerabilidade, além de colaborar na prevenção de violências interpessoais e autoprovocadas, como visto nos resultados da presente pesquisa;

- desenvolver projetos que incluam a perspectiva de gênero nos cuidados em saúde mental, garantindo que a RAPS oferte respostas adequadas às especificidades relativas a gênero de homens e mulheres;

- fomentar discussões sobre construção sócio-históricas das masculinidades nos serviços de atenção psicossocial especializados em álcool e outras drogas, considerando-se a majoritária presença masculina;

- ampliar e fomentar a abordagem da temática de saúde mental nas ações da PNAISH;

- fomentar e financiar, por meio da PNAISH, projetos e programas que construam espaços de escuta e problematização dos processos de subjetivação masculinos, como grupos terapêuticos de homens, grupos de autoajuda, ações de saúde desenvolvidas em espaços tradicionalmente masculinos como campos de futebol, bares, entre outros;

- fomentar projetos e pesquisas de desenvolvimento de habilidades socioemocionais para meninos, rapazes e homens, que colaborem com a ampliação do vocabulário emocional masculino e ofertem estratégias de reconhecimento e nomeação das experiências de sofrimento por parte dos homens;

- fomentar programas que colaborem na construção e expressão de masculinidades possíveis e sensíveis, reconheçam as iniquidades nas relações de gênero e os privilégios masculinos, assim como promovam a participação ativa dos homens na construção de uma sociedade igualitária, não violenta, solidária e justa para homens e mulheres.

Em resumo, esta obra constatou que a Masculinidade Hegemônica oprime e silencia a vida emocional dos homens, dificultando a expressão subjetiva, simbólica e a construção de um vocabulário emocional mais diversos, que permita a resolução de conflitos emocionais internos e externos por alternativas dialógicas, conscientes, não violentas e que reconheçam o outro, especialmente as mulheres, como sujeitos desejantes dignos de cidadania e autonomia. A impossibilidade de contato íntimo e emocional prejudica não apenas as mulheres, por meio de relações violentas e opressoras, como também os próprios homens, que morrem e adoecem mais devido a comportamentos exigidos pelas concepções hegemônicas de masculinidade, que os reaproximam de objetos fálicos, como carros, armas e drogas, e de sensações de prestígio, poder, onipotência e invulnerabilidade, agarrando-se a privilégios do patriarcado, que prejudicam a eles mesmos.

Por isso, é tão importante que os serviços de atenção psicossocial possibilitem a expressão de narrativas sensíveis, que deem lugar legítimo e válido às experiências emocionais masculinas, acolhendo a fragilidade, a fraqueza, a derrota, o fracasso, a impotência, sexual, laboral e /ou existencial, e a vulnerabilidade dos homens, buscando-se a produção de modos de subjetivação masculinos contra-hegemônicos, que possam representar linhas de fuga frente ao patriarcado e novas formas de ser homem. O Instituto Papo de Homem defende que "[...] há várias maneiras de ser homem e ninguém deve ser diminuído, ridicularizado ou agredido pela maneira como escolhe viver sua masculinidade" (2019, p. 23).

Nossos achados e a literatura estudada vão ao encontro das afirmações da feminista negra bell hooks, que reconhece a violência em ser condicionado a ser opressor. A partir dessa afirmação, Rosostolato (2018) propõe que os homens, ao se libertarem das amarras do patriarcado, também se libertariam da necessidade de oprimir.

Dessa forma, Libertemo-nos! Defendamos a urgência da criação, da expressão e do fortalecimento de "[...] uma visão de masculinidade em que a autoestima e o autoamor da pessoa formem a base de sua identidade" (hooks, 2018, p. 1215).

# REFERÊNCIAS

ABIB, L. T.; FRAGA, A. B.; WACHS, F.; ALVES, C. T. P. The body practises concerning mental health: a football workshop capabilities and possibilities in a psychosocial care centre. **Pensar a Prática**, [*s. l.*], v. 13, n. 2, p. 1–14, 2010.

ABOIM, Sofia. Masculinidades na encruzilhada: hegemonia, dominação e hibridismo em Maputo. **Análise Social**, [*s. l.*], v. 43, n. 187, p. 273–295, 2008.

ACIERNO, Ron; RESNICK, Heidi S.; KILPATRICK, Dean G. Health impact of interpersonal violence. 1: Prevalence rates, case identification, and risk factors for sexual assault, physical assault, and domestic violence in men and women. **Behavioral medicine**, Washington, D.C., v. 23, n. 2, p. 53–64, 1997.

AKOTIRENE, Carla. **O que é interseccionalidade?** Belo Horizonte: Letramento, Justificando, 2018.

ALBUQUERQUE, Fernando Pessoa; BARROS, Claudia Renata dos Santos; SCHRAIBER, Lilia Blima. Violence and mental suffering among men in primary health care. **Revista de Saúde Pública**, [*s. l.*], v. 47, n. 3, p. 531–539, 2013.

ALBUQUERQUE, Fernando Pessoa; SCHRAIBER, Lilia Blima. Masculinidad y fútbol: cuestiones de género en una experiencia de rehabilitación psicosocial de hombres en el Distrito Federal, Brasil. **Salud Colectiva**, [*s. l.*], v. 16, p. e2247, 2020.

ALBUQUERQUE, Fernando Pessoa; SCHRAIBER, Lilia Blima; BARROS, C. R. S. Violência e sofrimento mental em homens na atenção primária à saúde. **Revista de Saúde Pública**, [*s. l.*], v. 47, n. 3, p. 531–539, 2013.

ALBUQUERQUE, Fernando Pessoa de. **Sofrimento mental e gênero**: os homens e o cuidado na rede de atenção psicossocial. 2020. Tese (Doutorado em Saúde Coletiva) – Faculdade de Medicina, Universidade de São Paulo, São Paulo, 2020.

ALMEIDA, Miguel Vale de. **Senhores de si**: uma Interpretação antropológica da masculinidade. Lisboa: Fim de Século, 1995.

ALMEIDA, Miguel Vale de. Gênero, masculinidade e poder: Revendo um caso do sul de Portugal. **Anuário antropológico**, [*s. l.*], v. 20, n. 1, p. 161–189, 2018a.

ALMEIDA, Silvio Luiz. **O que é racismo estrutural?** Belo Horizonte: Letramento, 2018b.

ALVES, Tahiana Meneses. Gênero e saúde mental: algumas interfaces. **COMTEXTOS - Working Papers**, [s. l.], v. 2, n. 3, p. 1–22, 2017.

ALVES, Ygor D. D. **Jamais fomos zumbis**: contexto social e craqueiros na cidade de São Paulo. Salvador: EDUFBA, 2017.

AMARANTE, Paulo. **O Homem e a serpente**: outras histórias para a loucura e a psiquiatria. Rio de Janeiro: Ed. Fiocruz, 1996.

AMARANTE, Paulo. **Loucos pela vida**: a trajetória da reforma psiquiátrica no Brasil. Rio de Janeiro: Ed. Fiocruz, 1998.

AMARANTE, Paulo. **Saúde mental e atenção psicossocial**. Rio de Janeiro: Ed. Fiocruz, 2013.

AMBRA, Pedro. **O que é um homem?** Psicanálise e história da masculinidade no ocidente. São Paulo: Annablume, 2015.

ANDRADE, Ana Paula Müller; MALUF, Sônia Weidner. Experiências de desinstitucionalização na reforma psiquiátrica Brasileira: uma abordagem de gênero. **Interface**: Communication, Health, Education, [s. l.], v. 21, n. 63, p. 811–821, 2017.

ANTUNES, Ricardo. Trabalho uno ou omni: entre o trabalho concreto e o trabalho abstrato. **Argumentum**, [s. l.], v. 2, n. 2, p. 9–15, 2010.

ARAÚJO, Lucivaldo; OLIVEIRA, Ingrid B. S.; SIMÕES, Samantha H. S. C.; MIRANDA, Adriano P. Saúde Mental e Masculinidades: uma incursão no campo da atenção básica. **Gênero na Amazônia**, [s. l.], v. 14, n. 1, p. 25–40, 2018.

ARILHA, Margareth. Políticas públicas de saúde e direitos reprodutivos no Brasil: um olhar para o futuro. *In*: ARILHA, Margareth. **Políticas, mercado, ética**: demandas e desafios no campo da saúde reprodutiva. São Paulo: Ed. 34, 1998. p. 11–23.

ARILHA, Margareth. **O masculino em conferências e programas das Nações Unidas**: para uma crítica do discurso de gênero. 2005. Tese (Doutorado em Saúde Pública) – Universidade de São Paulo, São Paulo, 2005.

AZEVEDO, Elisângela Braga; FERREIRA FILHA, Maria de Oliveira Ferreira. Práticas inclusivas na rede de atenção à saúde mental: entre dificuldades e facilidades. **Ciência & Saúde**, [s. l.], v. 5, n. 2, p. 60–70, 2012.

BADINTER, Elisabeth. **XY De l'identité masculine**. Paris: Odile Jacob, 1992.

BARBOSA, Laís Barreto; DIMENSTEIN, Magda; LEITE, Jáder Ferreira. Mulheres em situação de violência e seus itinerários em busca de ajuda: um estudo no município de Natal/RN. *In*: ZANELLO, Valeska M. Loyola; ANDRADE, Ana Paula Müller (org.). **Saúde mental e gênero**: diálogos, práticas e interdisciplinaridade. Curitiba: Appris, 2014.

BARKER, Gary. Trabalho não é tudo, mas é quase tudo: homens, desemprego e justiça social em Políticas Públicas. *In*: BENEDITO MEDRADO, Jorge; LYRA, Mariana Azevedo; BRASILINO, Jullyane (org.). **Homens e masculinidades**: práticas de intimidade e políticas públicas. Recife: Instituto Papai, 2010. p. 184.

BASAGLIA, Franco. O circuito do controle: do manicômio à descentralização psiquiátrica. *In*: AMARANTE, Paulo (org.). **Escritos selecionados em saúde mental e reforma psiquiátrica - Franco Basaglia**. Rio de Janeiro: Garamond Universitária, 2005. p. 237-257.

BAUBÉROT, Arnaud. Não se nasce viril, torna-se viril. *In*: CORBIN, Alain; COURTINE, Jean-Jacques; VIGARELLO, Georges (org.). **História da virilidade**: a virilidade em risco? Século XX-XXI. Petrópolis: Vozes, 2013. v. 3.

BEAUVOIR, Simone de. **El segundo sexo (1949)**. Buenos Aires: Siglo XX, 1981.

BENTO, Berenice. **Homem não tece a dor**: queixas e perplexidades masculinas. 2. ed. Natal: EDUFRN, 2015.

BERNARDI, Aline Batista; KANAN, Lilia Aparecida. Características dos serviços públicos de saúde mental (Capsi, Capsad, Caps III) do estado de Santa Catarina. **Saúde em Debate**, [*s. l.*], v. 39, n. 107, p. 1105–1116, 2015.

BEZERRA, Edilane; DIMENSTEIN, Magda. Os CAPS e o trabalho em rede: tecendo o apoio matricial na atenção básica. **Psicologia**: Ciência e Profissão, [*s. l.*], v. 28, n. 3, p. 632–645, 2008.

BIFFI, Débora; NASI, Cintia; Concepção dos usuários sobre as atividades terapêuticas desenvolvidas em um Caps Ad Iii. **Rev. de Enfermagem UFPE online**, [*s. l.*], v. 9, n. 12, p. 321–327, 2015.

BILLAND, Jan; PAIVA, Vera Silvia Facciolla. Desconstruindo expectativas de gênero a partir de uma posição minoritária: Como dialogar com homens autores de violência contra mulheres? **Ciencia e Saude Coletiva**, [*s. l.*], v. 22, n. 9, p. 2.979–2.988, 2017.

BIRMAN, Joel. **Mal-estar na atualidade**: a psicanálise e as novas formas de subjetivação. 3. ed. Rio de Janeiro: Civilização Brasileira, 2001.

BONINO, L. Varones, género y salud mental – desconstruyendo la "normalidade" masculina. *In*: SEGARRA, M.; CARABÍ, A. (org.). **Nuevas masculinidades**. Barcelona: Icaria, 2000.

BRABETE, Andreea C.; SÁNCHEZ-LÓPEZ, Pilar; CUÉLLAR-FLORES, Isabel. The Impact of Gender Norms on Alcohol and Tobacco Use at Romanians. **Procedia - Social and Behavioral Sciences**, [*s. l.*], v. 78, n. 1, p. 230–234, 2013.

BRASIL. **Lei n.º 10.216, de 6 de abril de 2001**. Dispõe sobre a proteção e os direitos das pessoas portadoras de transtornos mentais e redireciona o modelo assistencial em saúde mental. Brasília, DF: Presidência da República, 2001. Disponível em: http://www.planalto.gov.br/ccivil_03/leis/leis_2001/l10216.htm. Acesso em: 12 jun. 2020.

BRASIL. **Resolução da Comissão Intergestores Tripartite n.º 32, de 14 de dezembro de 2017**. Brasília, DF: Ministério da Saúde, 2017a. Disponível em: http://portalms.saude.gov.br/noticias/agencia-saude/42176-saude-mental-veta-ampliacao-de-leitos-psiquiatricos-em-hospitais-especializados-e-amplia-rede-de-assistencia. Acesso em: 29 jul. 2020.

BRASIL. Ministério da Saúde. Secretaria de Vigilância em Saúde. Perfil epidemiológico das tentativas e óbitos por suicídio no Brasil e a rede de atenção à saúde. **Boletim Epidemiológico**, [*s. l.*], v. 48, n. 30, p. 1–15, 2017b. Disponível em: http://www.who.int/mental_health/media/en/59.pdf. Acesso em: 7 jun. 2020.

BRASIL. **Decreto n.º 9.761, de 11 de abril de 2019**. Aprova a Política Nacional sobre Drogas. Brasília, DF: Presidência da República, 2019. Disponível em: http://www.planalto.gov.br/ccivil_03/_ato2019-2022/2019/decreto/D9761.htm. Acesso em: 15 jan. 2020.

BRASIL. Ministério da Saúde. **Portaria n.º 336, de 19 de fevereiro de 2002**. Dispõe sobre os Centros de Atenção Psicossocial - CAPS, para atendimento público em saúde mental, isto é, pacientes com transtornos mentais severos e persistentes em sua área territorial, em regime de tratamento. Brasília, DF: Ministério da Saúde, 2002.

BRASIL. Ministério da Saúde. **Política Nacional para Atenção Integral a usuários de álcool e outras drogas**. Brasília, DF: Ministério da Saúde, 2003. Disponível em: https://bvsms.saude.gov.br/bvs/publicacoes/politica_atencao_alcool_drogas. pdf. Acesso em: 25 dez. 2020.

BRASIL. Ministério da Saúde. **Política Nacional de Atenção Integral à Saúde do Homem**: princípios e diretrizes. Brasília, DF: Ministério da Saúde, 2009.

BRASIL. Ministério da Saúde. **Portaria n.º 3088, de 23 de dezembro de 2011**. Institui a Rede de Atenção Psicossocial para pessoas com sofrimento ou transtorno mental e com necessidades decorrentes do uso de crack, álcool e outras drogas, no âmbito do Sistema Único de Saúde. Brasilia, DF: Ministério da Saúde, 2011.

BRASIL. Ministério da Saúde. **Conheça a RAPS- Rede de Atenção Psicosso-cial**. [S. l.: s. n.], [2023]. Disponível em: http://bvsms.saude.gov.br/bvs/folder/conheca_raps_rede_atencao_psicossocial.pdf. Acesso em: 15 jul. 2023.

BRASIL. Ministério da Saúde. **Portaria de Consolidação n.º 3, Anexo V - GM/MS**. Institui a Rede de Atenção Psicossocial. Brasília, DF: Ministério da Saúde, 2017c. Disponível em: http://bvsms.saude.gov.br/bvs/saudelegis/gm/2017/prc0003_03_10_2017.html. Acesso em: 30 jan. 2023.

BRASIL. Ministério da Saúde. Secretaria de Vigilância em Saúde. **Vigitel Brasil 2018**: Vigilância de fatores de risco e proteção para doenças crônicas por inquérito telefônico. Brasília, DF: Ministério da Saúde, 2012. Disponível em: http://bvsms.saude.gov.br/bvs/publicacoes/vigitel_brasil_2011_fatores_risco_doencas_cronicas.pdf. Acesso em: 22 set. 2020.

BRASIL. Ministério da Saúde. **Portal da Saúde**, 2020. Disponível em: https://saude.gov.br/saude-de-a-z/saude-mental. Acesso em: 26 abr. 2020.

BUTLER, Judith. Actos performativos y constitución del género: un ensayo sobre fenomenología y teoría feminista. *In*: CASE, S. H. (org.). **Performing feminisms**: feminist critical theory and theatre. Baltimore: Johns Hopkins, 1990. p. 260–314.

BUTLER, Judith. **Problemas de gênero**: feminismo e subversão da identidade. Rio de Janeiro: Civilização Brasileira, 2003.

BUTLER, Judith. Violence, Non-Violence: Sartre on Fanon. **Graduate Faculty Philosophy Journal**, [s. l.], v. 27, n. 1, p. 3– 24, 2006.

CADILHE, Alexandre José. "Uma conversa de homem para homem, ele disse": Perfomances de masculinidades em narrativas cariocas ficcionais. **Revell**, [s. l.], v. 2, n. 1, 2018.

CAMPOS, Ioneide de Oliveira; RAMALHO, Walter Massa; ZANELLO, Valeska M. Loyola. Saúde mental e gênero: o perfil sociodemográfico de pacientes em um centro de atenção psicossocial. **Estudos de Psicologia**, [s. l.], v. 22, n. 1, p. 68–77, 2017.

CANTERO, Fabiana. Drogas, adicciones y subjetividad. **Norte de Salud Mental**, [*s. l.*], v. 7, n. 29, p. 6, 2007.

CARVALHO, Liliane Brandão; BOSI, Maria Lúcia Magalhães; FREIRE, José Célio. Dimensão ética do cuidado em saúde mental na rede pública de serviços TT - Ethical dimension of mental health care within the public health network. **Revista de Saúde Pública**, São Paulo-SP, v. 42, n. 4, p. 700–706, 2008.

CARVALHO, Thaís de Freitas. O caráter utópico da embriaguez e o significado da sociabilidade boêmia para a cultura popular em Pelotas- RS (1930-1939). **História, Verdade e Ética** - Anais do XII encontro de História da ANPUH/RS, [*s. l.*], v. I, p. 1–14, 2014. Disponível em: http://www.eeh2014.anpuh-rs.org.br/resources/anais/30/1405472952_ARQUIVO_ArtigoAnpuhRS2014.pdf. Acesso em: 8 jun. 2021.

CATON, C. L. Mental health service use among homeless and never-homeless men with schizophrenia. **Psychiatric services**, Washington, D.C., v. 46, n. 11, p. 1139–1143, 1995.

CENTER FOR DISEASE CONTROL. **Adverse Health Conditions and Health Risk Behaviors Associated with Intimate Partner ViolenceMorbidity and Mortality Weekly Report**. United States: CDC, 2008.

CECCHETTO, Fátima Regina. **Violência e estilos de masculinidade**. Rio de Janeiro: FGV Editora, 2004.

CERQUEIRA, Daniel; LIMA, Renato Sergio de; BUENO, Samira; VALENCIA, Luis Iván; HANASHIRO, Olaya; MACHADO, Pedro Henrique G.; LIMA, Adriana dos Santos. **Atlas da Violência 2017**. São Paulo: IPEA: FBSP, 2017.

CLÍMACO, Danilo de Assis. **Tráfico de mulheres, negócios de homens**: leituras feministas e anticoloniais sobre os homens, as masculinidades e o masculino. 2009. Dissertação (Mestrado em Psicologia) – Universidade Federal de Santa Catarina, Florianópolis, 2009. Disponível em: https://repositorio.ufsc.br/xmlui/bitstream/handle/123456789/92917/271257.pdf?sequence=1&isAllowed=y. Acesso em: 25 mar. 2021.

COBO, Barbara; CRUZ, Claudia; DICK, Paulo C. Desigualdades de gênero e raciais no acesso e uso dos serviços de atenção primária à saúde no Brasil. **Ciência & Saúde Coletiva,** v. 26, p. 4021-4032, 2021.

COKER, Ann L.; DAVIS, Keith E.; ARIAS, Ileana; DESAI, Sujata; SANDERSON, Maureen; BRANDT, Heather M.; SMITH, Paige H. Physical and mental health effects of intimate partner violence for men and women. **American journal of preventive medicine**, [*s. l.*], 2002.

COLLINS, Patricia Hill. **Black feminist thought in the Matrix of Domination**. Boston: Unwin Hyman, 1990.

CONNELL, Raewyn. **Gender and power**: Society, the person and sexual politics Gender and power: Society, the person and sexual politics. Redwood City: Stanford University Press, 1987.

CONNELL, Raewyn. Políticas da masculinidade. **Educação e Realidade**, [*s. l.*], v. 20, n. 2, p. 185–206, 1995. Disponível em: https://seer.ufrgs.br/educacaoerealidade/article/view/71725. Acesso em: 20 nov. 2021.

CONNELL, Raewyn. La organización social de la masculinidad. **Ediciones de las Mujeres**, [*s. l.*], v. 24, p. 31–48, 1997.

CONNELL, Raewyn. **Gênero em termos reais**. São Paulo: Inversos, 2016.

CONNELL, Raewyn; MESSERSCHMIDT, James W. Hegemonic Masculinity: Rethinking the Concept. **Gender & Society**, [*s. l.*], v. 19, n. 6, p. 829–859, 2005.

CONNELL, Raewyn; MESSERSCHMIDT, James W. Masculinidade hegemônica: Repensando o conceito. **Revista Estudos Feministas**, [*s. l.*], v. 21, n. 1, p. 241–282, 2013.

CONRADO, Mônica; RIBEIRO, Alan Augusto Moraes. Homem negro, negro homem: Masculinidades e feminismo negro em debate. **Revista Estudos Feministas**, [*s. l.*], v. 25, n. 1, p. 73–97, 2017.

CORRÊA, Áurea Christina de Paula; MOZER, Isabele Torquato. Gestão do processo de implementação da política de saúde do homem. **Revista Enfermagem**, [*s. l.*], v. 24, n. 1, p. 1–6, 2016.

COSTA-ROSA, Abílio Da. **Atenção Psicossocial além da Reforma Psiquiátrica**: contribuições a uma Clínica Crítica dos processos de subjetivação na Saúde Coletiva. São Paulo: Ed. Unesp, 2013.

COURTENAY, W. H. Constructions of masculinity and their influence on men's well-being: a theory of gender and health. **Social science & medicine**, England, v. 50, n. 10, p. 1.385–1.401, 2000.

COURTENAY, W. H. Theorising masculinity and men's health. *In*: BROOM, A.; TOVEY, P. (org.). **Men's Health**: body, identity and social context. London: John Wiley and Sons Inc., 2009.

COUTO, Márcia Thereza. **Relatório de pesquisa**: homens, violência e saúde: uma contribuição para o campo de pesquisa e intervenção em violência doméstica e saúde. São Paulo: Fapesp, processo 02/00242-0, 2004.

COUTO, Márcia Thereza. **Gênero, Masculinidades e Saúde**. 2016. Tese (Livre--docência) – Faculdade de Medicina, Univesridade de São Paulo, São Paulo, 2016.

COUTO, Márcia Thereza; DANTAS, Suellen Maria Vieira. Gênero, masculini-dades e saúde em revista: a produção da área na revista *Saúde e Sociedade*. **Saúde e Sociedade**, [*s. l.*], v. 25, n. 4, p. 857–868, 2016.

COUTO, Márcia Thereza; PINHEIRO, Thiago Félix; VALENÇA, Otávio; MACHIN, Rosana; SILVA, Geórgia Sibele Nogueira da; GOMES, Romeu; SCHRAIBER, Lilia Blima; FIGUEIREDO, Wagner dos Santos. O homem na atenção primária à saúde: discutindo (in)visibilidade a partir da perspectiva de gênero. **Interface**: Communication, Health, Education, [*s. l.*], 2010.

COUTO, Márcia Thereza; SCHRAIBER, Lilia Blima. Homens, Saúde e Violência: Novas questões de gênero no campo da Saúde Coletiva. *In*: MINAYO, M. C. S.; COIMBRA JUNIOR, C. E. A. (org.). **Críticas e atuantes**: Ciências Sociais e Humanas em Saúde na América Latina. Rio de Janeiro: Ed. Fiocruz, 2005. p. 687–706. Dispo-nível em: https://static.scielo.org/scielobooks/w5p4j/pdf/minayo-9788575413920.pdf. Acesso em: 18 maio 2023.

COUTO, Márcia Thereza; SCHRAIBER, Lilia Blima. Machismo hoje no Brasil: uma análise de gênero das percepções dos homens e das mulheres. *In*: VENTURI, Gustavo; GODINHO, Tatau. (org.). **Mulheres brasileiras e gênero nos espaços público e privado**: uma década de mudanças na opinião pública. 1. ed. São Paulo: Fundação Perseu Abramo: SESC-SP, 2013. p. 47–61.

CRENSHAW, Kimberle. Demarginalizing the intersection of race and sex: a black feminist critique of antidiscrimination doctrine, feminist theory, and antiracist politics. **Feminist Legal Theory**: Readings in Law and Gender, [*s. l.*], n. 1, p. 57–80, 1989.

CRENSHAW, Kimberle. Documento para o encontro de especialistas em aspectos da discriminação racial relativos ao gênero. **Revista de Estudos Feministas**, [*s. l.*], v. 7, n. 12, p. 71–88, 2002.

CRUZ, Lucas Magalhães; NUÑEZ, Maria Eugenia; DIAMANTINO, Rui Maia. Homem contemporâneo: cavaleiro medieval, enigmático ou toxicômano? **Estudos de Psicanálise**, [*s. l.*], v. n. 43, p. 57–66, 2015.

CRUZ, Walter Firmo de Oliveira. **Masculinidade, narcisismo e sofrimento psíquico na contemporaneidade**: ensaios. 2014. Universidade de Brasília, Brasília, [*s. l.*], 2014. Disponível em: https://repositorio.unb.br/bitstream/10482/16827/1/2014_WalterFirmoOliveiraCruz.pdf. Acesso em: 15 jul. 2023.

CUNHA, Eduardo Leal. A normalização das homossexualidades e os destinos do masculino. **Revista Cult**, 2019. Disponível em: https://revistacult.uol.com.br/home/normalizacao-das-homossexualidades-destinos-do-masculino/. Acesso em: 15 jul. 2023.

CUNHA, Maria Clementina Pereira. **O espelho do mundo**: Juquery, a história de um asilo. 2. ed. São Paulo: Paz e Terra, 1988.

DA MATTA, Roberto. O oficio de etnologo, ou como ter anthropological blues. *In*: NUNES, E. O. (org.). **A aventura Sociológica**. Rio de Janeiro: Zahar, 1978. p. 23–35.

DAMASCENO, Marizete Gouveia; ZANELLO, Valeska M. Loyola. Saúde mental e racismo contra negros: produção bibliográfica brasileira dos últimos quinze anos. **Psicologia:** Ciência e Profissão, v. 38, p. 450-464, 2018.

DAVIS, Angela. **Mulheres, raça e classe**. São Paulo: Boitempo, 2016.

DEEKE, Leila Platt; BOING, Antonio Fernando; OLIVEIRA, Walter Ferreira de; COELHO, Elza Berger Salema. A dinâmica da violência doméstica: uma análise a partir dos discursos da mulher agredida e de seu parceiro. **Saúde e Sociedade**, [*s. l.*], v. 18, n. 2, p. 248–258, 2009.

DEJOURS, C. **A loucura do trabalho**: estudo de psicopatologia do trabalho. São Paulo: Cortez, 1987.

DENZIN, Norman K.; LINCOLN, Yvonna S. The Discipline and Practice of Qualitative Research. *In*: DENZIN, Norman K.; LINCOLN, Yvonna S. (org.). **The SAGE Handbook of Qualitative Research**. 3. ed. London: SAGE Publications Inc, 2005.

DERRIDA, Jacques. **A Farmácia de Platão**. São Paulo: Iluminuras, 1997.

DESLANDES, S. F.; GOMES, Romeu. A pesquisa qualitativa em serviços de saúde: notas teóricas. *In*: MERCADO, Maria Lúcia Magalhães; BOSI, Francisco Javier (org.). **Pesquisa qualitativa de serviços de saúde**. Petrópolis: Vozes, 2007. p. 607.

DONADON, Mariana Fortunata. **Dependência de álcool**: associações com traumas emocionais precoces, traços de personalidade e reconhecimento de expressões faciais de emoção. 2015. Dissertação (Mestrado) – Universidade de São Paulo, São Paulo, 2015. Disponível em: https://repositorio.usp.br/item/002736986. Acesso em: 7 jun. 2023.

DUMBILI, Emeka; WILLIAMS, Clare. Drinking game participation, gender performance and normalization of intoxication among Nigerian university students. **Addictive Behaviors Reports**, [s. l.], v. 5, p. 1–8, 2017. Disponível em: http://dx.doi.org/10.1016/j.abrep.2016.11.002. Acesso em: 22 set. 2022

DUNKER, Christian Ingo Lenz. **Mal-estar, sofrimento e sintoma**: uma psicopatologia do Brasil entre muros. São Paulo: Boitempo, 2015.

ECCEL, Claudia Sirangelo; GRISCI, Carmem Lígia Iochins. Trabalho e gênero: a produção de masculinidades na perspectiva de homens e mulheres. **Cadernos EBAPE.BR**, [s. l.], v. 9, n. 1, p. 57–78, 2011.

ETCHEGOYEN, R. Horacio. **Fundamentos da técnica psicanalítica**. Porto Alegre: Artes Médicas, 1987.

FANON, Frantz [1952]. **Pele Negra, Máscaras Brancas**. Salvador: EDUFBA, 2008.

FARIA, Jeovane Gomes; SCHNEIDER, Daniela Ribeiro. Relações entre racionalidade conservadora e pauperização do cuidado em capsad: um estudo de caso. **Cadernos Brasileiros de Saúde Mental**, [s. l.], p. 1–25, 2019.

FAUSTINO, Deivison Mendes. O pênis sem o falo: algumas reflexões sobre homens negros, masculinidades e racismo. *In*: BLAY, Eva Alterman (org.). **Feminismos e masculinidades**: novos caminhos para enfrentar a violência contra a mulher. São Paulo: Cultura Acadêmica, 2014. p. 75 f.

FAUSTINO, Deivison Mendes. **Frantz Fanon e os fanonismos no Brasil**. 2015. Tese (Douturado em Ciência e Engenharia de materiais) – UFSCar, São Carlos, 2015. Disponível em: https://repositorio.ufscar.br/handle/ufscar/7123. Acesso em: 31 out. 2022.

FERNANDES, Josicelia Dumêt; MELO, Cristina M. M.; GUSMÃO, Maria Carolina C. M.; FERNANDES, Juliana; GUIMARÃES, Angélica. Mental health and work: meanings and limits of theoretical models TT - Salud mental y trabajo: significados y límites de modelos teóricos TT - Saúde mental e trabalho: significados e limites de modelos teóricos. **Rev Lat Am Enfermagem**, [s. l.], v. 14, n. 5, p. 803–811, 2006.

FERNANDES, Raquel Helena Hernandez; VENTURA, Carla Aparecida Arena. O autoestigma dos usuários de álcool e drogas ilícitas e os serviços de saúde: uma revisão integrativa da literatura. **SMAD, Rev. eletrônica saúde mental alcool drog**, [*s. l.*], v. 14, n. 3, p. 177–184, 2018. Disponível em: http://pepsic.bvsalud.org/scielo.php?script=sci_arttext&pid=S1806-69762018000300008. Acesso em: 31 out. 2021.

FERRAZZA, Daniele de Andrade; RODRIGUES, Raphael; CARLOS, Luiz; JUSTO, José Sterza; FERRAZZA, Daniele de A.; SANCHES, Raphael R. Comunidades Terapêuticas em novas configurações do manicomialismo. **ECOS | Estudos Contemporâneos da Subjetividade**, [*s. l.*], v. 2, n. 7, 2016.

FERREIRA, Jhennipher Tortola; MESQUITA, Nathalia Nayra Mota; AIRES, Tatiani; SILVA, Vanessa Freire da; LUCAS, Welliton José; BATISTA, Eraldo Carlos. Os Centros de Atenção Psicossocial (CAPS): uma instituição de referência no atendimento à saúde mental. **Revista Saberes**, Rolim de Moura, v. 4, n. 1, p. 72–86, 2016. Disponível em: http://facsaopaulo.edu.br/uploads/files/artigo 6.pdf. Acesso em: 31 out. 2022.

FIGUEIREDO, Wagner dos Santos. Assistência à saúde dos homens: um desafio para os serviços de atenção primária Assistance to the men health: a challenge for the services of primary attention. **Ciência & Saúde Coletiva**, [*s. l.*], v. 10, n. 1, p. 105–109, 2005. Disponível em: http://www.scielo.br/pdf/csc/v10n1/a11v10n1.pdf. Acesso em: 31 out. 2022.

FIGUEIREDO, Wagner dos Santos. **Masculinidades e cuidado**: diversidade e necessidades de saúde dos homens na atenção primária. 2008. Tese (Doutorado em Ciências) – Faculdade de Medicina, Universidade de São Paulo, São Paulo, 2008.

FIGUEIREDO, Wagner dos Santos; SCHRAIBER, Lilia Blima. Concepções de gênero de homens usuários e profissionais de saúde de serviços de atenção primária e os possíveis impactos na saúde da população masculina, São Paulo, Brasil. **Ciência & Saúde Coletiva**, [*s. l.*], v. 16, p. 935–944, 2011.

FLORES, Tarsila. Genocídio da Juventude Negra no Brasil: as novas formas de guerra, raça e colonialidade do poder. *In*: MACEDO, Aldenora; LAPA, Raphael Santos; LIRA, Luana Menezes; FLORES Tarsila (org.). **Direitos Humanos**: abordangens diversas. Rio de Janeiro: Câmara Brasileira de Jovens Escritores, 2016. p. 252.

FOUCAULT, Michel. **Microfísica do Poder**. Rio de Janeiro: Edições Graal, 1979.

FOUCAULT, Michel. **Vigiar e Punir**: nascimento da prisão. Petrópolis: Vozes, 1987.

FOUCAULT, Michel. **História da Sexualidade I** - A vontade de saber. Rio de Janeiro: Edições Graal, 1988.

FOUCAULT, Michel. **História da Loucura na Idade Clássica**. São Paulo: Perspectiva, 1997.

FOUCAULT, Michel. **Os anormais** - Curso no Collège de France (1974-1975). São Paulo: Martins Fontes, 2002.

FOUCAULT, Michel. **Le pouvoir psychiatrique**. Paris: Gallimard, 2003.

FOUCAULT, Michel. A ética do cuidado de si como prática da liberdade. *In*: FOUCAULT, Michel. **Ditos & Escritos V** - Ética, Sexualidade, Política. Rio de Janeiro: Forense Universitária, 2004. p. 1–14.

FOUCAULT, Michel. **Em defesa da sociedade**. Curso no Collège de France (1975-1976). São Paulo: Martins Fontes, 2005.

FOUCAULT, Michel. **Nascimento da Biopolitica**: curso dado no Collège de France (1978-1979). São Paulo: Martins Fontes, 2008.

FRANCO, Tânia; DRUCK, Graça; SELIGMANN-SILVA, Edith. As novas relações de trabalho, o desgaste mental do trabalhador e os transtornos mentais no trabalho precarizado. **Revista Brasileira de Saúde Ocupacional**, [*s. l.*], v. 35, n. 122, p. 229–248, 2010.

FREIRE, Paulo. **Pedagogia da Autonomia**: saberes necessários à prática educativa. Rio de Janeiro: Paz e Terra, 1997.

FREITAS, Efigênia Aparecida Maciel; MENDES, Ismênia Diniz; OLIVEIRA, Luiz Carlos Marques de. Ingestão alcoólica em vítimas de causas externas atendidas em um hospital geral universitário. **Revista de Saúde Pública**, [*s. l.*], v. 42, n. 5, p. 813–821, 2008.

FREUD, Sigmund. **Freud (1930-1936) – Obras completas**: o mal-estar na civilização, novas conferências introdutórias à Psicanálise e outros textos. São Paulo: Companhia das Letras, 2011a.

FREUD, Sigmund [1921]. **Psicologia das massas e análise do eu e outros textos**: 1920-1923. São Paulo: Companhia das Letras, 2011b.

FREUD, Sigmund [1927]. **O futuro de uma ilusão**. Porto Alegre: L&PM Editores, 2010.

FUGITT, Jessica L.; HAM, Lindsay S. Beer for "brohood": A laboratory simulation of masculinity confirmation through alcohol use behaviors in men. **Psychology of addictive behaviors**: journal of the Society of Psychologists in Addictive Behaviors, United States, v. 32, n. 3, p. 358–364, 2018.

FURTADO, Roberto Pereira; AZEVEDO, Marina da Costa; NEVES, Ricardo Lira de Rezende; VIEIRA, Patrícia Santiago. O trabalho do professor de educação física nos Caps de Goiânia: identificando as oficinas terapêuticas. **Revista Brasileira de Ciências do Esporte**, [s. l.], v. 40, n. 4, p. 353–360, 2018.

GARCIA, Mariana. O uso problemático do crack e a classe média. *In*: SOUZA, Jessé (org.). **Crack e exclusão social**. Brasília: Ministério da Justiça e Cidadania; Secretaria Nacional de Política sobre Drogas, 2016. p. 360.

GASTALDO, Édison. "O complô da torcida": futebol e performance masculina em bares. **Horizontes Antropológicos**, [s. l.], v. 11, n. 24, p. 107–123, 2005.

GEERTZ, C. **Interpretação das Culturas**. Rio de Janeiro: Guanabara, 1989.

GODELIER, Maurice. **La production des Grands Hommes.** Paris: Fayard, 1982.

GOFFMAN, Erving. **Encounters**: two studies in the sociology of interaction. Indianapolis: Bobbs–Merrill, 1961.

GOFFMAN, Erving. **Estigma**: notas sobre a manipulação da identidade deteriorada. Rio de Janeiro: LTC, 1988.

GOFFMAN, Erving. **Manicômios, prisões e conventos**. 7. ed. São Paulo: Perspectiva, 2007.

GOMES, Romeu. Sexualidade masculina e saúde do homem: proposta para uma discussão. **Ciência & Saúde Coletiva**, [s. l.], v. 8, n. 3, p. 825–829, 2003. Disponível em: scielo.br/pdf/csc/v8n3/17463.pdf. Acesso em: 31 out. 2022.

GOMES, Romeu; MOREIRA, Martha Cristina Nunes; NASCIMENTO, Elaine Ferreira do; REBELLO, Lucia Emília Figueiredo de Sousa; COUTO, Márcia Thereza; SCHRAIBER, Lilia Blima. Os homens não vêm! Ausência e/ou invisibilidade masculina na atenção primária. **Ciência & Saúde Coletiva**, [s. l.], v. 16, p. 983–992, 2011.

GOMES, Romeu; NASCIMENTO, Elaine Ferreira do; ARAÚJO, Fábio Carvalho de. Por que os homens buscam menos os serviços de saúde do que as mulheres?

As explicações de homens com baixa escolaridade e homens com ensino superior. **Cadernos de Saúde Pública**, Rio de Janeiro, v. 23, n. 1, p. 565–574, 2007.

GONZÁLEZ, Lélia. Racismo e sexismo na cultura brasileira. **Revista Ciências Sociais Hoje - Anpocs**, [s. l.], p. 223–244, 1984.

GORZ, André. **Adeus ao proletariado**. Rio de Janeiro: Forense Universitária, 1982.

GOUVEIA, Marizete; ZANELLO, Valeska M. Loyola. Saúde Mental e Racismo Contra Negros: produção bibliográfica brasileira dos últimos quinze anos. **Psicol. ciênc. prof**, [s. l.], v. 38, n. 3, p. 450–464, 2018. Disponível em: http://www.scielo.br/pdf/pcp/v38n3/1982-3703-pcp-38-3-0450.pdf. Acesso em: 31 out. 2022.

GRAMSCI, Antonio. **Cadernos do cárcere** - O Risorgimento. Notas sobre a história da Itália. Rio de Janeiro: Civilização Brasileira, 2002.

GRANJA, Edna Mirtes dos Santos. **Gênero, masculinidades e drogas**: trilhas, obstáculos e atalhos nos caminhos para a atenção integral aos homens jovens na saúde. 2015. Tese (Doutorado em Ciências) – Fiocruz, Rio de Janeiro, 2015.

GUASCH, Oscar. **Héroes, científicos, heterosexuales y gays**: los varones en perspectiva de género. Barcelona: Bellaterra, 2006.

HALL, Stuart. A relevância de Gramsci para o estudo de raça e etnicidade. *In*: SOVIK, Liv (org.). **Da diáspora**: identidades e mediações culturais. Belo Horizonte: Ed. UFMG; Brasília: Representação da UNESCO no Brasil, 2003. p. 294–333.

HARKOT-DE-LA-TAILLE, Elizabeth. **Ensaio semiótico sobre a vergonha**. São Paulo: Humanitas/FFLCH/USP, 1999.

HASSARD, John; HOLLIDAY, Ruth; WILLMOT, Hugh. Introduction: the body and organization. *In*: HASSARD, J.; HOLLIDAY, R.; WILLMOT, H. **Bodies and organization**. New Delhi: Sage Publications, 2000.

HEATH, D. B. Cross-cultural studies of alcohol use. Recent developments in alcoholism. **The Research Society on Alcoholism**, United States, v. 2, p. 405–415, 1984.

HEATH, D. B. Recent developments in alcoholism: anthropology. **The Research Society on Alcoholism**, United States, v. 11, p. 29–43, 1993.

HEILBORN, Maria Luiza; CARRARA, Sergio. Em Cena, os Homens… **Revista Estudos Feministas**, [s. l.], v. 6, n. 2, p. 370, 1998.

HEROLD, Maria Dich; HUNT, Geoffrey. Drinking comfortably? Gender and affect among Danish pre-partiers. **The International journal on drug policy**, Netherlands, v. 81, n. 1, 2020.

HIRATA, Helena. Relações sociais de sexo e do trabalho: contribuição à discussão sobre o conceito de trabalho. **Em Aberto**, [s. l.], ano 15, n. 65, jan./mar. 1995.

HIRDES, Alice. Autonomia e cidadania na reabilitação psicossocial: uma reflexão. **Ciência & Saúde Coletiva**, [s. l.], v. 14, n. 1, p. 165–171, 2009. Disponível em: http://www.scielo.br/pdf/csc/v14n1/a22v14n1.pdf. Acesso em: 31 out. 2022.

hooks, bell. **Black Look**s: race and representation. Boston: South End Press, 1992.

hooks, bell. **O feminismo é para todo mundo**: Políticas arrebatadoras. Rio de Janeiro: Rosa dos Tempos, 2018.

HORNSTEIN, L. **As depressões**: afetos e humores do viver. São Paulo: Via Lettera: Centro de Estudos psicanalíticos, 2008.

HUNT, Geoffrey; ANTIN, Tamar; FRANCISCO, San. Gender and Intoxication: From Masculinity to Intersectionality. **Drugs (Abingdon Engl)**, [s. l.], v. 26, n. 1, p. 70–78, 2019. Disponível em: https://www.ncbi.nlm.nih.gov/pmc/articles/PMC6347111/pdf/nihms893845.pdf. Acesso em: 13 dez. 2021.

INSTITUTO BRASILEIRO DE GEOGRAFIA E ESTATÍSTICA. **Aspectos dos cuidados das crianças de menos de 4 anos de idade**: 2015. Rio de Janeiro: IBGE, 2015. Disponível em: http://biblioteca.ibge.gov.br/visualizacao/livros/liv100137.pdf. Acesso em:

IKARD, David. Love Jones: A Black Male Feminist Critique of Chester Himes's "If He Hollers Let Him Go". **African American Review**, [s. l.], v. 36, n. 2, p. 299–310, 2002.

INSTITUTO AVON; FOLKS NETNOGRÁFICA. **A Voz das redes**: o que elas podem fazer pelo enfrentamento das violências contra as mulheres. [S. l: s. n.]. Disponível em: https://assets-dossies-ipg-v2.nyc3.digitaloceanspaces.com/sites/3/2018/04/IAvon_AVozDasRedes2018.pdf. Acesso em:  13 dez. 2021.

INSTITUTO PAPO DE HOMEM. **O silêncio dos homens**: uma pesquisa com mais de 40 mil pessoas em todo brasil. São Paulo: Instituto PDH, 2019.

IWAMOTO, Derek Kenji; CHENG, Alice; LEE, Christina S.; TAKAMATSU, Stephanie; GORDON, Derrick. "Man-ing" up and getting drunk: the role of masculine norms, alcohol intoxication and alcohol-related problems among college men. **Addictive behaviors**, England, v. 36, n. 9, p. 906–911, 2011.

JARDIM, Denise. **De bar em bar**: identidade masculina e autossegregação entre homens de classes populares. 1991. Dissertação (Mestrado em Antropologia Social) – Universidade Federal do RIo Grande do Sul, Porto Alegre, 1991. Disponível em: https://lume.ufrgs.br/bitstream/handle/10183/1404/000068297.pdf?sequence=1&isAllowed=y. Acesso em: 15 jul. 2023.

JIMENEZ, Luciene; LEFÉVRE, Fernando. Desafios e perspectivas: desemprego e masculinidade. **Interação em Psicologia**, [s. l.], v. 8, n. 2, p. 227–235, 2004.

JORGE, Miguel Roberto. Concepções populares e estigma relacionados às doenças mentais. **Nova Perspectiva Sistêmica**, [s. l.], v. 46, n. 2008, p. 8–19, 2013. Disponível em: http://www.revistanps.com.br/nps/article/view/110/87. Acesso em: 15 jul. 2023.

KEHL, M. R. A Juventude Como Sintoma da Cultura. *In*: NOVAES, R. E.; VANNUCHI, P. (org.). **Juventude e Sociedade**: trabalho, educação, cultura e participação. São Paulo: Fundação Perseu Abramo, 2004.

KEOHANE, Aisling; RICHARDSON, Noel. Negotiating Gender Norms to Support Men in Psychological Distress. **American Journal of Men's Health**, [s. l.], v. 12, n. 1, p. 160–171, 2018.

KERR, David C. R.; CAPALDI, Deborah M.; OWEN, Lee D.; WIESNER, Margit; PEARS, Katherine C. Changes in At-Risk American Men's Crime and Substance Use Trajectories Following Fatherhood. **Journal of marriage and the family**, [s. l.], v. 73, n. 5, p. 1101–1116, 2011. Disponível em: https://pubmed.ncbi.nlm.nih.gov/21984846. Acesso em: 15 jul. 2023.

KESSLER, R. C.; CRUM, R. M.; WARNER, L. A.; NELSON, C. B.; SCHULENBERG, J.; ANTHONY, J. C. Lifetime co-occurrence of DSM-III-R alcohol abuse and dependence with other psychiatric disorders in the National Comorbidity Survey. **Archives of general psychiatry**, United States, v. 54, n. 4, p. 313–321, 1997.

KIMMEL, Michael. Masculinity as homophobia. *In*: BROD, Harry; KAUFMAN, Michael (org.). **Theorizing masculinities**. Nova York: Sage Production Editor, 1994.

KON, Noemi Moritz. "Ele não tem xoxota!": A lógica do falo ou a lógica da diferença? **Revista Latinoamericana de Psicopatologia Fundamental**, [s. l.], v. 13, n. 3, p. 517–521, 2010.

KUNITZ, S. J.; LEVY, J. E. **Drinking careers**: a twentyfive-year study of three Navajo populations. London: Yale University Press, 1994.

KUPERS, Terry A. Toxic masculinity as a barrier to mental health treatment in prison. **Journal of Clinical Psychology**, [s. l.], v. 61, n. 6, p. 713–724, 2005. Disponível em: https://doi.org/10.1002/jclp.20105. Acesso em: 15 jul. 2023.

LACAN, Jacques. **O Seminário "o avesso da psicanálise"–livro 17**. Rio de Janeiro: Zahar, 1992.

LAPLANCHE, Jean; PONTALIS, Jean-Bertrand. **Vocabulário da psicanálise**. 3. ed. São Paulo: Martins Fontes, 2000.

LAURENTI, Ruy; JORGE, Maria Helena Prado de Mello; GOTLIEB, Sabina Léa Davidson. Perfil epidemiológico da morbi-mortalidade masculina. **Ciência & Saúde Coletiva**, [s. l.], v. 10, p. 35–46, 2005.

LAVRADOR, M. C. C.; RIBEIRO, W. L. As forças do CAPS: uma experiência cartográfica. **Revista Psicologia e Saúde**, [s. l.], v. 7, n. 2, p. 90–98, 2015. Disponível em: http://pepsic.bvsalud.org/pdf/rpsaude/v7n2/v7n2a02.pdf. Acesso em: 15 jul. 2023.

LEAL, Andréa Fachel; FIGUEIREDO, Wagner dos Santos; NOGUEIRA-DA-SILVA, Geórgia Sibele. O percurso da política nacional de atenção integral à saúde dos homens (PNAISH), desde a sua formulação até sua implementação nos serviços públicos locais de atenção à saúde. **Ciência e Saúde Coletiva**, [s. l.], v. 17, n. 10, p. 2.607–2.616, 2012.

LIMA, Aluizio Ferreira. Dependência de drogas e psicologia social: um estudos sobre o sentido das oficinas terapêuticas e o suo de drogas a partir da teoria da identidade. **Psicologia & Sociedade**, [s. l.], v. 20, n. 1, p. 91–101, 2008.

LIMA, M. S.; SOARES, B. G. O.; MARI, J. J. Saúde e doença mental em Pelotas, RS: dados de um estudo populacional. **Revista de Psiquiatria Clínica**, [s. l.], v. 26, n. 5, 1999.

LORIMER, Karen; McMILLAN, Lesley; MCDAID, Lisa; MILNE, Dona; RUSSELL, Siân; HUNT, Kate. Health & Place Exploring masculinities, sexual health and wellbeing across areas of high deprivation in Scotland : The depth of the challenge to improve understandings and practices. **Health & Place**, [s. l.], v. 50, n. December 2017, p. 27–41, 2018.

LOUREIRO, Luis. Estigma pessoal e percebido acerca do abuso de álcool e intenção de procura de ajuda. **Revista de Enfermagem Referência**, [s. l.], v. III Série, n. 11, p. 59–66, 2013.

LOURO, Guacira Lopes. Gênero, História e Educação: construção e desconstrução. **Educação & Realidade**, [s. l.], v. 20, n. 2, p. 101–132, 1995.

LOURO, Guacira Lopes. **O corpo educado**: pedagogias da sexualidade. Belo Horizonte: Autêntica, 2018.

LUDERMIR, Ana Bernarda. Associação dos transtornos mentais comuns com a informalidade das relações de trabalho. **Jornal Brasileiro de Psiquiatria**, [s. l.], v. 54, n. 3, p. 198–204, 2005. Disponível em: http://search.ebscohost.com/login. aspx?direct=true&db=psyh&AN=2005-14346-004&site=ehost-live%5Cnhttp:// abl@ufpe.br. Acesso em: 15 jul. 2023.

LUDERMIR, Ana Bernarda. Desigualdades de classe e Gênero e Saúde Mental nas Cidades. **Physis**: Revista de Saúde Coletiva, [s. l.], v. 18, n. 3, p. 451–467, 2008.

LUDERMIR, Ana Bernarda; LEWIS, Glyn. Is there a gender difference on the association between informal work and common mental disorders? **Social Psychiatry and Psychiatric Epidemiology**, [s. l.], v. 40, n. 8, p. 622–627, 2005.

LUKÁCS, György. **História e consciência de classe**. São Paulo: Martins Fontes, 2003.

LUKÁCS, György. **Prolegômenos para uma ontologia do ser social**. São Paulo: Boitempo, 2010.

MACEDO, Mônica Medeiros Kother; WERLANG, Blanca Susana Guevara. Tentativa de suicídio: o traumático via ato-dor. **Psicologia**: Teoria e Pesquisa, [s. l.], v. 23, n. 2, p. 185–194, 2007.

MACHIN, Rosana; COUTO, Márcia Thereza; SILVA, Geórgia Sibele Nogueira da; SCHRAIBER, Lilia Blima; GOMES, Romeu; FIGUEIREDO, Wagner dos Santos; VALENÇA, Otávio Augusto; PINHEIRO, Thiago Félix. Concepções de gênero, masculinidade e cuidados em saúde: Estudo com profissionais de saúde da atenção primária. **Ciência & Saúde Coletiva**, [s. l.], v. 16, n. 11, p. 4.503–4.512, 2011.

MAGDOL, Lynn; MOFFITT, Terrie E.; CASPI, Avshalom; NEWMAN, Denise L.; FAGAN, Jeffrey; SILVA, Phil A. Gender differences in partner violence in a birth cohort of 21-year- olds: Bridging the gap between clinical and epidemiological approaches. **Journal of Consulting and Clinical Psychology**, [s. l.], 1997.

MAHALIK, James R.; BURNS, Shaun M.; SYZDEK, Matthew. Masculinity and perceived normative health behaviors as predictors of men's health behaviors. **Social science & medicine**, [s. l.], v. 64, n. 11, p. 2.201–2.209, 2007.

MALINOWISKI, Bronislaw [1929]. **A vida sexual dos selvagens**. Rio de Janeiro: Ed. Francisco Alves, 1982.

MALUF, Sônia Weidner. Gênero, saúde e aflição: políticas públicas, ativismo e experiências sociais. *In*: MALUF, S.; TORNIQUIST, C. (org.). **Gênero, saúde e aflição**: abordagens antropológicas. Florianópolis: Letras Contemporâneas, 2010.

MARAGNO, Luciana; GOLDBAUM, Moisés; GIANINI, Reinaldo José; NOVAES, Hillegonda Maria Dutilh; CÉSAR, Chester Luiz Galvão. Prevalência de transtornos mentais comuns em populações atendidas pelo Programa Saúde da Família (QUALIS) no Município de São Paulo, Brasil. **Cadernos de Saúde Pública**, Rio de Janeiro, v. 22, n. 8, p. 1.639–1.648, 2006.

MARQUES, Ana Lucia Marinho; MÂNGIA, Elisabete Ferreira. Itinerários terapêuticos de sujeitos com problemáticas decorrentes do uso prejudicial de álcool. **Interface**: Comunicação, Saúde e Educação, [*s. l.*], v. 17, n. 45, p. 433–444, 2013.

MARQUES JUNIOR, Joilson Santana. Racismo e encarceramento em massa: um voo sobre as asas de Michelle Alexander. **Revista Em Pauta**, [*s. l.*], v. 18, n. 45, p. 277–282, 2020.

MATOS, Maria Izilda Santos. **Meu lar é o botequim**: alcoolismo e masculinidade. São Paulo: Companhia Editora Nacional, 2000.

MATOS, Maria Izilda Santos. Por uma história das sensibilidades: os estudos de gênero e a emergência da masculinidade. **História**: Questões & Debates, [*s. l.*], v. n. 34, p. 45–63, 2001.

MAUSS, Marcel. Ensaio sobre a Dádiva: forma e razão da troca nas sociedades arcaicas [1923-24]. *In*: MAUSS, Marcel. **Sociologia e** antropologia. v. II. São Paulo: Edusp, 1974.

MAX, Raul; DANZIATO, Leonardo. Drogas, Biopolítica e Subjetividade: interfaces entre psicanálise e genealogia. **Revista Subjetividades**, [*s. l.*], v. 15, n. 3, p. 417–427, 2015.

MBEMBE, Achille. **Crítica da razão negra**. 1. ed. Lisboa: Antígna, 2014.

MBEMBE, Achille. **Necropolítica**. São Paulo: n-1 edições, 2018.

MEAD, Margaret [1935]. **Sexo e Temperamento**. São Paulo: Perspectiva, 2000.

MECHEM, C. Crawford; SHOFER, Frances S.; REINHARD, Sharon S.; HORNIG, Sarah; DATNER, Elizabeth. History of domestic violence among male patients presenting to an urban emergency department. **Academic Emergency Medicine**, [*s. l.*], .6, n. 8, p. 786–791, 1999.

MEDEIROS, Katruccy Tenório; MACIEL, Silvana Carneiro; SOUSA, Patricia Fonseca de; MICHELLY, Flaviane; CAMILA, Tenório-Souza; DIAS, Cristina Vasconcelos. Representações sociais do uso e abuso de drogas entre familiares de usuários. **Psicologia em Estudo**, [*s. l.*], v. 18, n. 2, p. 269–279, 2013. Disponível em: http://www.scielo.br/pdf/pe/v18n2/a08v18n2.pdf. Acesso em: 15 jul. 2023.

MEDRADO, Benedito; LYRA, Jorge; AZEVEDO, Mariana; BRASILINO, Julliane. **Homens e masculinidades**: práticas de intimidade e políticas públicas. Recife: Instituto PAPAI, 2010.

MELLO, Luiz; GONÇALVES, Eliane. Diferença e interseccionalidade: notas para pensar práticas em saúde. **Revista Cronos**, [*s. l.*], v. 11, n. 2, p. 163–173, 2010.

MENÉNDEZ, Eduardo L. **Morir de alcohol**: saber y hegemonía médica. 1. ed. ampl. [*S. l.*]: Remedios de Escalada: De la UNLa, 2020.

MESSERSCHMIDT, James. **Nine lives**: adolescent masculinities, the body and violence. [*S. l.*]: Routledge, 2019.

MÉSZÁROS, Ístván. **O poder da ideologia**. São Paulo: Boitempo, 2004.

MILLER, A. **O doente mental na sociedade contemporânea**. Rio de Janeiro: Zahar, 1982.

MILLER, Joe; BELL, Calvin. Mapping men's mental health. **Journal of community & applied social psychology**, [*s. l.*], v. 6, n. 5, p. 317–327, 1996.

MINAYO, Maria Cecília de Souza. O desafio do conhecimento. Pesquisa qualitativa em saúde". **São Paulo**: Hucitec, 2008. v. 407.

MINAYO, Maria Cecília S.; DESLANDES, Suely Ferreira. A complexidade das relações entre drogas, álcool e violência. **Cadernos de Saúde Pública**, Rio de Janeiro, v. 14, n. 1, p. 35–42, 1998a.

MINAYO, Maria Cecília S.; DESLANDES, Suely Ferreira. A complexidade das relações entre drogas, álcool e violência. **Cadernos de Saúde Pública**, Rio de Janeiro, v. 14, n. 1, p. 35–42, 1998b.

MONTERO, Isabel; APARICIO, Dolores; GÓMEZ-BENEYTO, Manuel; MORE-NO-KÜSTNER, Berta; RENESES, Blanca; USALL, Judit; VÁZQUEZ-BARQUERO,

José L. Género y salud mental en un mundo cambiante. **Gaceta sanitaria**, [s. l.], v. 18, p. 175–181, 2004.

MORA-RÍOS, Jazmín; BAUTISTA, Natalia. Estigma estructural, género e interseccionalidad: Implicaciones en la atención a la salud mental. **Salud Mental**, [s. l.], v. 37, n. 4, p. 303–312, 2014.

MORAES, Maristela. **Hombres, Masculinidades y atención sanitária em Brasil**: uma mirada de gênero sobre políticas públicas de Reduccíon de Daños. 2012. Tese (Doutorado em Psicologia Social) – Universitat Autònoma de Barcelona, 2012.

MOREIRA, Virginia; MELO, Anna Karynne. "Minha doença é invisível!": revisitando o estigma de ser doente mental. **Interação em Psicologia**, [s. l.], v. 12, n. 2, p. 307–314, 2008.

MOURA, Erly. **Perfil da situação de saúde do homem no Brasil**. Rio de Janeiro: Fundação Oswaldo Cruz - Instituto Fernandes Figueira, 2012.128p.

MUNDIM, Maria Célia Bruno. Saúde mental e trabalho: levantamento das publicações na Scielo e PePSIC. **Barbarói**, [s. l.], v. 36, n. ed. esp., p. 110–119, 2012.

MUSZKAT, Susana. Desamparo e violência de gênero: uma formulação. **Ide**: psicanálise e cultura, [s. l.], v. 31, n. 47, p. 125–132, 2008.

NASCIMENTO, Marco Antonio F. **Desaprendendo o silêncio**: uma experiência de trabalho com grupos de homens autores de violência contra a mulher. 2001. Dissertação (Mestrado em Saúde Coletiva) – Universidade Estadual do Rio de Janeiro, Rio de Janeiro, 2001.

NASCIMENTO, Pedro. Beber como homem: dilemas e armadilhas em etnografias sobre gênero e masculinidades. **Revista Brasileira de Ciências Sociais**, [s. l.], v. 31, n. 90, p. 57–71, 2016. Disponível em: http://www.scielo.br/pdf/rbcsoc/v31n90/0102-6909-rbcsoc-31-90-0057.pdf. Acesso em: 15 jul. 2023.

NEVES, Delma Pessanha. Alcoolismo: acusação ou diagnóstico? **Cadernos de Saúde Pública**, Rio de Janeiro, v. 20, n. 1, p. 7–14, 2004.

NICHOLSON, Linda. Interpretando o gênero. **Revista Estudos Feministas**, [s. l.], v. 8, n. 2, 2000.

NOGUEIRA, Conceição. **Interseccionalidade e Psicologia Feminista**. Salvador: Devires, 2017.

NOLASCO, Sócrates. **A desconstrução do masculino**: uma contribuição crítica à análise de gênero. A desconstrução do masculino. Rio de Janeiro: Rocco, 1995.

NOVAES, J. V. "Aqui tem homem de verdade": Violência, força e virilidade nas arenas de MMA. *In*: DEL PRIORE, Mary (org.). **História dos Homens no Brasil**. São Paulo: Ed. Unesp, 2013.

NUNES, Eduardo Soares. **Transformações karajá**: os "antigos" e o "pessoal de hoje" no mundo dos brancos. 2016. Tese (Doutorado em Antropologia) – Universidade de Brasília, Brasília, 2016.

NUNES, Eduardo Soares. O povo do rio: variações míticas e variações antropológicas sobre a origem e a diferenciação dos grupos inỹ. **Tellus**, [*s. l.*], v. 18, n. 36, p. 9, 2018. Disponível em: http://www.tellus.ucdb.br/index.php/tellus/article/view/489/457. Acesso em: 15 jul. 2023.

OJEDA, Victoria D.; MCGUIRE, Thomas G. Gender and racial/ethnic differences in use of outpatient mental health and substance use services by depressed adults. **Psychiatric Quarterly**, [*s. l.*], v. 77, n. 3, p. 211–222, 2006.

OLAVARRÍA, José. **¿Hombres a la deriva? Poder, trabajo y sexo**. Santiago: Flacso, 2001.

OLIVEIRA, Ana Rita Fernandes; AZEVEDO, Sónia Meira. Estigma na doença mental: estudo observacional. **Rev. Portuguesa de Medicina Geral e da Família**, [*s. l.*], v. 30, p. 227–234, 2014. Disponível em: http://www.scielo.mec.pt/pdf/rpmgf/v30n4/v30n4a04.pdf. Acesso em: 15 jul. 2023.

OLIVEIRA, Pedro Paulo de. Discursos sobre a masculinidade. **Revista Estudos Feministas**, [*s. l.*], p. 91–112, 1998.

OLIVEIRA, Luciano Lima; FONTENELE, Laéria; Entre Príapo e Dioniso: reflexões sobre a masculinidade. **Psicanálise & Barroco em revista**, [*s. l.*], v. 17, n. 3, p. 88–113, 2019.

ONOCKO-CAMPOS, Rosana Teresa; FURTADO, Juarez Pereira. Entre a saúde coletiva e a saúde mental: um instrumental metodológico para avaliação da rede de Centros de Atenção Psicossocial (CAPS) do Sistema Único de Saúde. **Cadernos de Saúde Pública**, Rio de Janeiro, v. 22, n. 5, p. 1053–1062, 2006.

ORGANIZAÇÃO PAN-AMERICANA DE SAÚDE. **Folha informativa - Álcool**. Brasília: OPAS-BRASIL, 2019. v. 1, p. 2. Disponível em: https://www.paho.org/

bra/index.php?option=com_content&view=article&id=5649:folha-informativa-
-alcool&Itemid=1093. Acesso em: 15 jul. 2023.

ORGANIZAÇÃO MUNDIAL DA SAÚDE. **Gestão de Redes na OPAS/OMS Brasil**: conceitos, práticas e lições aprendidas. Brasília: OPAS-Brasil, 2008.

PACHECO, André Gomes. **A visão de profissionais de saúde da Atenção Primária sobre a mortalidade de homens adultos por causas externas**. 2018. Dissertação (Mestrado em Saúde Coletiva: Políticas e Gestão em Saúde) – Universidade Estadual de Campinas, Campinas, 2018.

PÁDUA, Flávia Helena Passos; MORAIS, Maria de Lima Salum. Oficinas expressivas: uma inclusão de singularidades. **Psicologia USP**, [s. l.], v. 21, n. 2, p. 457–478, 2010.

PARKE, Hannah; MICHALSKA, Monika; RUSSELL, Andrew; MOSS, Antony C.; HOLDSWORTH, Clare; LING, Jonathan; LARSEN, John. Addictive Behaviors Reports Understanding drinking among midlife men in the United Kingdom : A systematic review of qualitative studies. **Addictive Behaviors Reports**, [s. l.], v. 8, n. August, p. 85–94, 2018. Disponível em: https://doi.org/10.1016/j.abrep.2018.08.001. Acesso em: 15 jul. 2023.

PASSOS, Ana Helena Ithamar; PUCCINELLI, Bruno; ROSA, Waldemir. As narrativas hegemônicas como normativas excludentes: raça, gênero e sexualidade. **Revista do Centro de Pesquisa e Formação do SESC**, [s. l.], v. 8, p. 7–22, 2019.

PATEL, Vikram; ARAYA, Ricardo; LIMA, Mauricio de; LUDERMIR, Ana Bernarda; TODD, Charles. Women, poverty and common mental disorders in four restructuring societies. **Social Science & Medicine**, [s. l.], v. 49, n. 11, p. 1461–1471, 1999.

PATEL, Vikram; KLEINMAN, Arthur. Poverty and common mental disorders in developing countries. **Bulletin of the World Health Organization**, [s. l.], v. 81, p. 609–615, 2003.

PATTYN, E.; VERHAEGHE, M.; BRACKE, P. The gender gap in mental health service use. **Social psychiatry and psychiatric epidemiology**, Germany, v. 50, n. 7, p. 1089–1095, 2015.

PAVÃO, Ana Luiza Braz; PLOUBIDIS, George Basil; WERNECK, Guilherme; CAMPOS, Monica Rodrigues. Racial discrimination and health in Brazil: evidence from a population-based survey. **Ethnicity & Disease**, United States, v. 22, n. 3, p. 353–359, 2012.

PELBART, Peter. **A vertigem por um fio**: políticas da subjetividade contemporânea. São Paulo: Iluminuras, 2000.

PERALTA, Robert L.; TUTTLE, Lori A.; STEELE, Jennifer L. At the Intersection of Interpersonal Violence, Masculinity, and Alcohol Use: the experiences of heterosexual male perpetrators of intimate partner violence. **Violence Against Women**, [s. l.], v. XX, n. X, p. 1–23, 2010.

PEREIRA, Melissa de Oliveira; PASSOS, Rachel Gouveia. **LUTA antimanicomial e feminismos**: discussões de gênero, raça e classe para a Reforma Psiquiátrica Brasileira. Rio de Janeiro: Autografia, 2017.

PINHO, Paula Hayasi; OLIVEIRA, Márcia Aparecida Ferreira de; VARGAS, Divane de; ALMEIDA, Marilia Mastrocolla de; MACHADO, Ana Lúcia; SILVA, Ana Luísa Aranha; COLVERO, Luciana de Almeida; BARROS, Sônia. Reabilitação psicossocial dos usuários de álcool e outras drogas: a concepção de profissionais de saúde. **Revista da Escola de Enfermagem da USP**, [s. l.], v. 43, n. SPE2, p. 1.261–1.266, 2009.

PITT-RIVERS, Julian. **Antropologia del honor**: Política de los Sexos. Barcelona: Critica, 1977.

PITTA, Ana Maria Fernandes. Um balanço da reforma psiquiátrica brasileira: instituições, atores e políticas TT - An assessment of Brazilian psychiatric reform: institutions, actors and policies. **Ciência & Saúde Coletiva**, [s. l.], v. 16, n. 12, p. 4579–4589, 2011. Disponível em: http://www.scielo.br/scielo.php?script=sci_arttext&pid=S1413-81232011001300002. Acesso em: 15 jul. 2023.

PROVIDELLO, Guilherme Gonzaga Duarte; YASUI, Silvio. A loucura em foucault: Arte e loucura, loucura e desrazão. **Historia, Ciencias, Saude - Manguinhos**, [s. l.], v. 20, n. 4, p. 1515–1529, 2013.

QUINDERÉ, Paulo Henrique Dias; TÓFOLI, Luís Fernando. Análise do perfil epidemiológico dos clientes do Centro de Atenção Psicossocial para álcool e outras drogas (CAPS-AD) de Sobral-CE. **Sanare**, [s. l.], v. 6, n. 2, p. 62–66, 2007.

RABASQUINHO, L. I. A.; PEREIRA, Henrique. Género e saúde mental : Uma abordagem epidemiológica. **Análise Psicológica**, [s. l.], v. 3, n. XXV, p. 439–454, 2007.

RABELO, Amanda Oliveira. Contribuições dos estudos de género às investigações que enfocam a masculinidade. **Ex aequo**, [s. l.], v. 21, p. 161–176, 2010.

REICH, Wilhelm [1933]. **Análisis del caracter**. 3. ed. Buenos Aires: Paidos, 1986.

REICH, Wilhelm [1933]. **Psicologia de massas do fascismo**. 2. ed. São Paulo: Martins Fontes, 1988.

REICH, Wilhelm [1942]. **A função do orgasmo**. 19. ed. São Paulo: Brasiliense, 1995.

RHODES, Karin V.; HOURY, Debra; CERULLI, Catherine; STRAUS, Helen; KASLOW, Nadine J.; MCNUTT, Louise Anne. Intimate partner violence and comorbid mental health conditions among urban male patients. **Annals of Family Medicine**, [s. l.], 2009.

RIBEIRO, Wagner S.; ANDREOLI, Sergio B.; FERRI, Cleusa P.; PRINCE, Martin; MARI, Jair Jesus. Exposição à violência e problemas de saúde mental em países em desenvolvimento: uma revisão da literatura. **Brazilian Journal of Psychiatry**, [s. l.], v. 31, p. S49–S57, 2009.

ROBERTSON, Steve; GOUGH, Brendan; HANNA, Esmée; RAINE, Gary; ROBINSON, Mark; SEIMS, Amanda; WHITE, Alan. Successful mental health promotion with men: the evidence from 'tacit knowledge'. **Health Promotion International**, [s. l.], v. 33, n. 2, p. 334–344, 2018a.

ROBERTSON, Steve; GOUGH, Brendan; HANNA, Esmée; RAINE, Gary; ROBINSON, Mark; SEIMS, Amanda; WHITE, Alan. Successful mental health promotion with men: The evidence from "tacit knowledge". **Health Promotion International**, [s. l.], v. 33, n. 2, p. 334–344, 2018b.

ROCHA, Fábio Lopes; HARA, Cláudia; PAPROCKI, Jorge. Doença mental e estigma. **Rev Med Minas Gerais**, [s. l.], v. 25, n. 4, p. 590–596, 2015.

RODRIGUES, Rafael Coelho. A guerra às drogas como analisador da sociedade de segurança e do neoliberalismo no contemporâneo. **Arquivos Brasileiros de Psicologia**, [s. l.], v. 70, p. 34–45, 2018.

RODRIGUEZ, Shay de los Santos. Um breve ensaio sobre a masculinidade hegemônica. **Revista Diversidade e Educação**, [s. l.], v. 7, n. 2, p. 278–293, 2019.

RONZANI, Telmo Mota; FURTADO, Erikson Felipe. Estigma social sobre o uso de álcool. **Jornal Brasileiro de Psiquiatria**, [s. l.], v. 59, n. 4, p. 326–332, 2010.

ROSA, L. C. S.; ONOCKO CAMPOS, R. T. Saúde mental e classe social: CAPS, um serviço de classe e interclasses. **Serv. Soc. Soc.**, [s. l.], v. n. 114, n. abr./jun, p. 311–331, 2013.

ROSA, Waldemir. Observando uma masculinidade subalterna: homens negros em uma democracia racial. *In*: SEMINÁRIO INTERNACIONAL FAZENDO GÊNERO, 7., 2006, Florianópolis. **Anais** […]. Florianópolis: Universidade Federal de Santa Catarina, 2006. p. 1–7. Disponível em: http://www.fazendogenero.ufsc. br/7/artigos/W/Waldemir_Rosa_18.pdf. Acesso em: 15 jul. 2023.

ROSOSTOLATO, Breno. O homem cansado: uma breve leitura das masculinidades hege- mônicas e a decadência patriarcal. **Rev. Bras. de Sexualidade Humana**, [*s. l.*], v. 29, n. 1, p. 57–70, 2018.

ROTELLI, Franco; LEONARDIS, O. de; MAURI, Diana. Desinstitucionalização, uma outra via. A reforma psiquiátrica italiana no contexto da Europa Ocidental e dos "países avançados". *In*: NICÁCIO, Fernanda (org.). **Desinstutucionalização**. 2. ed. São Paulo: Hucitec, 2001. p. 112.

RUBIN, Gayle. **O tráfico de mulheres**: notas sobre a Economia Política do sexo. Recife: SOS Corpo, 1993.

SAFFIOTI, Helleieth I. **O poder do macho**. São Paulo: Moderna, 1987. v. 1

SALDANHA, Werba; ALAYDE, Ana. Vulnerabilidade ao uso do álcool: um estudo com adolescentes das redes pública e privada de ensino. **SMAD, Rev. Eletrônica Saúde Mental Álcool Drog.**, [*s. l.*], v. 9, n. 1, p. 11–17, 2013.

SANT'ANNA, Anderson S. O banheiro dos homens como metáfora do biopoder viril-disciplinar. **Farol - Revista de Estudos Organizacionais e Sociedade**, [*s. l.*], v. 4, n. 9, p. 256–295, 2017.

SANTOS, Boaventura de Sousa. **Pela mão de Alice-o social e o político na pós-modernidade**. 7. ed. Porto: Afrontamento, 1999.

SANTOS, José Elias dos; MUNIZ, Mariane Silva; ALVES, Raísa Rodrigues; BERNARDINO, Adriana Vasconcelos. A inserção da família na recuperação do usuário de álcool. **Revista Fluminense de Extensão Universitária.**, [*s. l.*], v. 6, n. 1/2, p. 41–44, 2016.

SANTOS, Maria Paula Gomes. **Comunidades Terapêuticas**: temas para reflexão. Rio de Janeiro: Ipea, 2018.

SANTOS, Willian Tito Maia. Modelos de masculinidade na percepção de jovens homens de baixa renda. **Barbarói** - Revista do Departamento de Ciências Humanas, [*s. l.*], v. 27, p. 130–157, 2007. Disponível em: https://online.unisc.br/seer/index. php/barbaroi/article/view/140. Acesso em: 15 jul. 2023.

SARACENO, Benedetto; PITTA, Ana Maria F. **Libertando identidades da reabilitação psicossocial à cidadania possível**. Belo Horizonte: Te Corá, 1999.

SARAIVA, Luiz Alex Silva; SANTOS, Leonardo Tadeu dos; PEREIRA, Jefferson Rodrigues. Heteronormatividade, Masculinidade e Preconceito em Aplicativos de Celular: o caso do Grindr em uma cidade brasileira. **BBR, Braz. Bus. Rev.**, [s. l.], v. 17, n. 1, 2020.

SARTORIUS, Norman. Short-lived campaigns are not enough. **Nature**, [s. l.], v. 468, n. 7321, p. 163–165, 2010. Disponível em: https://doi.org/10.1038/468163a. Acesso em: 15 jul. 2023.

SATO, Leny; BERNARDO, Márcia Hespanhol. Saúde mental e trabalho: os problemas que persistem. **Ciência & Saúde Coletiva**, [s. l.], v. 10, p. 869–878, 2005.

SCAVONE, Lucila. O trabalho das mulheres pela saúde: cuidar, curar, agir. *In*: MONTEIRO, Simone; VILELLA, Wilza (org.). **Gênero e Saúde Programa Saúde da Familia em questão**. São Paulo: Associação Brasileira de Saúde Coletiva: Fundo de População das Nações Unidas, 2005. p. 101–111.

SCHENKER, Miriam; MINAYO, Maria Cecília S. A implicação da família no uso abusivo de drogas: uma revisão crítica. **Ciência & Saúde Coletiva**, [s. l.], v. 8, n. 1, p. 299–306, 2003.

SCHRAIBER, Lilia Blima. Pesquisa qualitativa em saúde: reflexões metodológicas do relato oral e produção de narrativas em estudo sobre a profissão médica. **Revista de Saúde Pública**, [s. l.], v. 29, n. 1, p. 63–74, 1995.

SCHRAIBER, Lilia Blima; BARROS, Claudia Renata dos Santos; COUTO, Márcia Thereza; FIGUEIREDO, Wagner dos Santos; ALBUQUERQUE, Fernando Pessoa. Men, masculinity and violence: a study in primary health care services. **Revista brasileira de epidemiologia**, [s. l.], v. 15, n. 4, p. 790–803, 2012.

SCHRAIBER, Lilia Blima; D'OLIVEIRA, Ana Flávia P. L.; COUTO, Márcia Thereza. Violência e saúde: contribuições teóricas, metodológicas e éticas de estudos da violência contra a mulher. **Cadernos de Saúde Pública**, Rio de Janeiro, v. 25, n. Suppl. 2, p. 205–216, 2009.

SCHRAIBER, Lilia Blima; D'OLIVEIRA, Ana Flávia P. L.; FALCÃO, Maria Thereza Couto; FIGUEIREDO, Wagner dos Santos. **Violência dói e não é direito**: a violência contra a mulher, a saúde e os direitos humanos. São Paulo: Ed. Unesp, 2005.

SCHRAIBER, Lilia Blima; FIGUEIREDO, Wagner dos Santos; GOMES, Romeu; COUTO, Márcia Thereza; PINHEIRO, Thiago Félix; MACHIN, Rosana; SILVA, Geórgia Sibele Nogueira da; VALENÇA, Otávio. Necessidades de saúde e masculinidades: atenção primária no cuidado aos homens. **Cadernos de Saúde Pública**, Rio de janeiro, v. 26, n. 5, p. 961–970, 2010.

SCHRAIBER, Lilia Blima; GOMES, Romeu; COUTO, Márcia Thereza. Homens e saúde na pauta da Saúde Coletiva Men and health as targets of the Public Health. **Ciência & Saúde Coletiva**, [s. l.], v. 10, n. 1, p. 7–17, 2005.

SCHRAIBER, Lilia Blima; GONÇALVES, Ricardo Bruno Mendes. Necessidades de saúde e atenção primária. *In*: SCHRAIBER, Lilia Blima; GONÇALVES, Ricardo Bruno Mendes; NEMES, Maria Inês Batistela (org.). **Saúde do adulto**: programas e ações na unidade básica. 2. ed. São Paulo: Hucitec, 2000.

SCHULZE, Beate; ANGERMEYER, Matthias C. Subjective experiences of stigma. A focus group study of schizophrenic patients, their relatives and mental health professionals. **Social Science & Medicine**, England, v. 56, n. 2, p. 299–312, 2003.

SCOTT, Joan. Gênero: uma categoria útil para análise histórica. **Revista Educação e Realidade**, [s. l.], v. 20, n. 2, p. 71–99, 1995.

SCOTT, Russel Parry. Homens, domesticidade e políticas públicas na saúde reprodutiva. *In*: BENEDITO MEDRADO, Jorge Lyra; AZEVEDO, Mariana; BRASILINO, Jullyane. (org.). **Homens e masculinidades**: práticas de intimidade e políticas públicas. 1. ed. Recife: Instituto PAPAI, 2010. p. 184 p.

SCULOS, Bryant W. Who's Afraid of 'Toxic Masculinity'? **Class Race Corporate Power**, [s. l.], v. 5, n. 3, 2017.

SCUSSEL, Mariana Rocha Rodovalho; MACHADO, Daniela Martins. Política nacional de assistência integral à saúde do homem: uma revisão integrativa. **Revista Família, Ciclos de Vida e Saúde no Contexto Social**, [s. l.], v. 5, n. 2, 2017.

SECRETARIA DE SAÚDE DO DISTRITO FEDERAL. **A reforma da Saúde no Distrito Federal**. Brasília: CONASS, 2019. Disponível em: https://www.conass. org.br/RAG-ESTADOS/Relatorio_Gestao_SES_DF_2016_2018_A_Reforma_ da_Saude_no_Distrito_Federal.pdf. Acesso em: 15 jul. 2023.

SEDGWICK, Eve Kosofsky. **Between men**: English literature and male homosocial desire. New York: Columbia university press, 2015.

SEGATO, Rita Laura. **Las estructuras elementales de la violencia**. Ensayos sobre género entre la antropología, el psicoanálisis y los derechos humanos. Buenos Aires: Prometeo: Universidad Nacional de Quilmes, 2003.

SEIDLER, Zac E.; RICE, Simon M.; DHILLON, Haryana M.; HERRMAN, Helen. Why it's time to focus on masculinity in mental health training and clinical practice. **Australasian Psychiatry**, [s. l.], v. 27, n. 2, p. 157–159, 2018.

SILVA, Aline Basso; PINHO, Leandro Barbosa. Crack e gestão do cuidado no território: desafios no cotidiano do trabalho em saúde mental. **Ciênc. Cuid. Saúde**, [s. l.], v. 14, n. 4, p. 1564–1571, 2015.

SILVA, Dilma Ferreira da; SANTANA, Paulo Roberto De. Transtornos mentais e pobreza no Brasil: uma revisão sistemática. **Tempus Actas de Saúde Coletiva**, [s. l.], v. 6, n. 4, p. 175–185, 2012.

SILVA, Fernanda Cesa Ferreira da; MACEDO, Mônica Medeiros Kother. A escuta do masculino na clínica psicanalítica contemporânea: Singularidades de um padecer. **Psicologia**: Teoria e Pesquisa, [s. l.], v. 28, n. 2, p. 205–218, 2012. Disponível em: http://www.scielo.br/pdf/ptp/v28n2/09.pdf. Acesso em: 15 jul. 2023.

SILVA, I. P. A.; CHAI, C. G. As relações entre racismo e sexismo e o direito à saúde mental da mulher negra brasileira. **Revista de Políticas Públicas**, [s. l.], v. 22, p. 987– 1.005, 2018. Disponível em: http://www.periodicoseletronicos.ufma.br/index.php/rppublica/article/view/9830. Acesso em: 15 jul. 2023.

SILVA, M. L. Racismo e os efeitos na saúde mental. *In*: BATISTA, L. E.; KALCKMANN, S. (org.). **Seminário saúde da população negra do Estado de São Paulo - 2004**. São Paulo: Instituto de saúde, 2005. p. 129–132.

SILVA, Manuela; CARDOSO, G.; SARACENO, B.; ALMEIDA, J. C. D. A saúde mental e a crise económica. *In*: SANTANA, Paula. **Território e saúde mental em tempos de crise**. Coimbra: Imprensa da Universidade de Coimbra, 2015. p. 61.

SILVA, Natanael F. Historicizando as masculinidades: considerações e apontamentos à luz de richard miskolci e albuquerque júnior. **História, Histórias - revista do programa de pós-graduação em História da UnB**, [s. l.], v. 1, n. 5, p. 7–22, 2015. Disponível em: https://periodicos.unb.br/index.php/hh/article/download/10826/9507/. Acesso em: 15 jul. 2023.

SILVA, Thaís Santos; CHRISTINO, J. M. M.; MOURA, L. R. C; MORAIS, V. H. F. Gênero e consumo de álcool entre jovens: avaliação e validação do Inventário de

Conformidade com Normas Masculinas. **Ciência & Saúde Coletiva**, [*s. l.*], v. 24, n. 9, p. 3495–3506, 2019.

SINAY, Sergio. **La masculinidad tóxica**: un paradigm que enferma a la Sociedad y amenaza a las personas. Buenos Aires: Ediciones B, 2016.

SOLLERO, Lauro. **Farmacodependência**. Rio de Janeiro: Agir, 1979.

SOUSA, Fernando Sérgio Pereira de; JORGE, Maria Salete Bessa. O retorno da centralidade do hospital psiquiátrico: retrocessos recentes na Política de Saúde Mental. **Trabalho, Educação e Saúde**, [*s. l.*], v. 17, n. 1, p. 1–19, 2018.

SOUZA, Carmen Lúcia Carvalho de; BENETTI, Silvia Pereira da Cruz. Paternidade contemporânea: levantamento da produção acadêmica no período de 2000 a 2007. **Paidéia (Ribeirão Preto)**, [*s. l.*], v. 19, n. 42, p. 97–106, 2009.

SOUZA, Jessé De. **Crack e Exclusão Social**. Brasília: Ministério da Justiça e Cidadania; Secretaria Nacional de Política sobre Drogas, 2016.

SOUZA, Marcos Alves de. **A "nação em chuteiras"**: raça e masculinidade no futebol brasileiro. 1996a. Brasília: Universidade de Brasília, 1996a. Disponível em: http://www.unb.br/ics/dan/Serie207empdf.pdf. Acesso em: 15 jul. 2023.

SOUZA, Marcos Alves de. Gênero e raça: a nação construída pelo futebol brasileiro. **Cadernos Pagu**, [*s. l.*], v. 6, n. 7, p. 109–152, 1996b. Disponível em: https://periodicos.sbu.unicamp.br/ojs/index.php/cadpagu/article/view/1864/1985. Acesso em: 15 jul. 2023.

SOUZA, Maximiliano Loiola Ponte; DESLANDES, Suely Ferreira; GARNELO, Luiza. Modos de vida e modos de beber de jovens indígenas em um contexto de transformações. **Ciência & Saúde Coletiva**, [*s. l.*], v. 15, n. 3, p. 709–716, 2010.

SOUZA, Maximiliano Loiola Ponte; GARNELO, Luiza. Quando, como e o que se bebe: O processo de alcoolização entre populações indígenas do alto Rio Negro, Brasil. **Cadernos de Saúde Pública**, Rio de Janeiro, v. 23, n. 7, p. 1.640–1.648, 2007.

SOUZA, Rolf. Falomaquia: homens negros e brancos e a luta pelo prestigio da masculinidade em uma sociedade do ocidente. **Antropolítica**: Revista Contemporânea de Antropologia, [*s. l.*], v. 34, p. 35–52, 2013.

TAGLIAMENTO, Grazielle; TONELI, Maria Juracy F. (não) trabalho e masculinidades produzidas. **Rev. Psicologia & Sociedade**, [*s. l.*], v. 22, n. 2, p. 345–354, 2010.

TAKAHARA, Andressa Hithomi; FURINO, Vanessa; MARQUES, Ana Carolina; ZERBETTO, Sonia; FURINO, Fernanda. Relações familiares, álcool e outras drogas: uma revisão integrativa. **Rev. APS**, [*s. l.*], v. 20, n. 3, p. 434–443, 2017.

TERRA, Maria Fernanda; D'OLIVEIRA, Ana Flávia P. L; SCHRAIBER, Lilia Blima. Medo e vergonha como barreiras para superar a violência doméstica de gênero. **Athenea Digital**, [*s. l.*], v. 15, n. 3, p. 109–125, 2015.

THIOLLENT, M. J. M. **Crítica Metodológica, Investigação Social e Enquete Operária**. São Paulo: Polis, 1982.

TURAN, Janet M.; ELAFROS, Melissa A.; LOGIE, Carmen H.; BANIK, Swagata; TURAN, Bulent; CROCKETT, Kaylee B.; PESCOSOLIDO, Bernice; MURRAY, Sarah M. Challenges and opportunities in examining and addressing intersectional stigma and health. **BMC Medicine**, [*s. l.*], v. 17, n. 1, p. 1–15, 2019.

UNIVERSIDADE FEDERAL DE SANTA CATARINA. **Curso de Atualização em Álcool e Outras Drogas, da Coerção à Coesão**. Florianópolis: UFSC, 2014. Disponível em: https://unasus.ufsc.br/alcooleoutrasdrogas/. Acesso em: 15 jul. 2023.

VALDÉS, T.; OLAVARRÍA, J. **Masculinidades y equidad de género en América Latina**. Santiago: Flacso-Chile UNFPA, 1998.

VALENTE, Márcio; BENEDITO MEDRADO, Jorge Lyra. Ciência como dispositivo de produção da paternidade: análise de produções científicas brasileiras. **Athenea Digital**: Revista de Pensamiento e Investigacion Social, [*s. l.*], v. 11, 2011.

VASCONCELOS, Michele de Freitas Faria; SEFFNER, Fernando. Do que vale para o que pode: corpos de Quincas Berro Dágua. **Educação & Realidade**, [*s. l.*], v. 36, n. 3, p. 883–910, 2011.

VELHO, GIlberto. Observando o familiar. *In*: NUNES, Eduardo Soares (org.). **A aventura sociológica**. Rio de Janeiro: Zahar, 1978.

VILLELA, Wilza. Homem que é homem também pega Aids? *In*: ARILHA, Margareth; RIDENTI, Sandra G. Unbehaum; BENEDITO MEDRADO, Jorge Lyra (org.). **Homens e masculinidades – Outras palavras**. São Paulo: Editora 34, 1998. p. 129–142.

VIGOYA, Mara Viveros. **As cores da masculinidade**: experiências interseccionais e práticas de poder na Nossa América. Rio de Janeiro: Papéis Selvagens, 2018.

WACHS, Felipe; FRAGA, Alex Branco. Educação física em centros de atenção psicossocial. **Revista Brasileira de Ciências do Esporte**, [s. l.], v. 31, n. 1, 2009.

WAISELFISZ, Julio Jacobo. **Mapa da Violência 2015**: homicídio de mulheres no Brasil. Brasilia: Flacso Brasil, 2015.

WARNER, Michael. **Fear of a queer planet**: Queer politics and social theory. 6. ed. Minessota: University of Minnesota Press, 1993.

WEBER, Max. **La ética protestante y el espíritu del capitalismo (1905)**. Ciuda del Mexico: Fondo de cultura económica, 2012.

WELZER-LANG, Daniel. A construção do masculino: dominação das mulheres e homofobia. **Revista Estudos Feministas**, [s. l.], v. 9, n. 2, p. 460–482, 2001. Disponível em: http://www.scielo.br/pdf/ref/v9n2/8635.pdf. Acesso em: 15 jul. 2023.

WORLD HEALTH ORGANIZATION. **Global status report on Alcohol and health - 2018**. Geneva: WHO, 2018.

WINDMÖLLER, N.; ZANELLO, V. Depressão e masculinidades: uma revisão sistemática da literatura em periódicos brasileiros. **Psicologia em Estudo,** [s. l.], v. 21, n. 3, p. 437–449, 2016.

WONG, Y. Joel; RINGO HO, Moon-Ho; WANG, Shu-Yi; MILLER, ISK. Meta-Analyses of the Relationship Between Conformity to Masculine Norms and Mental Health-Related Outcomes. **Journal of Counseling Psychology**, [s. l.], v. 64, n. 1, p. 80–93, 2017.

XAVIER, S.; KLUT, C.; NETO, A.; PONTE, G.; MELO, JC. Estigma doenca mental. **Revista do Serviço de Psiquiatria do Hospital Prof. Doutor Fernando Fonseca, EPE**, [s. l.], v. 11, n. 2, p. 10–21, 2013. Disponível em: http://www.psilogos. com/Revista/Vol11N2/Indice15_ficheiros/Estigmadoencamental.pdf. Acesso em: 15 jul. 2023.

YASUI, Silvio. **Rupturas e encontros**: desafios da reforma psiquiátrica brasileira. Rio de Janeiro: Ed. Fiocruz, 2010.

ZALUAR, Alba. Um debate disperso: violência e crime no Brasil da redemocratização. **São Paulo em Perspectiva**, [s. l.], v. 13, n. 3, p. 3–17, 1999. Disponível em: http:// www.scielo.br/scielo.php?script=sci_arttext&pid=S0102-88391999000300002. Acesso em: 15 jul. 2023.

ZANCAN, Natália; WASSERMANN, Virginia; LIMA, Gabriela Quadros de. A violência doméstica a partir do discurso de mulheres agredidas. **Pensando famílias**, [s. l.], v. 17, n. 1, p. 63–76, 2013.

ZANELLA, Eduardo Doering. Masculinidade e consumo de bebidas alcoólicas: a construção de maneiras de beber. **Ponto Urbe** - Revista do núcleo de antropologia urbana da USP, [s. l.], v. 9, p. 1–7, 2014. Disponível em: https://journals.openedition.org/pontourbe/1820. Acesso em: 15 jul. 2023.

ZANELLO, Valeska M. Loyola. A saúde mental sob o viés do gênero: uma releitura gendrada da epidemiologia, da semiologia e da interpretação diagnóstica. *In*: ZANELLO, V.; ANDRADE, A. P. M. (org.). **Saúde mental e gênero**: diálogos, práticas e interdisciplinaridade. Curitiba: Appris, 2014a.

ZANELLO, Valeska M. Loyola. Saúde mental, mulheres e conjugalidade. *In*: STEVENS, Cristina; OLIVEIRA, Susane Rodrigues; ZANELLO, Valeska M. Loyola (org.). **Estudos feministas e de gênero**: articulações e perspectivas. Florianópolis: Mulheres, 2014b.

ZANELLO, Valeska M. Loyola. Saúde Mental, Gênero e Interseccionalidades. *In*: PEREIRA, M. O.; PASSOS, R. G. (org.). **Luta antimanicomial e feminismos**: discussões de gênero, raça e classe para a reforma psiquiátrica brasileira. Rio de Janeiro: Autografia, 2017. p. 213.

ZANELLO, Valeska M. Loyola. **Saúde mental, Gênero e Dispositivos**: cultura e processos de subjetivação. 1. ed. Curitiba: Appris, 2018.

ZANELLO, Valeska M. Loyola; BUKOWITZ, B.; COELHO, E. Xingamentos entre adolescentes em Brasília: linguagem gênero e poder. **Interações**, [s. l.], v. 7, n. 17, p. 151–169, 2011.

ZANELLO, Valeska M. Loyola; FIUZA, H. Gabriela; COSTA, Humberto Soares. Saúde mental e gênero : facetas gendradas do sofrimento psíquico Gender and mental health : gendered facets of psychological suffering. **Fractal**: Revista de Psicologia, [s. l.], v. 27, n. 3, p. 238–246, 2015.